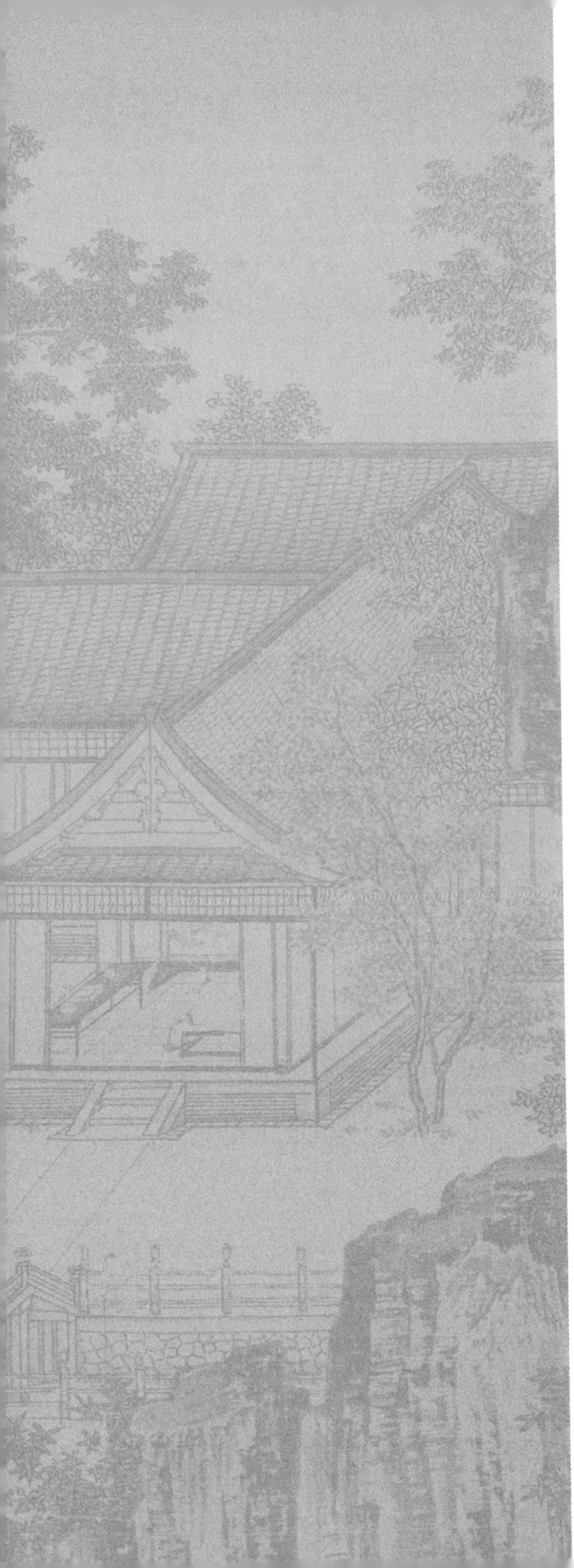

临证索源

何俊安 主编

巴蜀书社

图书在版编目（CIP）数据

临证索源 / 何俊安主编. —成都：巴蜀书社，2023.12
ISBN 978-7-5531-2142-0

Ⅰ.①临…　Ⅱ.①何…　Ⅲ.①中医临床—经验—中国—现代　Ⅳ.①R249.7

中国国家版本馆 CIP 数据核字（2024）第 006138 号

LINZHENG SUOYUAN

临证索源

何俊安　主编

责任编辑	白亚辉
封面设计	冀帅吉
出　　版	巴蜀书社
	成都市锦江区三色路 238 号新华之星 A 座 36 层　邮编：610023
	总编室电话：（028）86361843
网　　址	www.bsbook.com
发　　行	巴蜀书社
	发行科电话：（028）86361852
经　　销	新华书店
印　　刷	成都东江印务有限公司　（028）82601551
版　　次	2024 年 5 月第 1 版
印　　次	2024 年 5 月第 1 次印刷
成品尺寸	152mm×215mm
印　　张	18
字　　数	240 千
书　　号	ISBN 978-7-5531-2142-0
定　　价	75.00 元

编辑委会名单

主　编：何俊安　眉山市中医医院

副主编：张　洪　眉山市中医医院

易　琼　眉山市中医医院

岳宗相　眉山市中医医院

编　委：唐熠君　四川省第二中医医院

杨松梅　眉山市中医医院

李　娜　眉山市中医医院

熊　燕　眉山市中医医院

赵　艳　眉山市中医医院

赵　远　眉山市中医医院

张永建　眉山市中医医院

序一

《荀子·劝学》曰："不积跬步，无以至千里；不积小流，无以成江海。"中医治疗急危重症的理论与经验，是中国历代医家经过长期理论探索和临床实践的结晶。追踪溯源，肇始于《黄帝内经》，奠基于《伤寒论》，中医开辟了天人合一、形与神俱的因人、因时、因地、因证制宜救治急危重症与疑难杂病的通道，其临床思维不限于静态、结构、局部与微观。近观 2013 年的"非典"和 2020 年的"新冠肺炎"，中医药有效降低了重症发生率和病死率，缩短了治疗周期，充分发挥了中医药在防治重大疫情急危重症中的重要作用。

如何促进中医药事业高质量发展？2019 年 10 月，习近平总书记对中医药工作作出重要指示："要遵循中医药发展规律，传承精华，守正创新，加快推进中医药现代化、产业化，坚持中西医并重，推动中医药和西医药相互补充、协调发展，推动中医药事业和产业高质量发展，推动中医药走向世界，充分发挥中医药防病治病的独特优势和作用，为建设健康中国、实现中华民族伟大复兴的中国梦贡献力量。"传承是固本培根，创新是开花结果，首先就需要做好中医药的传承工作。因之，中医从业者需要重经典、重实践、重积累、重悟性，坚持读经典、做临床、拜名师、强素养。这就需要新时代中医人在医疗、教学、科研等领域坚定自信，团结奋斗，脚踏实地，勇毅前行。

第七批全国老中医药专家学术经验继承工作指导老师、四川省名中医、重症医学科中医会诊专家何俊安致力于中医经典教学、医疗、科研工作30余载，所主编《临证索源》一书，收集了其在中医经典病房、重症医学科、神经外科、神经内科、呼吸与危重医学科指导运用经方治疗发热、重症肺炎、慢性阻塞性肺疾病急性加重期、肝脓肿、肝硬化腹水、带状疱疹、面瘫、三叉神经痛等危急重疑难疾病的典型案例，以案例为基石，索源求证，诠释了中医经典理论内涵和经方真实疗效。全书构思严谨、内容翔实、简明适用，可供中医、中西医结合临床医师、科研工作者及中医院校师生参考使用。

有感于作者坚持不懈、精益求精之治学，爰为之序。

孙光荣

2024年2月7日

【序言作者】孙光荣，第二届国医大师，第五届中央保健专家组成员，首届全国中医药杰出贡献奖获得者，中国中医科学院学部委员、执行委员，全国中医临床优秀人才中医药经典培训班班主任，北京中医药大学主任医师、研究员、教授。

序二

中医药文化是一个伟大的宝库，在中医药发展的历史长河中，早有关于中医药治疗急危重症的文献记载，如扁鹊治虢国太子气厥休克。中医药治疗危急重症的理论是一个不断完善的过程，张仲景创六经辨证治疗急危重症，如白虎汤治疗阳明高热、白头翁汤治疗热痢、大黄黄连泻心汤治疗热性出血、四逆汤治疗阳脱寒厥；葛洪《肘后备急方》提出急症肠吻合术；孙思邈《备急千金要方》外用仓公散，内服还魂散治疗猝死；等等。

随着科技进步，现代医学检测设备及化学药物发展迅猛，中医治疗急危重症的主导地位逐步下降，救治病种范围越来越被局限。加之大众受“中医治慢性病”思维的禁锢，很多危急患者都转入西医治疗。现代医学虽然发展很快，但依然面临很多治疗瓶颈，如运用呼吸机后撤机困难、肺部感染所致痰液引流、顽固性胸腔积液、脑卒中后神经功能恢复、抗生素滥用导致的耐药菌增加、肿瘤并发症管理等问题，处理起来较为棘手。解决诸如此类问题，可在中医药学中探寻答案。

同道何俊安所主编《临证索源》一书，立足常见急危重症疾病，以理论联系实践，用鲜活案例诠释中医经典理论内涵和经方疗效。本书运用经方治疗急危重症疾病的辨证和遣方用药思路解析医案，内容精练实用，值得中医学者学习借鉴。

林天东

2024年3月2日

【序言作者】林天东，第四届国医大师，首届全国名中医，首届海南省名中医，中国中医科学院学部委员，第三、六、七批全国老中医药专家学术经验继承指导老师，全国中医药杰出贡献奖获得者，享受国务院特殊津贴专家，海南省有突出贡献的优秀专家。

目　录

肺系病证

感 冒

熊某，女，4岁4月，就诊号：0010811594。因“高热1天”，于2022年4月12日就诊。

1天前患儿无明显原因出现发热，自测体温40℃左右，家属给予口服退烧药后体温下降，体温波动在37.5～39.0℃之间。家属为求中医药治疗，遂就诊。诊断：急性上呼吸道感染。

诊见：发热（体温39.1℃），头痛，咽痛，咽后壁可见淋巴滤泡，不欲饮食，舌红，苔黄腻，脉浮数。辨证属风热感冒，治以疏风解热，方选小柴胡合麻杏石甘汤加减，具体方药如下：

柴胡 25g	黄芩 10g	法半夏 9g	麻黄 6g
杏仁 10g	石膏 25g	葛根 30g	青蒿 20g
桑叶 12g	菊花 12g	淡竹叶 12g	滑石 15g
葱茎 4根			

1付，水煎，频服。

2022年4月13日复诊，患儿服上方后未再发热，头痛、咽痛症状改善。诊见：头痛，咽痛，不欲饮食，咳嗽，咳白色黏痰，痰不易咳出，舌红，苔黄腻，脉细数。在小柴胡汤基础上加用化痰、消食药物。

柴胡 12g	黄芩 10g	法半夏 10g	桑叶 12g
菊花 12g	党参 10g	苍术 10g	建曲 15g
炒山楂 12g	姜厚朴 10g	陈皮 10g	甘草 6g
射干 12g	桔梗 10g	马勃 12g	僵蚕 10g
川贝 3g			

2付，冲服，一日一剂，每日三次。

2022年4月16日电话回访，经服药后患儿已无咳嗽、咳痰，饮食恢复可。

按语：本病当从感冒论治。《黄帝内经》早已认识到感冒主要是外感风邪所致。《素问·骨空论》说："风从外入，令人振寒，汗出，头痛，身重，恶寒。"《伤寒论》已经论述了寒邪所致感冒的证治，所列桂枝汤、麻黄汤为感冒风寒轻重两类证候的治疗做了示范。《诸病源候论·风热候》指出："风热之气，先从皮毛入于肺也。……其状使人恶风寒战，目欲脱，涕唾出……有青黄脓涕"，已经认识到风热病邪可引起感冒并较准确地描述其临床证候。《诸病源候论》所指的"时气病"之类，应包含有"时行感冒"。至于感冒之病名，则首见于北宋《仁斋直指方·诸风》篇，此后历代医家沿用此名，并将感冒与伤风互称。《丹溪心法·伤风》明确指出本病病位在肺，治疗"宜辛温或辛凉之剂散之"。《万病回春·伤寒附伤风》说："四时感冒风寒者宜解表也。"清代不少医家已认识到本病与感受时行病毒有关，《类证治裁·伤风》就有"时行感冒"之名。《证治汇补·伤风》等对虚人感冒有了进一步认识，提出扶正祛邪的治疗原则。

感冒首当辨风寒与风热，二者均有恶寒、发热、鼻塞、流涕、头身疼痛等症，但风寒证恶寒重发热轻，无汗，鼻流清涕，口不渴，舌苔薄白，脉浮或浮紧；风热证发热重恶寒轻，有汗，鼻流浊涕，口渴，舌苔薄黄，脉浮数。患儿初诊时为风热感冒，当疏风解热，故方选小柴胡汤合麻杏石甘汤加减。方中柴胡清透少阳半表之邪，从外而解；黄芩清泄少阳半里之热；半夏降逆和中；麻黄解表散邪、开宣肺气；石膏辛散透邪；杏仁降利肺气；葛根疏散退热；青蒿、滑石清热解暑；桑叶、菊花疏散风热；淡竹叶清热除烦。复诊时患者热已退，以咳嗽、咳痰、不欲饮食为主症，邪仍在少阳，故于小柴胡汤基础上加化痰、消食药物，方中柴胡清透少阳半表之邪，从外而解；黄芩清泄少阳半里之热；半夏降逆和中；桑叶、菊花疏散风热；射干、马勃祛痰利咽；桔梗宣肺祛痰；僵蚕祛风化痰；川贝化痰止咳；党参补益肺气、生津；苍术祛风解表、燥湿健脾；建曲、山楂消食化积；厚朴燥湿行气；陈皮行气和中；甘草调和诸药。

咳　嗽

病例一

邱某，女，80 岁，退休人员，住院号：012137332。因“咳嗽、咳痰、精神萎靡 5 天”，于 2021 年 11 月 3 日入院。

患者既往有肾病综合征、高血压病史。此次于入院前 5 天无明显诱因突然出现咳嗽、咳痰，咳黄色黏痰，不易咳出，伴精神萎靡，活动后吼喘明显，无发热、畏寒，无胸闷、胸痛，无恶心呕吐等不适。2021 年 11 月 2 日，家属带患者至彭山区人民医院行胸部 CT 提示“双肺慢支炎改变，左肺下舌段及右肺中叶可见磨玻璃样改变，考虑炎症；心影增大，二尖瓣及主动脉瓣钙化”；血常规提示白细胞数目 22.64×10^9/L，中性粒细胞百分比 96.1%，淋巴细胞百分比 1.4%；生化检查提示白蛋白 33.7g/L。家属为进一步中西医结合诊治来我院就诊，在门诊拟诊断为“肺部感染”收入院。患者自发病以来精神萎靡，饮食睡眠可，大小便正常。

入院查体：慢性病容，满月脸，胸廓呈桶状，双侧动度一致，语颤正常，叩诊过清音，听诊双肺呼吸音粗糙，可闻及散在哮鸣音，双上肢散在瘀斑，双下肢凹陷性水肿，双足无溃烂，双侧足背动脉搏动可扪及。

入院诊断：细菌性肺炎、肾病综合征、高血压病 3 级（极高危）、高血压性心脏病、低蛋白血症、双下肢动脉粥样硬化。入院后予抗感染、解痉平喘等对症处理。经治疗后患者咳嗽、咳痰症状改善不明显。

2021 年 11 月 11 日初诊，诊见：神清、神萎，咳嗽喘息，咳痰黄稠，咳痰不爽，舌红，苔黄腻，脉浮滑。辨证为痰热互结，拟清热化痰法，方以小陷胸汤合定喘汤加减，具体方药如下：

法半夏 10g　瓜蒌皮 20g　蜜麻黄 10g　白果仁 10g
蜜崖桑皮 10g　酒黄芩 10g　燀苦杏仁 10g　炒紫苏子 10g
蜜款冬花 10g　炙甘草 10g　炒莱菔子 15g　炒葶苈子 20g
炒芥子 10g

4 付，一日一剂，每日三次，每次 100mL。

2021 年 11 月 16 日二诊，患者服药后喘息、咳痰症状明显缓解。诊见：神疲倦怠，语音低微，少气懒言，动则气短，咳痰无力，渴欲饮水，饮不解渴，不思饮食，腹胀，大便干结，舌质黯淡，苔薄白偏腻，脉沉细。辨证为肺脾气虚、气阴两伤，拟培土生金、益气养阴，方以生脉散合调中益气汤加减，具体方药如下：

人参 8g　麦冬 15g　五味子 15g　炙黄芪 20g
炒白术 30g　当归 10g　升麻 5g　柴胡 5g
陈皮 5g　苍术 10g　木香 10g　厚朴 12g
炒山楂 15g　建曲 10g　炒麦芽 30g　炙甘草 6g

6 付，一日一剂，每日三次，每次 100mL。

上方服用12剂后患者精神状态改善，呼吸平稳，病情好转出院，并予以该方带药6剂巩固。

按语：患者以咳嗽为主症，首当辨外感与内伤，其次是辨痰湿与痰热。从患者的症状来看，以咳黄色黏稠痰为主，当属痰热，结合舌苔和脉象，当为外感所致，符合《伤寒论》“小结胸病……脉浮滑者，小陷胸汤主之”。故选择小陷胸汤以清热化痰、开宣肺气，同时患者存在喘息、咯痰不爽，故合用定喘汤加强宣肺平喘之功，其出自《摄生众妙方》，具有宣降肺气、清热化痰之功效。二诊时，患者出现肺脾气虚、气阴两伤症状，根据《黄帝内经》“邪之所凑，其气必虚”“劳则气耗，热则伤气”及《温病条辨》“阳盛伤人之阴也”，故选用生脉散以益气生津；根据《黄帝内经》“劳者温之”“损者益之”，故选用调中益气汤培土生金。

病例二

孙某，女，71岁，农民，住院号：012138163。因“咳嗽、咳痰、精神萎靡6天”，于2021年11月11日入院。

患者于6天前出现咳嗽、咳痰，痰多不能自行咯出，精神萎靡，解黑色稀便，院外口服中药治疗（具体不详）后症状改善不明显，为进一步诊治，于我院就诊，门诊测得血压89/56mmHg、心率110bpm，休克指数1.234，遂以“感染性休克”收入住院。患者自发病以来，精神差，进食流质饮食，睡眠一般，体重无明显变化，小便正常，大便3日未解。入院查体：精神萎靡，不能言语交流，检查不合作。皮肤干燥、弹性减退，胸廓桶状，双肺呼吸动度一致，语颤正常，叩为过清音，双肺呼吸音低，可闻及散在湿啰音，未闻及明显哮鸣音。辅助检查：入院随机指尖血糖13.0mmol/L；指尖血氧饱和度70%；血气分析（氧流量3L/min）：

乳酸 3.1mmol/L，酸碱度 7.41，二氧化碳分压 47mmHg，氧分压 61mmHg；血常规：白细胞数目 11.51×10^9/L，血红蛋白浓度 103g/L，中性粒细胞百分比 93.8%，淋巴细胞百分比 1.9%；肾功能：尿素 23.33mmol/L，肌酐 95umol/L，尿酸 635.85umol/L，胱抑素 1.65mg/L；肝功能：白蛋白 25.79g/L，前白蛋白 44.6mg/L；B 型钠尿肽前体：3460.8pg/mL；超敏 C 反应蛋白 277.9mg/L，降钙素原 10.48ng/mL。心脏彩超：右房、室长大，肺动脉增宽——不排除肺栓塞，肺动脉高压（重度），三尖瓣返流（重度），左心室收缩功能测值正常。胸部 CT：双肺慢性支气管炎，肺气肿，多发肺大疱形成，双肺散在感染，双肺下叶实变，心脏增大，肺动脉高压，双侧胸膜增厚，左侧胸腔少量积液，扫及左侧肾上腺稍增粗。

入院诊断：重症肺炎、感染性休克、Ⅰ型呼吸衰竭、重度肺动脉高压、肺大疱、左侧胸腔积液、心功能不全、心脏扩大、心功能Ⅳ级（NYHA 分级）、肺栓塞。入院后予抗感染、吸氧、补液扩容等对症处理。

2021 年 11 月 11 日初诊，诊见：神清，神萎，时有呻吟、烦躁，咳嗽、咳痰，痰多不能自行咯出，进食流质饮食，尿管导尿，大便畅，舌暗红，苔黄腻，脉细滑数。辨证为痰热阻肺，治以清热化痰、宣肺止咳，方用《千金》苇茎汤合小陷胸汤加减，具体方药如下：

冬瓜子 30g	薏苡仁 30g	桃仁 10g	瓜蒌皮 15g
法半夏 10g	猪苓 20g	芦根 30g	甘草片 10g
酒黄连 5g			

4 付，一日一剂，每日三次，每次 100mL。

2021 年 11 月 15 日二诊，诊见：时有烦躁、呻吟，咳嗽、喉间痰鸣，痰多不能自行咯出，小便难，大便未解，舌红，苔黄厚腻，脉滑数。辨证为痰热阻肺，治以涤痰开窍，方选涤痰汤合小陷胸汤合三子养亲汤加减，具体方药如下：

胆南星 10g	石菖蒲 20g	法半夏 10g	茯苓 15g
芦根 30g	竹茹 30g	炒芥子 10g	炒莱菔子 10g
桃仁 10g	蜜崖桑皮 10g	炒葶苈子 15g	甘草片 15g
西洋参 10g	麸炒枳实 15g	生姜汁 20mL	

4 付，一日一剂，每日三次，每次 100mL。

配以复方鲜竹沥液 20mL，口服，每日三次。

患者服上方 2 剂后已无喉间痰鸣，自行咳出黄白相兼痰液，复查感染指标正常，停用抗生素，以中医综合治疗 2 日后病情好转出院。

按语：患者以咳嗽为主症，首当辨外感与内伤，其次是辨痰湿与痰热，但患者咯痰不畅，无法从痰液区分寒热。根据编者“急性病看舌，慢性病凭脉”的学术思想，结合患者舌暗红，苔黄腻，脉细滑数，可明确患者病邪为痰热，病机为痰热结于肺中，故治以清热化痰、宣肺止咳之法，首诊方以《千金》苇茎汤合小陷胸汤化裁治疗。苇茎汤出自《备急千金要方》，主治肺痈，《成方便读》云“肺痈之证，皆由痰血火邪，互结肺中，久而成脓所致”，《重订广温热论》言“夹更增其热”，叶天士更论“热胜毒甚”；小陷胸汤出自《伤寒论》，主治小结胸病，柯琴《伤寒来苏集·伤寒附翼》中解释其病机为“小结胸，是水与热结，凝滞成痰，留于膈上……秽物据清阳之位，法当泻心而涤痰”，与本病病机痰热吻合。二诊时患者仍躁扰不宁，痰多难咳，基本病机未变，痰涎壅盛、痰热蒙蔽神窍，法当清热豁痰、利气开窍，故方选涤痰汤合小陷胸汤合三子养亲汤。涤痰汤出自《奇效良方》卷一，《东医宝鉴》云“涤痰汤，治中风痰迷心窍，舌强不能言”，《医方集解》云“此手太阴、足太阴药也，心脾不足，风邪乘之，而痰与火塞其经络”；三子养亲汤出自《皆效方》，主治“高年咳嗽，气逆痰痞”，方中白芥子利气散结，苏子降气化痰，莱菔子下气祛痰，三药合用使“气顺痰消”。

病例三

李某，女，93 岁，农民，住院号：012200712。因“反复咳嗽、咳痰 9^{+} 年，活动后心累、气紧 2^{+} 年，加重 5 天”，于 2022 年 1 月 6 日入院。

患者既往高血压、骨质疏松等病史。此次因入院前受凉后开始出现咳嗽、咳痰，无胸闷胸痛，无心累、气紧，咳嗽反复发作，多于受凉后加重，口服药物或输液治疗后病情可好转。2^{+} 年患者在上述症状基础上出现活动后心累、气紧，无双下肢水肿，无夜间阵发性呼吸困难，多于口服药物或输液治疗后好转。5 天前患者受凉后上述症状加重，伴咳嗽、痰黏不易咯出，心累、气紧明显，动则加剧，自觉发热，汗出明显，无头晕乏力，无畏寒发热，无胸闷胸痛，于当地医院输液治疗（具体不详），症状未缓解，为求进一步治疗遂入院。

入院查体：体温 36.6℃，脉搏 23 次/分，呼吸 23 次/分，血压 171/84mmHg，桶状胸，呼吸运动正常，肋间隙增宽，触诊语颤减弱，无胸膜摩擦感，无皮下捻发感，叩诊过清音，两肺呼吸音粗糙，两肺可闻及湿啰音及哮鸣音。辅助检查：超敏 C 反应蛋白 6.3mg/L；B 型钠尿肽前体 557.4pg/mL；血气分析（氧流量 2L/min）：酸碱度 7.33，二氧化碳分压 57mmHg，氧分压 165mmHg，乳酸 1.1mmol/L，血浆中的碳酸氢盐浓度 30.1mmol/L，碱剩余 4.2mmol/L；血常规：白细胞数目 10.53×10^{9}/L，血红蛋白 135g/L，中性粒细胞百分比 81.9%，血小板计数 181×10^9/L；生化检查、降钙素原、凝血功能、D-二聚体未见异常。

入院诊断：慢性阻塞性肺病伴有急性下呼吸道感染Ⅱ型呼吸衰竭、高血压病 3 级（极高危）、老年性骨质疏松伴病理性骨折。予抗感染、抗炎、解痉平喘等对症处理。经治疗后患者咳嗽、咳痰缓解不明显。

2022 年 1 月 11 日初诊，诊见：潮热，身热汗出，咳嗽频作，咳黄色清痰，咳痰不爽，渴喜冷饮、饮不解渴，心下隐痛，纳眠可，小便色黄，大便干结，舌淡红，水滑苔黄腻，脉滑数。辨证为痰湿阻肺、郁而化热，拟清热化痰、止咳平喘，方选小陷胸汤加味，具体方药如下：

酒黄连 6g	瓜蒌皮 12g	法半夏 12g	炒枳壳 12g
茯苓 30g	桑白皮 20g	苦杏仁 12g	浙贝母 20g
炒葶苈子 15g			

4 付，一日一剂，一日三次，每次 100mL。

2022 年 1 月 16 日二诊，患者诉前方治疗后咳嗽明显缓解，大便通畅。现诊见：间断咳嗽，腰膝酸软，颈、腰部及双踝部疼痛，双下肢水肿，纳眠可，小便色黄，舌淡红，苔腻微黄，脉细滑。辨证为肾虚湿热，治以温补肝肾，方选济生肾气丸合五皮饮加减，具体方药如下：

制附片 5g	肉桂 5g	熟地黄 15g	山萸肉 15g
山药 15g	牡丹皮 10g	盐泽泻 20g	盐车前子 30g
牛膝 15g	陈皮 15g	茯苓皮 15g	桑白皮 15g
大腹皮 15g			

4 付，一日一剂，一日三次，每次 100mL。

按语：患者以咳嗽为主症，首当辨外感与内伤，患者有确切受凉史，可明确为外感。从患者的症状来看，病机为痰湿阻肺、郁而化热，进展为痰热夹饮证。治疗选方思路当需从症状分解来看，患者存在心下隐痛，有外感病史，滑脉，大致符合《伤寒论》“小结胸病，正在心下，按之则痛，脉浮滑者，小陷胸汤主之”，同时患者存在潮热汗出，渴喜冷饮、饮不解渴，心下隐痛，小便色黄，大便干结，舌淡红，水滑苔黄腻，脉滑数，大致符合《温病条辨》“脉洪滑，面赤身热头晕，不恶寒，但恶热，舌上黄滑苔，渴欲凉饮，饮不解渴，得水则呕，按之胸下痛，小便短，大便闭者，阳明暑温，水结在胸也，小陷胸汤加枳实主之”。因此治疗选方为小陷胸汤加味，方中以黄连苦寒泻热除痞，半夏辛温化痰散结，一苦一辛，辛开苦降，润燥相得；瓜蒌皮清热化痰、理气宽胸；枳壳理气宽中；茯苓健脾利湿；桑白皮化痰止咳平喘；苦杏仁宣肺止咳平喘；浙贝母清热化痰；葶苈子泻肺平喘。诸药合用，共奏清热化痰、止咳平喘之功。

二诊时患者咳嗽缓解，诊见腰膝酸软、双下肢水肿，结合舌苔和脉象，辨证为肾虚湿热，选用《济生方》济生肾气丸合《华氏中藏经》五皮饮治疗。方中附子、肉桂辛而大热，均能补火助阳；熟地黄甘润微温，善滋阴填精益髓；山茱萸酸甘微温，善温补肝肾；山药甘补涩敛性平，善养阴益气。三药合用，配伍桂、附，取阴中求阳、阴生阳长之义。牡丹皮辛散苦泄微寒，善清泻肝火；泽泻甘淡渗利性寒，善渗湿利尿；车前子甘寒清利，善清热利尿化痰，使补而不燥；牛膝酸甘性平，苦泄下行，善补肝肾、强腰膝；陈皮燥湿化痰；茯苓甘补淡渗性平，善健脾渗湿利水；桑白皮、大腹皮止咳利水。诸药合用，共奏滋补肝肾之功。

病例四

罗某，女，77岁，住院号：012213016。因“突发意识丧失9小时”，于2022年4月3日入院神经内科。

患者家属诉，昨晚8点入睡前未诉特殊不适，今晨5点起床被发现意识障碍，遂拨打120来我院，约6点到达我院急诊科，急诊拟诊断为“脑梗死”，收入神经内科住院治疗。入院查体：体温36.0℃，脉搏95次/分，呼吸20次/分，血压113/92mmHg，神志不清，查体不合作，双侧瞳孔等大、等圆，直径约0.3厘米，直接、间接对光反射迟钝，四肢肌张力正常，刺痛后有回缩，病理征未引出。辅助检查：急诊头胸部CT：头颅未见明显异常，肺部可见肺气肿、肺大疱。

入院诊断：脑梗死、肺气肿。入院后完善相关检查，经家属同意后予以行经右侧股动脉置管主动脉弓＋全脑血管造影术＋右侧大脑中动脉取栓术（支架＋抽吸）＋脑动脉溶栓术及改善侧支循环等治疗。数字减影血管造影示：右大脑中动脉额支M2段急性栓塞性脑梗死。术后转神经外科继续治疗，治疗后因患者驼背，咳嗽、咳痰，心肺功能差，胸腔积液，寻求中医治疗。

2022年4月14日初诊，诊见：咳嗽、咳痰无力，大便难，舌红乏津，口干、口苦，纳差，苔薄黄，脉细数弱。辨证属肺气阴两虚夹热，拟滋阴润肺、化痰止咳，方选生脉散加味，具体方药如下：

柴胡15g	黄芩15g	鱼腥草30g	天竺黄10g
竹茹15g	陈皮10g	黄连3g	炒山楂20g
麦冬10g	五味子10g	人参10g另煎后兑入	

4付，一日一剂，一日三次，每次50mL。

4剂服后，患者咳嗽、咳痰症状明显缓解，继续生脉散合瓜蒌椒目汤合葶苈大枣泻肺汤加减治疗胸腔积液。

按语：患者以咳嗽为主症，当从中医学“咳嗽”论治。咳嗽病名最早见于《黄帝内经》，并有专篇论述“五脏六腑，皆令人咳，非独肺也”，五脏六腑之咳“皆聚于胃，关于肺”，指出咳嗽病位在肺。隋巢元方《诸病源候论》将咳嗽分为十种，除五脏咳外，尚有风咳、寒咳、胆咳、厥阴咳等。明张介宾《景岳全书》将咳嗽分为外感、内伤两大类。清喻昌《医门法律》论述了燥的病机及其伤肺为病，创立温润、凉润治咳之法。“六气皆令人咳，风寒为主”，其主要病机为邪犯于肺，肺气上逆。咳嗽当辨外感内伤、辨证候虚实。该患者为老年人，久病咳嗽，咳痰无力，当为内伤咳嗽、虚证，结合诸症，为肺气阴两虚夹热，当滋阴润肺、化痰止咳，方选生脉散加味，该方出自《医学启源》“补肺中元气不足”，《医方考》云：“肺主气，正气少故少言，邪气多故多喘。此小人道长、君子道消之象。人参补肺气，麦冬清肺气，五味子敛肺气，一补一清一敛，养气之道毕矣。名曰生脉者，以脉得气则充，失气则弱，故名之。东垣云：‘夏月服生脉散，加黄芪、甘草，令人气力涌出。’若东垣者，可以医气极矣。”方中人参甘温，益元气，补肺气，生津液；麦冬甘寒养阴清热，润肺生津；人参、麦冬合用，则益气养阴之功益彰；五味子酸温，敛肺止汗，生津止渴。三药合用，一补一润一敛，益气养阴，生津止渴，敛阴止汗，使气复津生，汗止阴存，气充脉复，故名“生脉”。《医方集解》说：“人有将死脉绝者，服此能复生之，其功甚大。”至于久咳肺伤、气阴两虚证，取其益气养阴，敛肺止咳，令气阴两复，肺润津生，诸症可平。加用柴胡升举阳气，黄芩、黄连清热燥湿，鱼腥草清热，天竺黄清热豁痰，竹茹清热化痰除烦，炒山楂、陈皮行气燥湿化痰。

肺　积

病例一

杨某，男，71岁，住院号：012206889。因“咳嗽、咳痰、痰中带血10余天，加重伴胸痛2天”，于2022年2月22日入院。

患者入院前10余天因受凉后出现咳嗽，咳黄色黏痰，量多不易咯出，伴痰中带血，为少量鲜红色血丝，无鼻塞流涕，无畏寒发热，无潮热盗汗，无咽喉肿痛，无心累、气紧，无双下肢水肿，无夜间阵发性呼吸困难，无胸闷胸痛，无头晕乏力，自行口服“感冒灵、肺宁胶囊”等药物，症状未缓解。2天前患者出现咳嗽加重伴右侧胸痛，为求进一步治疗，遂于我院就诊。门诊行胸部CT示：右肺下叶基底段软组织团块，性质?，双肺内散在少许炎症，双侧胸膜增厚。门诊以“咳嗽查因”收入住院治疗。入院查体：体温36.5℃，脉搏77次/分，呼吸19次/分，血压123/84mmHg，心肺腹阴性。

入院诊断：咳嗽查因：肺结核?、肺肿瘤?。入院后积极完善各项检查，胸部增强CT：右肺下叶基底段软组织团块，炎性病变可能大，建议抗炎治疗后复查除外其他，双肺内散在少许炎症，双侧胸膜稍厚。行电子支气管镜：支气管炎性改变，右肺中叶外侧段见瘢痕样狭窄。治疗上予以抗感染、化痰等对症治疗，经抗感染治疗后患者咳嗽、咳痰症状缓解不明显，复查胸部CT，肺部团块变化不明显，故进一步寻求中医治疗。

2022年3月2日初诊，诊见：咳嗽，咳黄色黏痰，痰黏难咯，舌质红，水滑苔微腻，脉滑。辨为痰瘀夹热，治以清热化痰、化瘀散结，方选小陷胸汤加减，具体方药如下：

瓜蒌皮 15g	黄连 6g	法半夏 10g	枳实 10g
茯苓 30g	浙贝母 30g	苦杏仁 10g	炒芥子 10g
桃仁 10g	芦根 30g	乳香 5g	没药 5g
麝香 0.05g			

6付，一日一剂，一日三次，每次100mL。

上方服后患者已无咳嗽、咳痰，多次联系嘱其复查胸部CT，均拒绝。

按语：患者因咳嗽、咳痰就诊，胸部CT明确存在肺结节，肺结节当从“肺积”论治，其病名最早见于《难经·五十六难》“肺之积，名曰息贲，在右胁下，覆大如杯”。《杂病源流犀烛》记载：“邪积胸中，阻塞气道，气不得通，为痰……为血，皆邪正相搏，邪既胜，正不得制之，遂结成形而有块。”而我国最早的医学典籍《黄帝内经》已有对“积”的相关记载，详细阐述了“积”的病因、病机及病位。《素问·举痛论》曰：“寒气客于小肠膜原之间，络血之中，血泣不得注于大经，血气稽留不得行，故宿昔而成积矣。”《灵枢·五变》曰：“皮肤薄而不泽，肉不坚而淖泽。如此，则肠胃恶，恶则邪气留止，积聚乃伤。脾胃之间，寒温不次，邪气稍至，蓄积留止，大聚乃起。”《灵枢·百病始生》认为：“积之始生，得寒乃生，厥乃成积也……䐜胀则肠外之汁沫迫聚不得散，日以成积。卒然多食饮，则肠满，起居不节，用力过度，则络脉伤……肠胃之络伤则血溢于肠外，肠外有寒，汁沫与血相抟，则并合凝聚不得散，而积成矣。卒然中外于寒，若内伤于忧怒，则气上逆，气上逆则六俞不通，温气不行，凝血蕴里而不散，津液涩渗，著而不去，而积皆成矣。”认为“积”病病因与外寒、饮食不节、情志忧怒、形体过劳、瘀血、痰饮有关。病机为正气亏虚，感受外邪，气血津液瘀滞，日久凝结成积，病位在肠胃。《难经》承接《黄帝内经》并概括总结“积”病的病性，《难经·五十五难》曰：“积者，阴气也……故阴沉而伏……气之所积名曰积……故积者五脏所生……积者，阴气也，其始发有常处，其痛不离其部，上下有所终始，左右有所穷处。”明确指出“积”病为脏病，由阴邪之气生成结块，具有发有常处、固定不移的特点。徐大椿在《难经经释》中说：“积者，积渐而成……积则有物。”“积”是指腹腔内有形的结块，其块固定不移，痛有定处。《难经》将《黄帝内经》中的伏梁、肥气、息贲、奔豚划分为五脏之积，揭示其发病、传变的规律及特点。五脏之积即“肝之积”“心之积”“脾之积”“肺之积”“肾之积”。《难经》对“积”病按照五脏归属的分类方法，根据五脏之所主在腹部划分病位，五脏之积并不是指直接发生于五脏脏器上。《金匮要略》拓展“积”病的病位范围，《金匮要略·五脏风寒积聚病脉证并治》曰：“积者，脏病也，终不移……脉来细而附骨者，乃积也。寸口，积在胸中；微出寸口，积在喉中；关上，积在脐旁；上关上，积在心下；微下关，积在少腹。尺中，积在气冲；脉出左，积在左；脉出右，积在右；脉两出，积在中央。各以其部处之。”指出“积”病在胸中、喉中、脐旁等不同部位脉象的特征。张仲景沿袭了《难经》“积”病属脏、固定不移的观点，在此基础上打破了“积”病病位局限在腹部的认识，拓展了“积”病的病位范围，在胸中、喉中、脐旁等部位同样有“积”病的发生。基于以上认识，可以将生于肺脏且固定不移的积滞结块称为“肺积”。

编者在长期的临床实践和研究中发现，肺积发病多以痰瘀为基础，或夹热，或夹寒，或夹湿。本患者为夹热，治以清热化痰、化瘀散结，方选小陷胸汤加减。方中以瓜蒌清热化痰、理气宽胸；黄连苦寒，泻热降火；半夏祛痰降逆、开结消痞，与黄连同用，辛开苦降，既能清热化痰，又开郁除痞。《古今名医方论》："以半夏之辛散之，黄连之苦泻之，瓜蒌皮之苦润涤之，所以除热散结于胸中。"芦根性甘寒轻浮，善清肺热；枳实行气消痞；桃仁活血祛瘀以助消痈，且能润燥滑肠而通下；茯苓健脾渗湿；贝母清肺化痰；苦杏仁、芥子宣肺降气；乳香、没药、麝香通经络，活血脉。诸药合用，共奏清热化痰、化瘀散结之功。

病例二

岳某，女，52岁，农民，住院号：012209558。因"咳嗽、咳痰 20^{+} 天"，于2022年3月13日入院。

患者入院前 20^{+} 天受凉后开始出现咳嗽、咳痰，咳黄色黏痰，痰不易咳出，伴饮食减少，口干欲饮、口苦，咳甚则心累、干呕、汗出，夜间不能平卧，卧则感咽痒，咳嗽加剧，无畏寒发热，无潮热盗汗，无胸闷胸痛，无吼喘气紧，于当地医院口服药物及雾化治疗（具体不详），症状未缓解，完善胸部CT提示右肺下叶团块影、结节影，考虑肺脓肿，遂转至我院住院进一步诊治。患者自发病以来精神状态差，饮食一般，睡眠欠佳，体重下降约3kg，小便正常，大便偏干。入院查体：体温36.5℃，脉搏87次/分，呼吸21次/分，血压117/74mmHg，营养中等，急性病容，神志清楚，听诊右下肺呼吸音低，两肺未闻及干湿啰音，心腹阴性。辅助检查：入院随机指尖血糖5.3mmol/L；无创血氧饱和度92%；血沉56mm/hr；超敏C反应蛋白32.2mg/L；生化（肝、肾、电、糖）：前白蛋白183mg/L，白蛋白31.7g/L；凝血测定：

纤维蛋白原浓度 5.03g/L。入院床旁心电图：窦性心律，正常心电图。

入院诊断：右肺下叶团块性质待诊：肺脓肿?、肺隔离症?。入院后完善胸部增强 CT：右肺下叶多囊状团块，主动脉分支供血，考虑肺隔离症可能性大；异常供血动脉开口处血栓形成并重度狭窄；双肺散在少许炎症；右肺胸腔少量积液。明确患者病变性质为肺隔离症，患者犹豫是否需要手术治疗。因患者咳嗽、咳痰明显，前期予以中医治疗为主。

2022 年 3 月 15 日初诊，诊见：咳嗽，夜间为甚，咳黄黏稠痰，痰多难咯，咳则胸痛，口干、口苦，头晕，舌红，苔黄厚腻，脉沉细弦滑。辨证为痰热夹瘀，治以清热化痰、祛瘀宽胸，方选小陷胸汤合苇茎汤加减，具体方药如下：

冬瓜子 30g	薏苡仁 30g	桃仁 10g	猪苓 10g
芦根 30g	甘草 10g	黄连 3g	瓜蒌皮 15g
京半夏 10g	苦杏仁 15g	桔梗 30g	

2 付，一日一剂，一日三次，每次 150mL。

患者服药 2 剂后咳嗽、咳痰明显缓解，决定转胸外科行病变切除术，术后患者出现咳嗽、咳痰症状反弹如入院，予以守方 4 剂。

按语：患者因咳嗽、咳痰就诊，究其病因为肺隔离症。文献研究表明：肺隔离症属中医“积聚”“症瘕”范畴，当以“肺积”论治。

编者在长期的临床实践和研究中发现，肺积发病多以痰瘀为基础，或夹热，或夹寒，或夹湿，本患者为夹热，当以清热化痰、祛瘀宽胸，故方选小陷胸汤合苇茎汤加减。《伤寒论·辨太阳病脉证并治》云：“小结胸病，正在心下，按之则痛，脉浮滑者，小陷胸汤主之。”《千金》苇茎汤，治咳有微热，烦满，胸中甲错，是为肺痈。《金匮要略论注》：“此治肺痈之阳剂也。盖咳而有微热，是邪在阳分也；烦满，则挟湿矣；至胸中甲错，是内之形体为病，故甲错独见于胸中，乃胸上之气血两病也。”方中瓜蒌为甘寒滑润之品，清热涤痰、宽胸散结，且具润燥滑肠之功，可开痰火下行之路而畅气机；黄连性寒，泻热降火、清心除烦，助瓜蒌泻热降浊；半夏降逆和胃、燥湿化痰、开结消痞，助瓜蒌涤痰开胸；苦杏仁止咳平喘、宣降肺气；芦根之轻浮而甘寒者，解阳分之气热；桃仁泻血分结热；薏苡仁下肺中之湿；冬瓜子清结热而吐其败浊，所谓在上者越之耳；猪苓利水渗湿；桔梗宣肺化痰；甘草祛痰止咳，调和诸药。

肺岩血证

廖某，男，75岁，退休人员，住院号：012133855。因“诊断左肺小细胞癌4月余”，于2021年10月6日入住肿瘤血液科。

患者于5月前（2021年5月）无明显诱因出现咳嗽、气紧，稍活动后胸闷、喘息，咳白色泡沫痰，2021年5月6日至某市人民医院呼吸科就医，胸部增强CT提示：左肺上叶前段结节：多系周围型肺癌；纵隔、左肺门不均匀强化团片影，左肺上叶支气管部分变窄：单纯淋巴结转移?、中央型肺癌伴淋巴结转移?、双肺多发小结节。2021年5月7日行支气管镜检示：左肺上叶支气管黏膜浸润改变，上叶固有支气管狭窄。病理诊断（2021年5月8日）：〈左肺上叶固有支〉黏膜慢性炎，另见极少量细胞变形，可试行免疫组化协助诊断或再取送检。后续免疫组化结果再发报告：CD56（灶＋），CgA（－），Syn（弱＋），TTF-1（＋），LCA（－），PCK（灶＋），Ki67 阳性率约 60%，结合 HE 切片，本次免疫组化仅见几个异型细胞显示。综合免疫组化及 HE 切片，诊断倾向小细胞癌。因肿瘤组织太少，建议再送活检。随后该院呼吸科再次进行肺穿刺活检，未成功取出病理组织。患者及家属遂来我院就诊，于 2021 年 5 月 25 日行 CT 引导下左肺占位穿刺活检术，术后病检。2021 年 6 月 1 日〈左肺占位〉，诊断为“左肺小细胞癌广泛期、高血压病 2 级（高危）、慢性支气管炎伴肺气肿、肺大疱”。于 2021 年 6 月 8 日、7 月 1 日、7 月 27 日、8 月 22 日、9 月 15 日行第一、二、三、四、五周期 EP 方案化疗：顺铂 45mg d1-3＋依托泊苷 0.18g d1-3，联合阿替利珠单抗 1200mg 免疫治疗，辅以热疗增效、补液、止吐等支持治疗。经治疗出院后，患者为行放化疗于 2021 年 10 月 6 日来我院门诊，门诊以“肺恶性肿瘤”收入住院。患者既往高血压病史 10 年，最高血压 160/90mmHg，现在口服厄贝沙坦片控制血压，平素血压 140/75mmHg，平素监测血压可。入院查体：体温 36.6℃，脉搏 70 次/分，呼吸 20 次/分，血压 116/72mmHg，心肺腹阴性。

入院诊断：左肺小细胞癌（cT2aN2bM0，IIIa 期）、高血压病 2 级（高危）、慢性支气管炎伴肺气肿、肺大疱。入院后患者出现大咯血，予以支气管动脉栓塞、药物止血等对症治疗，其后患者出现呼吸衰竭、心率快，病情危重，经请 ICU 会诊后行气管插管，于 2021 年 11 月 27 日转入 ICU 治疗。患者入 ICU 后予以有创呼吸机辅助呼吸，镇静镇痛、抗感染、止血、输血等治疗，经治疗后患者气道反复出血，遂寻求中医治疗。

2021 年 11 月 30 日初诊，诊见：气管插管，镇静镇痛，低热，体温 37.5℃，可吸出红黄色黏痰，尿黄，大便通畅，舌象不能查及，脉滑数。辨证属邪热壅肺、火燥交攻，拟治以清热解毒、滋阴化湿，方选犀角地黄汤合小陷胸汤合黛蛤散加减，具体方药如下：

水牛角 40g　生地黄 20g　牡丹皮 15g　赤芍 15g
黄连 6g　法半夏 5g　瓜蒌皮 10g　青黛 10g
蛤壳 15g　焦栀子 10g

2 付，一日一剂，一日三次，每次 150mL。

2021 年 12 月 2 日二诊，上方服 1 剂后行床旁气管镜检查未再新鲜出血，因出现发热，复诊。诊见：气管插管，镇静镇痛，高热，体温 39.6℃，可吸出黄白色黏痰，尿黄，大便通畅，舌象不能查及，脉滑。辨证属热毒蕴结，治以清热解毒化痰，原方基础上减生地，具体方药如下：

水牛角 40g　牡丹皮 15g　赤芍 15g　青黛 10g
蛤壳 15g　黄连 15g　瓜蒌皮 10g　法半夏 5g
焦栀子 15g

2 付，一日一剂，每次 100mL，鼻饲，每八小时一次。

上方服后，患者体温逐渐下降，波动在 37.5℃左右，多次行床旁气管镜检查无气道出血，因气道存在黄色黏稠痰，后期调整中药处方为涤痰汤加减。

按语：本案患者明确诊断为肺癌，其可归为中医息贲、肺积、肺壅等范畴。《难经·论五脏积病》曰："肺之积，名息贲，在右胁下，覆大如杯，久不已，令人洒淅寒热，喘咳，发肺壅。"肺癌是因正气亏虚，癌毒滞藏于肺，宣肃失常，气滞痰凝，瘀血阻络，痰瘀毒胶结，日久积聚成块而成。如《诸病源候论·虚劳积聚候》谓："虚劳之人，阴阳伤损，血虚凝涩，不能宣通经络，故积聚于内也。”中医文献中虽没有对肺癌病名的记载，但历代医家著作对肺癌的临床症状有较为准确详细的描述，也确立了一些有效的治则治法，对当代肺癌的中医诊治仍有指导意义。如《景岳全书》所言：“治积之要，在知攻补之宜，而攻补之宜，当于孰缓孰急中辨之。”治癌之法不外祛邪与扶正，早期癌毒结聚未固，应尽早祛邪，以防结块日久难消。在肺癌形成和治疗过程中，极易伤津耗气、化火生燥。

肺癌患者正气亏虚，癌毒积聚，痰瘀胶结，日久火热交攻，伤津耗气。早期痰瘀毒郁滞壅塞，火势渐盛，此为实火；编者认为，热毒是肿瘤发生、发展的一个重要因素。热毒内蕴，灼液成痰，气血痰浊壅阻经络脏腑遂成肿瘤。清热解毒法，是恶性肿瘤中医治疗的基本法则之一。痰瘀胶结，火热炽盛，迫血妄行，耗气伤津，肺热叶焦，是患者的主要病机所在。犀角地黄汤始见孙思邈《备急千金要方》，发扬于吴鞠通《温病条辨》，为温病热入营血证凉血散血之剂，实一剂良方、名方。吴鞠通《温病条辨·下焦篇》：“时欲漱口不欲咽，大便黑而易者，有瘀血也，犀角地黄汤主之。”犀角地黄汤原方由犀角、生地黄、丹皮、赤芍四味药物组成，古代多用于治疗热入血分所致的热扰心神、神昏谵语、舌绛起刺、脉细数；或热伤血络、斑疹紫黑、吐血、衄血、便血、尿血、舌红绛、脉数等症。黛蛤散为宋代民间验方，治疗肝肺经郁热，痰火上炎。编者临床常用犀角地黄汤合小陷胸汤合黛蛤散加减治疗邪热壅肺、火燥交攻之证。方中犀角为珍稀资源，现在多用水牛角代替，水牛角入下焦血分以清热；生地黄去积聚而滋阴；赤芍去恶血、生新血；牡丹皮泻血中伏火，此蓄血自得下行，故用此轻剂以调之也；法半夏、瓜蒌皮燥湿化痰，行气宽中；黄连、焦栀子清热解毒，清利湿热；青黛、蛤壳清肝肺郁热，泻火除痰。

复诊时，编者认为本案例中患者湿邪偏盛，湿为重浊之邪，属阴，其性黏腻、停滞、弥漫，其伤人多隐缓不觉，易导致多种病变；湿性黏滞，易阻气机，气不行则湿不化，其体胶着难解，导致病程较长，反复发作或缠绵难愈，故患者服用汤药后体温从低热转为高热，故在原方基础上减生地黄，以清热解毒化痰。

肺 胀

病例一

徐某，男，82岁，退休工人，住院号：012139981。因“反复咳嗽、咳痰30年，心累、气紧20年，加重3小时”，于2021年11月26日入院。

入院前30年患者反复出现咳嗽、咳痰，咳白色泡沫痰，受凉则加重，以晨间咳嗽为主，院外诊断为慢性阻塞性肺疾病，经治疗可缓解，但反复发作。入院前20年患者出现活动后心累、气紧，伴双下肢水肿，无夜间阵发性呼吸困难，曾多次于我院住院治疗，出院后长期使用家用呼吸机辅助通气。入院前3小时，患者出现上述症状加重伴呼吸浅短难续，呼多吸少，倚息不能平卧，面色无华，唇甲紫绀。查体：体温36.0℃，脉搏114次/分，呼吸48次/分，血压124/81mmHg，血氧饱和度60%，口唇紫绀，胸廓桶状，双肺呼吸音低，闻及少许哮鸣音，心音有力，律齐，各瓣膜听诊区未闻及病理性杂音，双下肢无水肿。辅助检查：血常规：白细胞数目18.44×10^9/L，中性粒细胞百分比85%；血气分析：酸碱度7.36，二氧化碳分压31mmHg，氧分压46mmHg，乳酸4.3mmol/L，血浆中的碳酸氢盐浓度17.5mmol/L，碱剩余7.9mmol/L，氧合指数92；D-二聚体26.3ng/L；B型钠尿肽前体542.6pg/mL。

入院诊断：慢性阻塞性肺病伴急性下呼吸道感染、呼吸衰竭、慢性肺源性心脏病、心脏扩大、心功能Ⅳ级、肺大疱、间质性肺病。入院后予抗感染、解痉平喘、抗凝等对症处理。经治疗后患者呼吸困难症状缓解不明显，需无创呼吸机维持呼吸。

2021年11月30日初诊，诊见：呼吸困难，呼多吸少，心累气短，动则尤甚，咳嗽少痰，身软乏力，不思饮食，腰部酸胀，口干、口苦，舌紫红，苔白腻，脉沉细滑，重按无力。辨证属肺肾两虚夹瘀，治以益气活血、补益肺肾、纳气平喘，方选二味参苏饮合知柏地黄丸加减，具体方药如下：

人参10g	苏木20g	熟地黄30g	山药15g
山萸肉10g	茯苓15g	盐炒泽泻10g	牡丹皮10g
盐炙知母10g	黄柏10g	麦冬15g	五味子20g
川牛膝15g	杜仲15g		

4付，一日一剂，一日三次，每次100mL。

2021年12月5日二诊，服上方后，患者喘息、口干、口苦稍减，仍活动后心累气短，咳嗽少痰，身软乏力，舌脉同前，续上方，具体方药如下：

人参10g	苏木15g	盐炙知母15g	黄柏10g
麦冬15g	五味子15g	熟地黄30g	山药15g
茯苓15g	山萸肉15g	盐炒泽泻15g	牡丹皮15g
盐杜仲15g	酒续断15g		

4付，一日一剂，一日三次，每次100mL。

2021年12月10日三诊，服上方后，患者喘息心累、口干、口苦、腰部酸胀不适较前稍减轻，舌脉同前，患者诸症稍减，续上方4剂。

2021年12月15日四诊，服上方后，患者喘息心累、口干、口苦、腰部酸胀稍减轻，身软乏力较前稍好转，舌质紫暗，苔腻。病机未变，调整处方为二味参苏饮合麦味地黄丸，具体方药如下：

人参10g	苏木10g	熟地黄30g	山药20g
茯苓15g	麦冬15g	山萸肉20g	盐炒泽泻15g
牡丹皮15g	盐黄柏10g	五味子15g	

2付，一日一剂，一日三次，每次100mL。

患者服上方后，呼吸困难症状明显改善，每日可脱机16小时，出院守方并家庭呼吸机维持。

按语：患者以咳嗽咳痰、喘息气促、胸部膨满、憋闷如塞、口唇发绀为主要表现，辨病属肺胀范畴。元代朱丹溪《丹溪心法·咳嗽》曰："肺胀而嗽，或左或右不得眠，此痰挟瘀血，碍气而病。"提示本病病理核心在于痰瘀阻碍肺气。清代李用粹《证治汇补·咳嗽》认为肺胀："气散而胀者，宜补肺，气逆而胀者，宜降气，当参虚实而施治。"说明对肺胀的辨证论治当分虚实两端。《难经》有言："呼出心与肺，吸入肾与肝。呼吸之间，脾受谷气也，其脉在中。"说明了呼吸活动和五脏（肝、心、脾、肺、肾）之间密切的关系。该例患者呼吸困难表现为呼多吸少，当属肾不纳气，故以滋阴补肾、纳气平喘兼活血化瘀为治法。

病例二

王某，女，84岁，住院号：012140161。因"反复咳嗽、咳痰10^+年，加重20^+天"，于2021年11月28日入院。

患者于入院前 10^+ 年受凉后开始出现咳嗽、咳痰，伴吼喘，活动后心累、气紧，曾于当地医院诊断为“慢性阻塞性肺病、慢性肺源性心脏病”，经治疗后病情好转，其后咳嗽、咳痰反复发作，多于季节变化及受凉后加重，反复于当地人民医院和中医医院住院治疗，长期行家庭氧疗。20^+ 天前患者受凉后出现咳嗽、咳痰加重，咳白色泡沫痰，心累、气紧明显，伴发热汗出，最高体温39℃，无胸闷胸痛，无夜间端坐呼吸，于当地人民医院住院治疗，症状缓解不明显，为求进一步综合治疗，门诊以“慢性阻塞性肺病伴有急性下呼吸道感染”收入住院治疗。患者自发病以来精神状态欠佳，饮食量明显减少，睡眠欠佳，近期体重减轻（具体不详），小便正常，近日大便稀溏、2～3 次/日。入院症见：呼吸浅短，咳嗽、咳痰，咳白色泡沫痰，心累、气紧，口干口苦，渴喜热饮，自觉发热，汗出明显。

入院查体：体温 36.8℃，脉搏 105 次/分，呼吸 22 次/分，血压 119/64mmHg，桶状胸，呼吸运动减弱，肋间隙增宽，触诊语颤减弱，无胸膜摩擦感，无皮下捻发感，叩诊过清音，听诊双肺呼吸音粗糙、可闻及湿啰音。辅助检查：当地人民医院胸部 CT（2021 年 11 月 25 日）：双肺气肿、慢性支气管炎征象；两肺散在新旧不一感染征象，左肺下叶肺大疱、部分支气管扩张；心包微量积液；主动脉壁及冠脉壁钙化；双侧胸膜局限性增厚；双侧胸腔少量积液，局部形成包裹。入院随机指尖血糖：8.8mmol/L；指尖血氧饱和度 86%；床旁心电图：窦性心动过速，心率 102 次/分，不完全性右束支阻滞，肢导低电压。

入院诊断：慢性阻塞性肺病伴有急性下呼吸道感染、慢性肺源性心脏病。入院后予以抗感染、益气扶正、营养支持、化痰等对症治疗，经治疗后咳嗽、咳痰症状缓解不明显。

2021年12月1日初诊，诊见：神清神差，发热汗出，咳嗽、咳痰，胸膺胀满，吼喘气紧，不思饮食，恶心欲呕，口干、口苦，渴喜热饮，舌红有裂纹，苔黄腻少津，脉滑数。中医辨病属“肺胀”范畴，辨证属阴虚夹湿，治以清热和胃、益气生津，方选竹叶石膏汤合小柴胡汤加减，具体方药如下：

淡竹叶15g	生石膏30g	西洋参10g	麦冬10g
法半夏5g	甘草10g	柴胡10g	黄芩10g
竹茹30g	草果仁15g	槟榔15g	豆蔻10g

4付，一日一剂，一日三次，每次100mL。

2021年12月15日二诊，上方服后患者未再发热，仍反复出现咳嗽、咳痰。诊见：神清神差，时有汗出，头昏乏力，咳嗽、咳痰，咳白黏痰，咳痰无力，动则气短，胸闷不饥，口干、口苦，大便不畅，舌体胖，舌红少苔，脉细滑。辨证为气阴两虚、痰热阻肺，治以益气养阴、清热化痰，方选小陷胸汤合《千金》苇茎汤合沙参麦冬汤加味，具体方药如下：

黄连3g	法半夏5g	瓜蒌皮15g	芦根30g
冬瓜子30g	薏苡仁30g	桃仁10g	北沙参15g
麦冬15g	白扁豆15g	桑叶10g	天花粉30g
玉竹10g	石斛10g	苦杏仁15g	桔梗15g
炒麦芽30g	炒稻芽30g	炙甘草5g	

4付，一日一剂，一日三次，每次100mL。

2021年12月21日三诊，上方服后，上述症状明显缓解，仍存在咳嗽、咳痰，动则气短，饮食少思，因患者要求出院，予以生脉散合香砂六君子汤以补脾益肺。

按语：“肺胀”的病名首见于《黄帝内经》。《灵枢·胀论》说：“肺胀者，虚满而喘咳。”《灵枢·经脉》说：“肺手太阴之脉……是动则病肺胀满膨膨而喘咳。”指出了本病虚满的基本性质和典型症状。《金匮要略》还观察到肺胀可出现浮肿、烦躁、目如脱状等症状，认为本病与痰饮有关，开始应用越婢加半夏汤、小青龙加石膏汤等方药进行辨证论治。《诸病源候论·咳逆短气候》记载肺胀的发病机理是由于“肺虚为微寒所伤则咳嗽，嗽则气还于肺间则肺胀，肺胀则气逆，而肺本虚，气为不足，复为邪所乘，壅否不能宣畅，故咳逆短乏气也。”《丹溪心法·咳嗽》说：“肺胀而嗽，或左或右不得眠，此痰挟瘀血碍气而病。”在病理上充实了痰瘀阻碍肺气的理论。《张氏医通·肺痿》说：“盖肺胀实证居多。”《证治汇补·咳嗽》认为肺胀：“又有气散而胀者宜补肺，气逆而胀者宜降气，当参虚实而施治。”提示肺胀应当分虚实辨证论治。

患者年老体虚，肺肾亏虚，肾不纳气，肺失宣肃，肺气上逆，则咳嗽、吼喘。气虚不能固摄津液，则发热汗出；汗出过多，津液损伤，气津两伤，则口干喜饮、舌干裂。《伤寒论》言：“伤寒解后，虚羸少气，气逆欲吐，竹叶石膏汤主之。”“伤寒五六日中风，往来寒热，胸胁苦满，默默不欲饮食，心烦喜呕，或胸中烦而不呕，或渴……小柴胡汤主之。”方中竹叶清心除烦；石膏清热除邪；半夏降逆和胃；患者汗出伤津，故予西洋参气阴双补；麦冬养阴生津，配甘草以合胃气、防止寒凉太过，且助中焦之运化。上述药物同用，津液生而中气足，虚热解而呕恶平，扶正祛邪、标本同治；柴胡透解邪热，疏达经气；黄芩清泻邪热；竹茹清热除烦止呕；草果仁消食顺气；槟榔消积下气；豆蔻行气止呕。诸药合用，共奏清热和胃、益气生津之功。后续随诊治疗，均根据病情演变，辨病位，辨病性，紧抓主要矛盾，随证遣方。

风温肺热

病例一

何某，女，95岁，农民，住院号：012134694。因“咳嗽、咳痰1周，加重伴心累气紧1天”，于2021年10月12日入院。

患者入院前1周受凉后出现咳嗽、咳痰，咳黄色黏痰，量多不易咯出，无畏寒发热，无鼻塞流涕，无咽喉肿痛，无心累、气紧，无双下肢水肿，无夜间阵发性呼吸困难，无潮热盗汗，无胸闷胸痛，无头晕乏力，无食欲减退，于我院门诊口服药物（具体不详）治疗，症状无明显缓解。1天前患者咳嗽、咳痰症状加重，伴喘息、心累、气紧，无双下肢水肿，无夜间阵发性呼吸困难，为求进一步治疗，至我院就诊，门诊以细菌性肺炎收入住院治疗。

入院查体：体温37.5℃，脉搏84次/分，呼吸20次/分，血压126/84mmHg，双肺呼吸音粗糙，闻及明显干湿啰音，心界扩大，心率84次/分，心律齐，各瓣膜听诊区未闻及病理性杂音。腹肌柔软，全腹部无压痛，无反跳痛，双下肢无水肿。入院完善辅助检查：入院随机指尖血糖7.0mmol/L。心电图：窦性心动过速，P波增宽，不完全性右束支阻滞，R波递增不良（V3），轻度ST段压低（V3），T波倒置（V6）。血常规：白细胞数目19.07×10^9/L，中性粒细胞百分比92.7%，血红蛋白80g/L；C反应蛋白45.6mg/L，降钙素原0.29ng/mL；血生化检查：白蛋白35.66g/L，前白蛋白126.29mg/L，尿素10.24mmol/L，肌酐164umol/L，胱抑素2.2mg/L。

入院诊断：细菌性肺炎、慢性肾衰竭（CKD4期）、营养不良。入院后予抗感染、营养支持及补液维持水电解质平衡等治疗。经治疗后患者反复咳嗽、咳痰，咳黄色黏稠痰。

2021年10月20日初诊，症见：神疲乏力，咳嗽、咳痰，咳痰无力，咳黄色黏痰，喘息、气短，动则尤甚，纳差，大便干结难解，舌质红，苔黄腻，脉滑数。辨证属痰热互结、肺气不降、腑气不通，拟治以清热涤痰、泻热通腑，方选小陷胸汤合宣白承气汤加减，具体方药如下：

黄连3g　　瓜蒌10g　　半夏10g　　炒苦杏仁10g

生石膏15g　　大黄3g　　西洋参10g　　桑白皮10g

葶苈子5g

6付，一日一剂，一日三次，每次100mL。

2021年10月26日二诊，诊见：口干、口苦，神疲乏力，咳嗽、咳痰，痰声重浊，咳黄黏痰，喘息气短，动则尤甚，纳差，便秘，舌质绛红，苔黄腻。辨证属肺气亏虚、痰热壅滞，拟治以补肺益气、清热化痰，方选三石汤合生脉饮加减，具体方药如下：

西洋参12g　　麦冬20g　　五味子10g　　寒水石15g

滑石15g　　杏仁15g　　大枣15g　　炒葶苈子10g

桑白皮15g　　瓜蒌15g　　桃仁10g　　芦根15g

生石膏15g　　川贝母6g冲服

6付，一日一剂，一日三次，每次50mL。

2021年11月2日三诊，诊见：精神萎靡，神疲乏力，咳嗽，咳痰无力，痰声重浊，纳差，便秘，舌质红，苔少，脉沉细滑。辨证属肺气不足、痰热壅盛，拟治以清热化痰、补肺益气，方选涤痰丸合宣白承气汤合生脉散加减，具体方药如下：

西洋参 10g	竹茹 12g	半夏 12g	石菖蒲 15g
茯苓 12g	陈皮 12g	桃仁 10g	桑白皮 12g
薏苡仁 15g	冬瓜子 15g	芦根 20g	葶苈子 15g
川贝母 5g冲服			

6 付，一日一剂，一日三次，每次 50mL。

经治疗后，患者咳嗽、咳痰症状缓解，主要存在神疲乏力，饮食少思，后以调中益气汤合枳实消痞丸治疗后病情好转出院。

按语：中医学无“重症肺炎”确切病名，依据其临证特点、冬春季节好发，将该疾病归属于“风温”“春温”等温病学范畴。诸多典籍中具有相关症候的描述，《黄帝内经》曰：“今夫热病者，皆伤寒之类。”提出：“凡病伤寒而成温者，先夏至日者为病温，后夏至日者为病暑。”“肺热”病名首见于《素问·刺热篇》，其云：“肺热病者，先淅然厥，起毫毛，恶风寒，舌上黄，身热。热争则喘咳，痛走胸膺背，不得太息，头痛不堪，汗出而寒。”张仲景在《伤寒杂病论》中也有论述，如“太阳病，发热而渴，不恶寒者，为温病”等，描述了温病的症状，对温病有了初步的认识。而风温病名初见于《伤寒论》记载，其病机为太阳温病误治后的变证，与后世之“风温病”非同一类病证。至清代温病大家叶天士则明确“风温病”的病机、传变及治法治则，“风温者，春月受风，其气已温……肺位最高，邪必先伤；此手太阴气分先病，失治则入手厥阴心包络，血分亦伤”，其中“温邪上受，首先犯肺，逆传心包”的论述至今仍为该病治疗的重要依据，明确了风温肺热病的治疗应依据卫气营血、表里寒热的变化进行辨证用药。

重症肺炎可归属于中医学之“咳嗽”“哮证”“喘证”“肺痈”“风温肺热”等病证的范畴。其病因病机较为复杂，比较一致的是，各家都强调正气亏虚是发病的内在因素，外邪侵袭是发病的外部因素，痰、热、毒、瘀、虚为其病机特点。

重症肺炎的发病与转变往往与人体正气的强弱有密切关联，即“邪之所凑，其气必虚”。编者在长期的临床实践和研究中发现，重症肺炎患者多存在素体亏虚而感受外邪，邪毒入里，热伤肺津，痰热互结，阻于肺络，肺气郁滞，致痰热愈发壅盛，甚则动血动风，窍闭神昏，如《重订广温热论》有“夹痰更增其热”，叶天士更论“热胜毒甚”之说。其病位主要在肺、心包、脾、肾等脏腑，病邪主要为痰、热、毒、瘀，主要包含风热犯肺证、痰热壅肺证、肺胃热盛证、热闭心包证、气阴两虚证、邪陷正脱证等证型。综上，重症肺炎的主要病机为正虚邪实，正虚以气虚、阴虚为主，邪实以痰热内闭为主，按照“急者治其标”的原则，重症肺炎当以痰热内闭证为其总纲，治以“涤痰开窍”法，选方《千金》苇茎汤、桔梗甘草汤合涤痰汤加减，方药组成如下：桃仁、薏苡仁、冬瓜仁、苇茎、法半夏、制胆南星、炙甘草、陈皮、西洋参、茯苓、鲜竹沥、菖蒲、枳实、桔梗、天竺黄。苇茎汤出自《备急千金要方》，原治疗肺痈，此处为古方新用。方中苇茎甘寒轻浮，善清肺热；冬瓜仁清热化痰、利湿排脓，能清上彻下，肃降肺气，与苇茎配合则清肺宣壅，清热涤痰；薏苡仁甘淡微寒，上清肺热而排脓，下利肠胃而渗湿；桃仁活血逐瘀；西洋参、茯苓、甘草补心益脾而泻火；陈皮、南星、半夏利气燥湿而祛痰；菖蒲开窍通心；枳实破痰利膈；鲜竹沥涤痰泄热、开窍定惊；桔梗味苦性升散，宣肺以祛痰；天竺黄清热化痰、清心定惊。以上诸药共奏清热宣肺、涤痰开窍之功。

在疾病诊治时，需要重视病情演变，此次患者首诊时以痰热腑实为主，气虚为表，故以小陷胸汤合宣白承气汤加减。小陷胸汤出自《伤寒论》：“小结胸病，正在心下，按之则痛，脉浮滑者，小陷胸汤主之。”“肺与大肠相表里”，肺热移居大肠，则见便秘，大便干结难解，故合用宣白承气汤，其出自《温病条辨》：“阳明温病，下之不通……喘促不宁，痰涎壅滞，右寸实大，肺气不降者，宣白承气汤主之。”处方中瓜蒌为甘寒滑润之品，清热涤痰，宽胸散结，且具润燥滑肠之功，可开痰火下行之路而畅气机；黄连性寒，泻热降火、清心除烦，助瓜蒌泻热降浊；半夏降逆和胃、燥湿化痰、开结消痞，助瓜蒌涤痰开胸；生石膏清肺胃之热；苦杏仁止咳平喘、宣降肺气；大黄攻下腑实、泻热通便；西洋参益气养阴、清热生津；桑白皮、葶苈子化痰定喘。

二诊时患者以气虚痰热为主，故调整为三石汤合生脉饮加减。后期已痰热腑实兼气阴两伤，故以涤痰丸合宣白承气汤合生脉散治疗。邪去后，患者以本质肺脾两虚为主，故以调中益气汤合枳实消痞丸善后。

病例二

左某，男，63 岁，农民，住院号：012142204。因“反复咳嗽、咳痰 3 年，心累、气紧 2 年，加重 7 天”，于 2021 年 12 月 15 日入院呼吸科。

患者入院前 3 年受凉后开始出现咳嗽、咳痰，咳白色泡沫痰，无畏寒发热，无潮热盗汗，无胸闷胸痛，无吼喘气紧。咳嗽持续，受凉则加重，以晨间咳嗽为主。院外口服药物治疗后症状可缓解，具体情况不详。入院前 2 年患者出现活动后心累、气紧，间断双下肢水肿，无夜间阵发性呼吸困难，曾多次于我院住院治疗，诊断考虑为“慢性肺源性心脏病?、慢性阻塞性肺疾病伴急性加重Ⅱ型呼吸衰竭、肺部感染、低钾血症”，院外长期服药治疗。1 月前，患者因“呼吸困难”入院，于我院诊断为“慢性阻塞性肺疾病伴有急性加重、肺部重症感染、肺源性心脏病、心脏扩大、心功能Ⅲ级、Ⅱ型呼吸衰竭、冠状动脉粥样硬化性心脏病?、前列腺增生、侵袭性肺曲霉菌病?”，经抗感染、解痉平喘、无创通气等治疗后好转出院。7天前患者受凉后出现咳嗽加重、咳黄绿色脓痰，伴有腥臭味，量多不易咯出，活动后心累、气紧明显，胸部憋闷，难以忍受，双下肢水肿，右下肢肿胀明显，食欲减退，喜高枕卧位，自诉伴有夜间阵发性呼吸困难，无畏寒发热，无胸痛，无意识障碍，自行服药治疗后症状无好转（具体药物不详），现为求进一步治疗，至我院就诊，急诊以“慢性阻塞性肺疾病急性加重”收入住院治疗。患者 30^{+} 年前曾因“急性阑尾炎”于当地市人民医院行手术治疗，术后恢复可；否认饮酒史，有吸烟史 30^{+} 年，平均20支/天，戒烟 2^{+} 年。

入院查体：体温36.8℃，脉搏126次/分，呼吸32次/分，血压84/62mmHg，指尖血氧饱和度76%，桶状胸，语颤减弱，叩诊过清音，听诊双肺呼吸音低，双肺可闻及大量干湿啰音及痰鸣音，双下肢水肿，右下肢肿胀明显。辅助检查：血气分析：二氧化碳分压85mmHg，氧分压54mmHg；血常规：白细胞数目 $20.38\times10^{9}/L$，血红蛋白浓度111g/L，中性粒细胞百分比93.8%，淋巴细胞百分比1.9%；肾功能：尿素13.33mmol/L，肌酐86umol/L，尿酸335.85umol/L，胱抑素1.65mg/L；肝功能：白蛋白29.79g/L，前白蛋白144.6mg/L；B型钠尿肽前体460.8pg/mL；超敏C反应蛋白177.9mg/L，降钙素原8.48ng/mL。胸部CT：与2021年11月12日比较，右侧第10肋骨骨折；双肺气肿征象；双肺散在炎症，左肺下叶部分实变，较前有减少；主动脉及左冠脉管壁钙化；双侧胸膜增厚。

入院诊断：慢性阻塞性肺疾病急性加重、重症肺炎、呼吸衰竭、慢性肺源性心脏病、心功能不全、冠状动脉粥样硬化性心脏病、前列腺增生、下肢深静脉血栓?。入院后予以抗感染、抗炎、解痉平喘、止咳化痰、无创呼吸机辅助通气等对症治疗。经治疗后，患者咳嗽、吼喘、心累、气紧等症状明显减轻，但无创呼吸机脱机困难，故寻求中医治疗。

2022 年 1 月 11 日初诊，诊见：咳嗽、咳痰，咳痰无力，痰白量少，心累短气、动则加重，喘息胸闷，不思饮食，口干、口苦，腹胀，双下肢水肿，小便难解、尿痛，大便干结，舌紫，苔白厚腻，脉细滑数。辨证属痰热瘀阻，治以清热化痰，方选三石汤合宣清导浊汤加减，具体方药如下：

生石膏 15g　寒水石 15g　滑石 20g　杏仁 15g
石菖蒲 15g　郁金 15g　猪牙皂 15g　浙贝母 20g
黄芩 10g　法半夏 10g　枳实 10g　茯苓 30g

4 付，一日一剂，一日三次，每次 150mL。

2022 年 1 月 17 日二诊，诊见：咳嗽、咳痰、心累、气紧较前稍有改善，胸闷缓解，双下肢水肿减轻，觉腹胀明显，乏力，仍不思饮食，口干、口苦，舌紫，苔白腻，脉弦滑。辨证为脾虚气滞、湿浊内伏证，治以行气健脾、消食化浊，方选枳实消痞丸加减，具体方药如下：

枳实 15g　人参 10g　茯苓 30g　炒白术 30g
炒麦芽 30g　半夏曲 15g　姜厚朴 15g　生姜 18g
黄连 3g　苏木 10g　草果 15g　槟榔 10g
炙黄芪 30g　炒山楂 30g　炙甘草 5g

4 付，一日一剂，一日三次，每次 100mL。

2022 年 1 月 21 日三诊，诊见：腹胀、饮食改善，仍需持续无创呼吸机辅助呼吸，倦怠乏力，心累气短，阵发性心悸，胸闷，恶心、呃逆不适，渴喜热饮，舌质黯淡，苔白腻，脉细数。辨证为中焦虚寒、气虚血瘀证，治以温中散寒、益气活血，方选补中益气汤合吴茱萸汤合二味参苏饮加减，具体方药如下：

炙黄芪 60g	西洋参 10g	炒白术 30g	炙甘草 10g
柴胡 10g	升麻 10g	当归 12g	陈皮 15g
炮姜 10g	大枣 30g	吴茱萸 4.5g	猪苓 15g
苏木 10g	滑石 30g		

4 付，一日一剂，一日三次，每次 100mL。

2022 年 1 月 28 四诊，上方服 2 剂后患者可逐渐脱机，现已完全停用呼吸机。诊见：心累、气短、乏力明显改善，间断咳嗽、咳白色黏痰，胸闷，恶心欲呕，吐涎沫，渴喜热饮，腹胀，舌质黯淡，水滑苔，脉弦滑。辨证为中焦虚寒、寒湿蕴肺证，治以温中散寒、温肺化饮、涤痰除湿，方选苓甘五味姜辛汤合导痰丸合吴茱萸汤合达原饮加减，具体方药如下：

茯苓 30g	炙甘草 10g	干姜 10g	细辛 6g
五味子 10g	京半夏 5g	化橘红 15g	炒枳壳 15g
胆南星 10g	吴茱萸 3g	人参 5g	大枣 30g
草果仁 10g	槟榔 10g	姜厚朴 15g	

4 付，一日一剂，一日三次，每次 100mL。

上方服 2 剂后患者觉症状明显缓解，予以守方带药 4 剂，于 1 月 30 日出院。

按语：该患者初诊时咳嗽、咳痰、胸闷不舒、腹胀、乏力、下肢水肿，舌紫，苔白厚腻，脉细滑数，为痰热瘀阻，湿邪弥漫三焦，治以清热化痰除湿，故方选三石汤合宣清导浊汤加减。三石汤出自吴鞠通《温病条辨》：“暑湿蔓延三焦，则邪不在一经一脏矣，故以急清三焦为主。然虽云三焦，以手太阴一经为要领。

盖肺主一身之气，气化则暑湿俱化，且肺脏受生于阳明，肺之脏象属金色白，阳明之气运亦属金色白，故肺经之药多兼走阳明，阳明之药多兼走肺也。再肺经通调水道，下达膀胱，肺痹开则膀胱亦开，是虽以肺为要领，而胃与膀胱皆在治中，则三焦俱备矣。是邪在气分而主以三石汤之奥义也。”宣清导浊汤出自《温病条辨》卷三“第五十五条”：“湿温久羁，三焦弥漫，神昏窍阻，少腹硬满，大便不下，宣清导浊汤主之。”处方中生石膏、南寒水石宣通内蕴之热，逐热由皮肤毛腠而出；滑石清热利尿通淋，使湿热由小便出；黄芩清热燥湿；浙贝母清热化痰；半夏燥湿化痰；茯苓渗湿利气；猪牙皂辛咸性燥，燥能除湿，逐有形之湿，合茯苓、寒水石化无形之气；杏仁宣开上焦肺气，气化则暑湿易化；石菖蒲化湿和胃；郁金清心豁痰；枳实化痰消痞。

二诊时患者以腹胀为主要表现，纳差，不欲饮食，兼心累、气紧，苔白腻，脉弦滑，为脾虚气滞，故方选枳实消痞丸加减以消痞除满、健脾和胃。其出自《兰室秘藏》卷上，“治右关脉弦，心下虚痞，恶食懒倦，开胃进饮食。”方论选录《成方便读》卷三：“夫满而不痛者为痞，痞属无形之邪，自外而入，客于胸胃之间，未经有形之痰血饮食互结，仅与正气搏聚一处为患。故以黄连、干姜并用，一辛一苦，一散一降，则无论寒热之邪，皆可开泄，二味实为治痞之主药。然痞结于中，则气壅湿聚，必渐至痰食交阻，故以枳实破气、厚朴散湿、麦芽化食、半夏行痰，自无胶固难愈之势。但邪之所凑，其气必虚，故必以四君子坐镇中州，祛邪扶正，并驾齐驱。故此方无论虚实之痞，皆可治之。”此处易原方中干姜为生姜，取其温中降逆、化痰止咳之功；加用苏木，合人参为二味参苏饮，益气活血；炙黄芪补气升阳、益卫固表；草果仁燥湿温中；槟榔、炒山楂行气消食。

三诊时患者腹胀改善，心累、气短、乏力为主症，阵发性心悸，胸闷，恶心、呃逆不适，渴喜热饮，舌质黯淡，苔白腻，脉细数，“邪之所凑，其气必虚”，气虚为本，夹以血瘀，治以温中补虚、益气活血，方选补中益气汤合吴茱萸汤合二味参苏饮加减。补中益气汤出自《内外伤辨惑论》卷中，主治：“气高而喘，身热而烦，其脉洪大而头痛，或渴不止，其皮肤不任风寒而生寒热。”方论见罗美撰《古今名医方论》：“凡脾胃一虚，肺气先绝，故用黄芪护皮毛而闭腠理，不令自汗；元气不足，懒言气喘，人参以补之；炙甘草之甘以泻心火而除烦，补脾胃而生气。此三味，除烦热之圣药也。佐白术以健脾；当归以和血；气乱于胸，清浊相干，用陈皮以理之，且以散诸甘药之滞；胃中清气下沉，用升麻、柴胡气之轻而味之薄者，引胃气以上腾，复其本位，便能升浮以行生长之令矣。补中之剂，得发表之品而中自安；益气之剂，赖清气之品而气益倍，此用药有相须之妙也。”《伤寒论·辨阳明病脉证并治》曰：“食谷欲呕，属阳明也，吴茱萸汤主之。”《伤寒论·辨厥阴病脉证并治》记载：“干呕，吐涎沫，头痛者，吴茱萸汤主之。”《金镜内台方议》：“干呕，吐涎沫，头痛，厥阴之寒气上攻也。吐利，手足逆冷者，寒气内盛也；烦躁欲死者，阳气内争也。食谷欲呕者，胃寒不受也。此以三者之症，共用此方者，以吴茱萸能下三阴之逆气为君，生姜能散气为臣，人参、大枣之甘缓，能和调诸气者也，故用之为佐使，以安其中也。”易生姜为炮姜，“守而不走”；合西洋参与苏木，即二味参苏饮，加强其益气活血作用；加用猪苓利水渗湿；滑石清热祛湿。

四诊时患者以咳嗽、咳痰为主症，兼乏力，胸闷，腹胀，恶心，吐涎沫，舌质黯淡，水滑苔，脉弦滑，方选苓甘五味姜辛汤合导痰丸合吴茱萸汤合达原饮加减，温肺化饮、化痰止咳。《金匮要略·痰饮咳嗽病脉证并治》记载："咳逆倚息不得卧，小青龙汤主之。青龙汤下已，多唾口燥，寸脉沉，尺脉微，手足厥逆，气从小腹上冲胸咽，手足痹，其面翕热如醉状，因复下流阴股，小便难，时复冒者，与茯苓桂枝五味甘草汤治其气冲。冲气即低，而反更咳，胸满者，用桂苓五味甘草汤去桂，加干姜、细辛，以治其咳满。"脾阳不足，寒从中生，聚湿成饮，寒饮犯肺，即"形寒寒饮则伤肺"（《灵枢·邪气脏腑病形》）之义。寒饮停肺，宣降违和，故咳嗽痰白；饮阻气机，故胸满不舒；饮邪犯胃，则喜唾涎沫。治当温阳化饮。方中干姜既温肺散寒以化饮，又温运脾阳以化湿；细辛，取其辛散之性，温肺散寒，助干姜温肺散寒化饮之力；复以茯苓健脾渗湿，化饮利水，一以导水饮之邪从小便而去，一以杜绝生饮之源，合干姜温化渗利，健脾助运；为防干姜、细辛耗伤肺气，又佐以五味子敛肺止咳，与干姜、细辛相伍，一温一散一敛，使散不伤正，敛不留邪，且能调节肺司开合之职，为仲景用以温肺化饮的常用组合；吴茱萸汤温中补虚、降逆止呕；半夏燥湿化痰、降逆消痞；化橘红散寒燥湿、利气消痰；枳壳化痰除痞；胆南星清热化痰；草果仁燥湿化痰；槟榔行气消积；厚朴行气燥湿；甘草和中调药。

病例三

王某，女，79 岁，住院号：012213631。因"发热 2 天"，于 2022 年 4 月 7 日入院。

患者于入院前 2 天受凉后出现发热，最高体温不详，伴乏力、头晕，无明显咳嗽、咳痰，无畏寒，无全身肌肉酸痛，无鼻塞流涕，无咽喉肿痛，无声音嘶哑，无腹痛腹泻，无意识障碍，无惊厥抽搐，无尿频尿急尿痛，患者初期未引起重视，未进行相关诊治，上述症状逐渐加重，为进一步诊治来我院就诊，在门诊拟诊断为“发热原因待查”收入院，患者自发病以来精神状态差，饮食量少，睡眠欠佳，体重无明显变化，小便正常，大便正常。

入院查体：体温38.3℃，脉搏114次/分，呼吸31次/分，血压112/90mmHg，指尖血氧饱和度78%，听诊右下肺呼吸音降低，双肺闻及湿啰音。辅助检查：血气分析（吸氧浓度45%）：酸碱度7.51，二氧化碳分压31.1mmHg，氧分压45mmHg，血氧饱和度84%，钾离子2.8mmol/L，钠离子138mmol/L，钙离子1.19mmol/L，血浆中的碳酸氢盐浓度24.8mmol/L，碱剩余2.2mmol/L，乳酸3.5mmol/L。

入院诊断：发热待诊：重症肺炎?、I型呼吸衰竭。入院予以无创呼吸机辅助呼吸、升压、抗感染、抑酸护胃及补液等治疗。入院后完善检查：头颅CT：右侧额颞骨、右侧鞍旁术后改变；右侧额颞顶部硬膜下积液，伴额颞部少许慢性出血?，右侧颞叶软化灶可能大，脑内多发腔梗灶，脑萎缩、脑白质脱髓鞘改变。胸部CT：双肺肺气肿，双肺散在感染灶，双肺下叶为著，伴部分实变，右肺中叶、双肺下叶支气管扩张，左冠钙化，双侧胸膜增厚。腹部CT：肝脏多发囊肿?，胆囊体积增大，肝内外胆管扩张；腹膜后结构显示欠清；腹盆腔积液。患者经无创呼吸机通气治疗后，仍呼吸窘迫、发热，予以气管插管，抗感染（美罗培南联合替加环素），因患者持续发热，故寻求中医治疗。

2022年4月10日初诊，诊见：气管插管，呼吸机辅助呼吸，昏睡，发热，最高体温39.4℃，腹软，患者气管插管，舌象不能窥全，舌红，水滑苔黄腻，脉细滑数。辨证属湿热蕴结，治以清热利湿，方选三石汤加减，具体方药如下：

滑石30g　　生石膏20g　　寒水石20g　　杏仁15g

竹茹 15g　金银花 15g　通草 15g　薏苡仁 30g
豆蔻 10g　草果仁 10g　知母 10g　黄芩 10g
炙甘草 5g

2 付，一日一剂，每次 100mL，鼻饲，每 8 小时一次。

2022 年 4 月 12 日二诊，诊见：服上方后患者未再发热，气管插管，呼吸机辅助呼吸，恢复部分自主呼吸，昏睡，胃肠耐受差，鼻饲易反流，大便不易解，舌淡，苔少津，脉弦细数。辨证属气阴两伤证，治以清热生津、益气和胃，方选竹叶石膏汤合益胃汤合二味参苏饮合二金汤加减，具体方药如下：

淡竹叶 15g　生石膏 30g　北沙参 15g　党参 15g
麦冬 15g　生地黄 10g　苏木 30g　海金沙 30g
鸡内金 30g　厚朴 15g　猪苓 15g　甘草片 5g
通草 10g

2 付，一日一剂，每次 100mL，鼻饲，每 8 小时一次。

2022 年 4 月 16 日三诊，诊见：气管插管，呼吸机辅助呼吸，昏睡，神疲乏力，形体消瘦，胃肠功能较前改善，鼻饲量较前增加，再次出现发热，体温 38.5℃，大便难解，舌红干燥，无苔，脉沉滑。辨证属气阴两虚，拟益气养阴之法，方选生脉饮合补中益气汤合二味参苏饮合金水六君煎加减，具体方药如下：

西洋参 5g　人参 5g　麦冬 10g　五味子 10g
炙黄芪 20g　炒白术 30g　炙甘草 5g　柴胡 5g
当归 12g　陈皮 15g　升麻 5g　苏木 10g
京半夏 10g　茯苓 15g　生地黄 10g　火麻仁 15g
炒枳壳 15g

2 付，一日一剂，每次 100mL，鼻饲，每 8 小时一次。

4 月 17 日复查胸部 CT：与前片比较，双肺肺气肿，双肺散在感染灶，双肺下叶为著，伴部分实变，双肺下叶病灶较前增多；右肺中叶、双肺下叶支气管扩张。

2022年4月20日四诊，诊见：气管切开，呼吸机辅助呼吸，昏睡，神疲乏力，形体消瘦，持续发热，最高体温39.2℃，吸痰为黄黏痰，尿色深，大便通畅，舌淡，无苔，脉细弦滑数。辨证属痰热瘀阻，拟清热化痰、涤痰开窍，方选涤痰汤合苇茎汤加减，具体方药如下：

桃仁 10g	薏苡仁 30g	冬瓜子 15g	芦根 30g
法半夏 15g	胆南星 15g	甘草片 10g	陈皮 15g
茯苓 30g	石菖蒲 20g	炒枳实 15g	桔梗 15g
制远志 5g	黄连 3g	蜜炙瓜蒌皮 15g	

2付，一日一剂，加姜汁20mL，每次50mL，鼻饲，每6小时一次。

2022年4月24日五诊，服药患者体温下降，体温波动在37.5℃～38℃之间。诊见：气管切开，呼吸机辅助呼吸，昏睡，神疲乏力，形体消瘦，吸痰为黄色黏痰，痰量多，尿色深，大便通畅，舌淡，无苔，脉沉细滑数，前方基础上加西洋参益气养阴，具体方药如下：

桃仁 10g	薏苡仁 30g	冬瓜子 15g	芦根 30g
法半夏 15g	胆南星 15g	甘草片 10g	陈皮 15g
茯苓 30g	石菖蒲 20g	炒枳实 15g	桔梗 15g
制远志 5g	西洋参 5g	蜜炙瓜蒌皮 15g	黄连 3g

2付，一日一剂，加姜汁20mL，每次50mL，鼻饲，每6小时一次。

2022年4月28日六诊，服药后患者未再发热。诊见：气管切开，间断脱机，昏睡，神疲乏力，形体消瘦，吸痰仍为黄色黏痰，痰量多，尿色深，大便通畅，舌淡，无苔，脉沉细滑数，前方基础上合生脉饮益气养阴，具体方药如下：

桃仁 10g	薏苡仁 30g	冬瓜子 15g	芦根 30g
法半夏 15g	胆南星 15g	甘草片 10g	陈皮 15g
茯苓 30g	石菖蒲 20g	麸炒枳实 15g	桔梗 15g
制远志 5g	西洋参 5g	蜜炙瓜蒌皮 15g	黄连 3g
北沙参 15g	五味子 20g	麦冬 15g	

4 付，一日一剂，加姜汁 20mL，每次 50mL，鼻饲，每 6 小时一次。

患者服药后未再发热，成功脱机，于 5 月 2 日转出重症医学科至普通病房。

按语：该患者初诊时发热，最高体温 39.4℃，舌红，水滑苔黄腻，脉细滑数，辨证属湿热蕴结，治清热利湿，故方选三石汤加减，该方出自《温病条辨》："蔓延三焦，则邪不在一经一脏矣，故以急清三焦为主。然虽云三焦，以手太阴一经为要领。盖肺主一身之气，气化则暑湿俱化，且肺脏受生于阳明，肺之脏象属金色白，阳明之气运亦属金色白，故肺经之药多兼走阳明，阳明之药多兼走肺也。再肺经通调水道，下达膀胱，肺痹开则膀胱亦开，是虽以肺为要领，而胃与膀胱皆在治中，则三焦俱备矣，是邪在气分而主以三石汤之奥义也。"方中以杏仁宣开上焦肺气，气化则暑湿易化；石膏、竹茹清泄中焦邪热；滑石、寒水石、通草清利下焦湿热；另用金银花涤暑解毒；豆蔻化湿行气；草果燥湿除痰；知母清热泻火、滋阴润燥；黄芩清热燥湿；甘草调和药味。全方清热利湿，兼以养阴。

二诊时患者热已退，热之所过，其气必虚，余热未尽，气阴已伤，同时患者胃肠耐受差，胃阴亏虚，故方选竹叶石膏汤合益胃汤合二味参苏饮合二金汤加减以清热生津、益气和胃。竹叶石膏汤出自《伤寒论·辨阴阳易差后劳复病脉证并治》："伤寒解后，虚羸少气，气逆欲吐，竹叶石膏汤主之。"本证多由热病后期，余热未清，气津两伤，胃气不和所致，热病后期，高热虽除，但余热留恋气分。益胃汤出自《温病条辨》卷二："阳明温病，下后汗出，当复其阴，益胃汤主之。"方中竹叶、石膏清透气分余热，除烦止呕；党参、北沙参、生地、麦冬补气养阴生津；鸡内金、厚朴宣通利气而行水；海金沙清除血分湿热；猪苓、通草淡渗气分水湿；党参、苏木益气活血；甘草调和药味。诸药合用，旨在清余热、养气阴、护胃气。

三诊时患者再次发热，患者久病，气血亏虚，热病伤阴，为气虚发热，故方选生脉饮合补中益气汤合二味参苏饮合金水六君煎加减以益气养阴。方中黄芪味甘微温，入脾肺经，补中益气，升阳固表；西洋参、人参、炙甘草、白术，补气健脾；当归养血和营，协参、芪补气养血；参、苏益气活血；麦冬养阴清肺而生津；五味子敛肺止汗；陈皮理气和胃，使诸药补而不滞；少量升麻、柴胡升阳举陷，协助黄芪以升提下陷之中气；地黄滋肺肾阴；半夏、茯苓燥湿化痰；患者大便难，加用枳壳、火麻仁行气通便。

四诊时患者持续高热，黄黏痰，仍昏睡，尿色深，按照"急者治其标"的原则，重症肺炎当以痰热内闭证为其总纲，治以"涤痰开窍"法，故方选涤痰汤合苇茎汤。《东医宝鉴》云："涤痰汤，治中风痰迷心窍，舌强不能言……此药治中风不语，豁痰清热，利气补虚，可谓简而当也。"苇茎汤出自《备急千金要方》，原治疗肺痈，此处古方新用。两方合用，方中苇茎（芦根代替）甘寒轻浮，善清肺热；冬瓜仁清热化痰，利湿排脓，能清上彻下，肃降肺气，与苇茎配合则清肺宣壅、清热涤痰；薏苡仁甘淡微寒，上清肺热而排脓，下利肠胃而渗湿；桃仁活血逐瘀；茯苓、甘草补心益脾而泻火；陈皮、南星、半夏利气燥湿而祛痰；菖蒲、远志开窍通心；枳实破痰利膈；桔梗味苦性升散，宣肺以祛痰；瓜蒌为甘寒滑润之品，清热涤痰、宽胸散结，且具润燥滑肠之功，可开痰火下行之路而畅气机；黄连性寒，泻热降火、清心除烦，助瓜蒌泻热降浊。上诸药共奏清热宣肺、涤痰开窍之功。

五诊时患者热势下降，仍为黄黏痰，热病伤阴，故在前方基础上加用西洋参以益气养阴。

六诊时患者热已退，仍为黄黏痰，其核心病机未变，但阴伤更甚，故在前方基础上加用北沙参、麦冬养阴清肺而生津，五味子敛肺止汗。

病例四

李某，女，69岁，住院号：012212922。因“发现口角歪斜、行走不稳6^{+}小时”，于2022年4月1日入院神经内科。

患者家属诉入院当日8点患者无特殊不适，入院前6^{+}小时（13点40分左右）家属发现患者口角歪斜，行走不稳，无恶心呕吐，无二便失禁，无肢体抽搐，无意识丧失，家属在家观察患者症状无改善，遂将患者送至当地区中医医院，行头颅CT提示：左侧半卵圆中心及额顶叶脑梗死可能，颅内多发脑缺血、腔梗灶，脑白质脱髓鞘，脑萎缩；左侧额骨小骨瘤。家属为求进一步诊治，遂将患者送至我院急诊科就诊，急诊拟诊断为“脑梗死”，收入神经内科进一步诊治。

入院查体：体温36.3℃，脉搏79次/分，呼吸21次/分，血压175/117mmHg，神志谵妄，查体不配合，口齿不清晰，构音障碍，双眼向右侧凝视，直接角膜及间接角膜反射正常，双侧瞳孔对称等大、等圆，直径约 0.3 厘米，直接、间接对光反射灵敏，左侧鼻唇沟变浅，口角向右歪斜，四肢肌张力、肌力检查不配合，四肢可见自主活动，病理征未引出。

辅助检查：入院查随机指尖血糖 21.9mmol/L。入院胸部 CT：双肺散在感染。

入院诊断：脑梗死、高血压病 3 级（极高危）、2 型糖尿病、脑梗死后遗症?。入院后予以促进大脑侧枝循环建立、抗血小板聚集改善血管内皮功能、控制血压、控制血糖、补液等对症治疗，因患者吞咽障碍致吸入性肺炎，行气管切开，经治疗后于 2022 年 4 月 21 日行胸部 CT 检查：与旧片比较，双肺散在感染，病变增加，双肺小叶间隔增厚，间质性肺水肿可能大，纵隔内淋巴结增多、部分增大，左心房、室增大，主动脉管壁及冠脉管壁钙化，双侧胸腔积液略有增加。因患者合并重症肺炎，咳嗽痰多，反复出现发热（体温波动在 38℃～39℃之间），遂寻求中医治疗。

2022 年 4 月 25 日初诊，诊见：气管切开，间断发热（最高体温 38℃），嗜睡，咳嗽，多痰、色白质黏，腹软，大便稀溏、一日约十行，舌红，苔黄厚腻，脉细滑数。辨证为痰热瘀阻，治以清热化痰、涤痰开窍，方选涤痰汤合苇茎汤加减，具体方药如下：

桃仁 10g	薏苡仁 30g	冬瓜子 15g	芦根 30g
法半夏 15g	胆南星 15g	甘草片 10g	陈皮 15g
茯苓 30g	石菖蒲 20g	枳实 15g	桔梗 15g
制远志 5g	黄连 3g	炙瓜蒌皮 15g	

2 付，一日一剂，加姜汁 20mL，每次 100mL，鼻饲，每八小时一次。

2022 年 4 月 27 日二诊，服上方后，患者体温下降，痰液明显减少。诊见：气管切开，间断发热（最高体温 37.4℃），嗜睡，咳嗽，痰多，为白色黏痰，腹软，大便稀溏，大便次数较前减少，舌淡，苔白厚腻，脉细滑数。患者核心病机未变，热象减轻，方选涤痰汤合宣清导浊汤加减，具体方药如下：

石菖蒲 30g	制远志 10g	炒枳壳 15g	竹茹 15g
京半夏 15g	茯苓 30g	陈皮 15g	天南星 15g
丹参 20g	瓜蒌皮 10g	葶苈子 15g	桑皮 15g
车前子 15g	滑石 15g	猪苓 15g	猪牙皂 10g

4 剂，一日一剂，每次 100mL，鼻饲，每 8 小时一次。

经治疗后患者未再发热，咳痰量较前减少，大便改善，后以涤痰汤守方。

按语：患者因发热就诊，究其病因系脑梗死致吞咽障碍误吸并发重症肺炎。首诊时方选涤痰汤合苇茎汤，选方辨证思路见风温肺热“病例三”。

二诊时患者热势下降，但仍痰多，为白色黏痰，苔由黄厚腻转为白厚腻，热象减退，仍大便稀溏，其核心病机未变，“涤痰开窍”治则不变，仍续用涤痰汤，同时加用宣清导浊汤加强祛湿功效。宣清导浊汤出自吴鞠通《温病条辨》卷三“第五十五条”：“湿温久羁，三焦弥漫，神昏窍阻，少腹硬满，大便不下，宣清导浊汤主之。”方中滑石清热利尿通淋，使湿热由小便出；猪苓苦泄淡渗、利水渗湿，与茯苓相配以渗湿利气；猪牙皂辛咸性燥，燥能除湿，合二苓化无形之气；猪牙皂逐有形之湿，使郁结之湿邪由大便而出；因患者基础脑梗死，存在血瘀，故涤痰汤中易人参为丹参，取其活血祛瘀之效；患者双侧胸腔积液，故加用葶苈子、桑皮以泻肺平喘、利水消肿；车前子清肺祛痰、利尿通淋。

湿 温

病例一

杨某，男，84 岁，农民，住院号：012203923。因“反复咳嗽、吼喘 6^+ 年，活动后心累、气紧 2^+ 年，加重 1 天”，于 2022 年 2 月 3 日入院。

入院前 6^+ 年患者受凉后反复出现咳嗽，咳白色泡沫痰，痰量少，闻及煤烟等刺激性气体后可诱发加重，时有吼喘，连年发作，冬重夏轻，每年累计咳嗽时间大于 3 个月，无畏寒发热、潮热盗汗、胸闷、胸痛等症状。院外曾诊断“慢性支气管炎、支气管哮喘”，长期口服药物治疗（具体不详），近年来长期家庭氧疗。2^+ 年渐出现活动后心累、气紧，间断双下肢水肿，无端坐呼吸及夜间阵发性呼吸困难，曾于某市人民医院住院诊断为慢性阻塞性肺疾病急性加重、慢性肺源性心脏病，经治疗后好转出院，出院后反复因病情急性加重住院治疗，2～3 次/年。1 天前患者无明显诱因在静息状态下出现喘息、心累、气紧明显，活动后尤甚，伴颜面部、双下肢水肿明显，经氧疗治疗后患者症状无缓解，今为进一步治疗入院。急诊以“慢性阻塞性肺疾病急性加重”收住老年医学科。患者既往有高血压、慢性肾衰竭、痛风性关节炎病史，平时规律服药。入院症见：呼吸浅短难续，咳声低怯，短气，甚至张口抬肩，倚息不能平卧。入院辅助检查：血气分析（吸氧浓度 45%）：酸碱度 7.38，二氧化碳分压 50mmHg，氧分压

224mmHg，乳酸 0.6mmol/L，实测碳酸氢根 29.6mmol/L，细胞外剩余碱 4.5mmol/L；B 型钠尿肽前体 680.2pg/mL；凝血测定：纤维蛋白原浓度 4.05g/L；D-二聚体 0.79mg/L；血常规：中性粒细胞百分比 85%，血小板计数 112×10^9/L；生化（肝、肾、电、糖）：尿素 13.75mmol/L，肌酐 120.6umol/L，尿酸 424umol/L，胱抑素 2.31mg/L；超敏 C 反应蛋白 9.1mg/L。胸部 CT：双肺气肿征象，伴肺大疱形成；双肺散在炎症，双肺下叶部分实变不张大致同前；双肺散在微小结节，部分钙化；心脏稍大，冠脉钙化；双侧胸腔积液稍减少。

入院诊断：慢性阻塞性肺疾病伴有急性下呼吸道感染、慢性呼吸衰竭、慢性肺源性心脏病心房颤动心脏扩大心功能 IV 级（NYHA 分级）、高血压病 3 级（极高危）、慢性肾衰竭（CKD4 期）、支气管哮喘、痛风性关节炎。入院后予抗感染，解痉平喘，营养支持，中医培土生金、益气活血等对症治疗，经治疗后患者反复出现动则气短、不思饮食、脘腹胀满、口淡无味、大便不爽。

2022 年 3 月 1 日初诊，诊见：神清，神萎，倦怠思睡，动则气短、呼出为快，腹胀便秘，舌质暗红，苔白厚腻偏黄，脉滑数。辨病属“湿温”范畴，辨证为湿热浊邪郁结肠中，治以宣通气机、清化湿浊，方选宣清导浊汤加减化裁，具体方药如下：

猪苓 15g　　茯苓 15g　　寒水石 20g　　皂角刺 10g
石菖蒲 15g　　郁金 15g　　蚕沙 12g

3 付，一日一剂，一日三次，每次 100mL。

1 剂服后患者腹胀明显缓解，3 剂服尽后患者已无腹胀，舌苔薄白，仍倦怠乏力，动则气短、呼出为快，继以培土生金、调中化湿、益气活血法，予以调中益气汤合二味参苏饮治疗后病情稳定出院，守方研末口服。

按语：湿温名出自《难经·五十八难》："伤寒有五，有中风，有伤寒，有湿温，有热病，有温病。"为五种伤寒之一，是指广义伤寒中的一种热病。王叔和在《难经》基础上论述了湿温的病因证治，如《脉经》称："伤寒湿温，其人常伤于湿，因而中暍，湿热相搏，则发湿温，病若两胫逆冷，腹满叉胸，头目痛，苦妄言，治在足太阴，不可发汗，汗出必不可言，耳聋不知痛所在，身青面色变……"实即暑邪夹湿为病。金元之前对湿温的认识：一是隶属于伤寒之中；二是暑病未作明确区分；三是作为热病夹湿的某些证候辨证与治疗。直到清代温病学形成完整体系将温病分为温热与湿热两大类，其湿热类温病主要指湿温。叶天士《温热论》中提出："在阳旺盛之躯，胃湿恒多；在阴盛之体，脾湿亦不少，然其化热则一。"并主张对湿热之旨应"渗湿于热下，不与热相搏，势必孤矣"，认为湿温病"通阳不在温，而在利小便"等。湿热病邪是湿温的主要致病原因，但发病与否，尚与患者的脾胃功能密切相关，如薛生白《湿热病篇》："太阴内伤，湿饮停聚，客邪再至，内外相引，故病湿热。此皆先有内伤，再感客邪……或有先因于湿，再因饥劳而病者，亦属内伤夹湿，标本同病。"亦即吴鞠通所说"内不能运水谷之湿，外复感时令之湿"。湿温病的治疗以清热祛湿为原则，兼宣畅气机、通利小便，吴鞠通所说"徒清热则湿不退，徒祛湿则热愈炽"，亦即刘河间所说"治湿之法，不利小便，非其治也"。

本案患者系老年男性，素体本虚，心肺气虚则见动则气短；脾胃虚弱，不能运化水湿之邪，湿浊内蕴，郁而化热，湿热浊邪郁结肠道，气机闭阻，传导失司，则见乏力、腹胀便秘；浊气上逆，则见疲倦思睡。结合舌脉，四诊合参，辨证属湿热浊邪郁结肠道，拟治以宣通气机、清化湿浊，依据《温病条辨》"湿温久羁，三焦弥漫，神昏窍阻，少腹硬满，大便不下，宣清导浊汤主之”，故方以宣清导浊汤化裁。宣清导浊汤是治疗湿浊久郁下焦，气机受阻，清气不升，浊阴不降，失其下行传导之常的方剂，方中猪苓能升能降、淡渗利湿；茯苓淡渗利湿气；寒水石色白性寒，由肺门直达肛门，宣湿清热，盖膀胱主气化，肺开气化之源，肺藏魄，肺与大肠相表里之义也；蚕沙化浊中清气，蚕则僵而不腐，得清气之纯粹者也，得蚕之纯清，虽走浊道而清气独全，既能下走少腹之浊部，又能化浊湿而使之规清；皂角刺既能涤垢泄浊以辛通上下关窍，又能直走下焦以通大便之秘结；石菖蒲开窍豁痰，化湿开胃；郁金行气解郁。诸药合用，一化无形之气，一逐有形之湿，湿邪既解，则气机宣畅，诸症自除。

《难经》有言：“呼出心与肺，吸入肾与肝。呼吸之间，脾受谷气也，其脉在中。”说明了呼吸活动和五脏（肝、心、脾、肺、肾）之间密切的关系。本案患者反复出现不思饮食、脘腹胀满、口淡无味、大便不爽等症状，均属脾虚失运，故后期以调中益气汤加味以培土生金、调中化湿、益气活血。

心系病证

不　寐

王某，女，76 岁，农民，住院号：012206865。因“上腹部胀痛、恶心欲吐 3 天”，于 2022 年 2 月 22 日入院。

入院前 3 天患者因受凉后出现上腹部胀痛不适、恶心欲吐，伴反酸嗳气，食欲下降，大便稀糊状、2～3 次/天，无发热、畏寒及黄疸，无呕血、黑便，无黏液脓血便，无里急后重，无心悸、胸闷、胸痛，无头晕、头痛等症。为进一步诊治来我院就诊，在门诊拟诊断为“腹痛查因”收入院。患者自发病以来精神状态一般，饮食量少，睡眠欠佳，体重无明显变化，小便正常。患者有基础高血压病史，平素未正规监测血压。入院症见：胃脘胀痛，嗳气，恶心欲吐，大便稀溏，口干不欲饮，舌质淡红，苔白腻，脉沉细。查体：腹软，剑突下轻压痛，无反跳痛及肌紧张。辅助检查：血常规、凝血全套、肝肾功能、电解质、心电图等未见异常；电子胃镜提示：胃十二指肠多发息肉，慢性非萎缩性胃炎伴糜烂。

入院诊断：慢性非萎缩性胃炎伴糜烂、高血压病 3 级（极高危）、陈旧性脑梗死。治疗上给予抑酸护胃，控制血压，醒脾化湿、行气除满复方中药和中医外治法治疗，经治疗后患者未再恶心呕吐，腹胀稍缓解，但患者出现失眠。

2022 年 3 月 1 日初诊，诊见：失眠，头昏闷胀，眼眵增多，口干咽燥，心中烦热，嗳腐吞酸，腹胀，大便难，小便黄，舌淡红，苔黄腻，脉弦。患者以失眠为主症，属中医学“不寐”范畴，四诊合参，辨证属肝火上炎，拟清泻肝火、安神定志法，方以泻青丸加减化裁，具体方药如下：

桑叶 15g　菊花 20g　黄芩 10g　栀子 10g
龙胆 10g　半夏 10g　茯苓 15g　陈皮 10g
天麻 15g　大黄 6g　牡丹皮 20g　地骨皮 20g
龟甲 20g　浮小麦 30g

4 付，一日一剂，一日三次，每次 100mL。

上方服后患者睡眠、头昏闷胀明显改善，余症状均改善，守方 4 剂而愈。

按语：失眠是由于入睡或睡眠持续困难导致的睡眠质量下降和时间减少，不能满足正常生理和体能恢复的需要，属于中医学“不寐”范畴。《灵枢·大惑论》：“卫不得入于阴，常留于阳。留于阳则阳气满，阳气满则阳跷盛，不得入于阴则阴气虚，故目不瞑矣。”论述不寐的病机为阴阳失调，阳不入于阴。不寐的病位在心，其发病与肝胆、脾胃、肺肾密切相关。心为君火，肝为相火，君火不宁，相火易动。七情中，怒郁伤肝，肝失条达，郁而化热，引动肝中相火，相火妄动，引动君火，心火不宁而使阳气满不得入于阴，则出现不寐。中医治疗失眠注重调理脏腑阴阳气血，以补其不足，泻其有余，调其虚实。

本案患者系老年女性，肝郁气滞，气郁化火，肝火上炎，则见头昏闷胀、眼眵增多、口干咽燥、心中烦热；肝气横逆犯胃，则见嗳腐吞酸；肝气郁结，气机郁滞，大肠传导失司，则见腹胀，大便难，舌淡红，苔黄腻，脉弦为热结之象。四诊合参，辨证属肝经郁热证。钱乙《小儿药证直诀·肝有风甚》有云：“凡病或新或久，皆引肝风，风动而上于头目，目属肝，风入于目，上下左右如风吹，不轻不重……治肝，泻青丸。”泻青丸是泻肝法的代表方剂，具有疏肝、柔肝、泻肝的作用，故方以泻青丸加减化裁清肝泻火、安神定志。方中桑叶、菊花清肝明目；龙胆草直泻肝火，大黄、栀子助龙胆草泻肝胆实火；黄芩清热泻火；半夏和胃止呕，竹茹清热化痰、除烦止呕，二者相伍，一温一凉，化痰和胃、止呕除烦之功备；陈皮理气行滞；天麻平抑肝阳；牡丹皮、地骨皮、龟甲养阴清热；浮小麦养血安神。诸药合用，共奏清泻肝火、安神定志之功。

脑系病证

脑　伤

病例一

李某，男，68岁，住院号：012135982。因“外伤致头昏、头痛1小时”，于2021年10年23日入院神经外科。

据患者家属叙述，入院前1小时，患者骑“电动车”摔倒致头部外伤，具体受伤机制不详，伤后患者即出现头昏、头痛，伴恶心、呕吐，呕吐胃内容物，左侧外耳道流血流液，无昏迷，无失语，无肢体抽搐，无大小便失禁，无呼吸困难，无腹痛腹胀，遂急诊送入我院，完善头颅CT等检查后以“脑外伤”收入神经外科。患者有既往高血压病史，家属诉血压控制可，自行停用药物；饮酒40年，以饮用白酒为主，平均2两/日，未戒酒。入院查体：体温36.4℃，脉搏68次/分，呼吸19次/分，血压165/94mmHg，神志嗜睡，心肺腹阴性，四肢肌张力正常、肌力4级，余查体无阳性体征。辅助检查：头部CT：右侧额颞枕顶部薄层硬膜下出血，右侧颞叶脑挫伤伴出血，蛛网膜下腔出血，脑室积血，胼胝体小血肿?，左侧颧弓骨折，左侧蝶骨大翼线形骨折；左侧上颌窦外侧壁、左侧蝶窦窦壁、左侧筛骨纸板骨折可能大，伴左侧上颌窦、筛窦、蝶窦窦腔积血积液。颈椎X片：颈4椎体前缘骨皮质欠光整，颈椎退变，曲度变直。电解质：钾3.4mmol/L，钠134mmol/L。血常规：白细胞数目16.96×10^9/L，红细胞压积0.352，中性粒细胞百分比79.1%，淋巴细胞百分比13.1%，中性粒细胞数目

13.42×10^9/L。肝肾功能、凝血测定、感染标志物检查未见明显异常。

入院诊断：右侧颞叶脑挫伤伴出血、右侧额颞枕顶部创伤性急性硬膜下出血、创伤性蛛网膜下腔出血、颅骨多发性骨折、脑脊液耳漏、颈椎退行性病变。入院后于2022年10月25复查头部CT：与2021年10月23日头部前片比较，右侧额颞枕顶部硬膜下出血，大致同前；右侧颞叶脑挫伤伴出血，大致同前；蛛网膜下腔出血，脑室积血，较前减少；胼胝体小血肿，大致同前；左侧额叶、颞叶小血肿，大致同前。左侧颧弓骨折，左侧蝶骨大翼线形骨折；左侧上颌窦外侧壁、左侧蝶窦窦壁、左侧筛骨纸板骨折可能大，伴左侧上颌窦、筛窦、蝶窦窦腔积血积液。患者出院后开始出现发热，治疗上予以功能康复、补液、抗感染等对症治疗，经治疗后，患者持续发热，体温在38℃左右，夜间明显，寻求中医治疗。

2021年11月2日初诊，诊见：发热不恶寒，咳黄色黏稠痰，小便黄，大便干结，舌质淡红，舌苔水滑偏黄腻，左脉沉细涩，右脉沉细滑。辨证属痰热内蕴证，治以清热化痰，方选小陷胸汤合苇茎汤合三石汤化裁，具体方药如下：

黄连3g	法半夏12g	瓜蒌皮12g	生石膏20g
滑石20g	寒水石20g	桃仁15g	芦根20g
大黄5g	桂枝5g		

4付，一日一剂，一日三次，每次150mL。

2021年11月8日二诊，服上方后患者未再发热，已无咳嗽。诊见：面色萎黄，身软乏力，口涎黏腻，不欲食，小便短涩，大便不爽、干结，舌质淡红，苔白腻偏黄，脉弦滑。辨证属湿热内蕴证，拟清热化湿、升清降浊，方选宣清导浊汤加减，具体方药如下：

猪苓 10g　　茯苓 30g　　寒水石 10g　　猪牙皂 15g

蚕沙 15g　　石菖蒲 15g　　郁金 15g

2 付，一日一剂，一天三次，每次 100mL。

服药后患者上述症状均消除，好转出院。

按语：纵观历代文献，大多数医家认为颅脑损伤乃瘀血内停，阻络闭窍所致，此乃受《灵枢·贼风》中“若有所坠堕，恶血留内而不去”影响之故。颅脑外伤病发突然，头为诸阳之首，人之灵器，遭受暴力，脉络破损，血离经脉，离经之血便是瘀血，其瘀阻脑络，清窍失其清灵，元神被扰而生诸症。颅脑损伤根据其临床表现与特征，归属于传统中医学中“脑伤”“打仆损伤”“跌仆”“颠顶骨伤”“金创”等范畴。《灵枢·经脉》云：“人始生，先成精，精成而脑髓生。”《素问·五脏生成篇》载：“诸髓者，皆属于脑。”《灵枢·海论》曰：“髓海不足，则脑转耳鸣。”中医学将脑归于奇恒之腑，认为脑为髓之海，为元神之府，五脏六腑之精气皆上注于脑。

辨证论治是中医学临床的准则，对颅脑外伤的中医辨证，首先必须从整体观出发，动态地把握疾病的全过程，紧扣病机，纲举目张。颅脑损伤是一个复杂的病理过程，在疾病的演变过程中，瘀血、水湿、痰浊、热邪、积毒以及七情失调等众多因素影响，而出现瘀血阻滞、水湿内停、痰浊瘀阻、邪热内盛、情志失调、髓海虚损、气血亏虚等病机，相互为患，共同作用，相互传变，通过对气机的作用，从而导致气机失常，影响脏腑气血阴阳平衡，继而影响着病情的转归。因此，掌握颅脑损伤疾病过程的病机及其变化规律，对颅脑损伤的救治、减少后遗症、降低死亡率有着重要的意义。

编者结合多年临床实践经验，归纳总结出此病案为中风急性期痰热腑实证，病因系脑外伤后大脑脉络受损，清气不外，浊气不降，积于其中成湿成痰，久而化热化火，痰热积滞，胃肠失去升清降浊功能，内停糟粕，浊气上犯清窍，内风挟痰挟火窜扰经脉而成。发热是脑外伤后常见并发症之一，是正邪相争的表现。编者认为，热邪致病，首重清热，且必须给邪以出路；结合患者舌苔黄厚腻，为中焦湿痰化热；咳黄色黏稠痰为痰热阻肺；小便黄，大便干结，脉沉，均为痰热腑实之证；故治以清热化痰、行气通腑，方选小陷胸汤合苇茎汤合三石汤加减，使腑通浊泄，热从谷道而出；肺与大肠相表里，排大便泄痰热而清窍无扰，故腑气一通，热退身凉。方中生石膏、寒水石宣通内蕴之热，逐热由腠理毛孔而出；瓜蒌皮、黄连、桃仁清热涤痰，宽胸散结，润燥滑肠；滑石直达膀胱，清利下焦，使湿热由小便尽出而热自退；大黄泻下攻积，泄热通肠，下走大肠；桂枝、半夏行气燥湿化痰；芦根清热生津。全方共奏清热化痰、行气通腑之功。

二诊时，患者热退，临床见一派湿热内蕴之象，故方选宣清导浊汤，该方出自吴鞠通《温病条辨》卷三“第五十五条”：“湿温久羁，三焦弥漫，神昏窍阻，少腹硬满，大便不下，宣清导浊汤主之。”该方具有清热化湿、升清降浊功效，主治湿热内蕴证。处方中猪苓苦泄淡渗，与茯苓相配以渗湿利气；寒水石性寒质重，清湿热利窍；蚕沙化浊胜湿祛风，为风湿之专药；猪牙皂辛咸性燥，燥能除湿，合二苓、寒水石化无形之气；蚕沙、猪牙皂逐有形之湿，使郁结之湿邪由大便而出；加入石菖蒲、郁金使湿邪祛除，气机宣畅。

病例二

袁某，男，55 岁，住院号：012144533。因“外伤后呼之不应 2 小时”，于 2021 年 12 月 29 日入院神经外科。

据患者家属叙述，入院前 2 小时，患者骑摩托车摔倒受伤，具体受伤机制不详，伤后患者出现意识障碍，呼之不应，伴头面部流血，恶心呕吐，呕吐胃内容物，呈非喷射状，无二便失禁，无四肢抽搐，无口吐白沫，急诊 120 送入我院求治，完善急诊头部 CT 检查后，急诊拟诊断为“脑外伤”收入神经外科住院治疗。入院查体：体温 37.1℃，脉搏 101 次/分，呼吸 21 次/分，血压 187/92mmHg，神志昏睡，查体不合作，口齿不清晰，双侧瞳孔等大、等圆，直径约 0.3 厘米，直接、间接对光反射迟钝，全身多处皮肤挫裂伤，右侧眉弓敷料在位，皮肤裂伤已清创缝合，下唇裂伤已清创缝合，伸舌不合作，双肺闻及散在湿啰音，心腹未查及明显异常，四肢肌张力正常、肌力 4 级，病理征未引出。辅助检查：急诊头颅 CT：双侧额叶、左侧基底节区灶性出血，右侧枕部硬膜外血肿，蛛网膜下腔少许出血可能，右侧颧弓、右侧上颌窦前壁、外侧壁、眶底壁、蝶窦窦壁骨折伴右侧上颌窦、筛窦、蝶窦窦腔积血。急诊胸部 CT：双肺小叶中心型及间隔旁型肺气肿，冠脉、主动脉管壁少许钙化，右侧第 1 肋、右锁骨陈旧性骨折。急诊腹部 CT：腹、盆腔各脏器未见确切外伤性改变。

入院诊断：双侧额叶脑挫伤伴出血、左侧基底节灶性出血、创伤性蛛网膜下出血、颅骨和面骨多发性骨折、全身多处皮肤挫裂伤。入院后予以止血、促进脑功能恢复、镇痛等对症治疗。经治疗后，患者反复出现意识障碍，遂寻求中医诊治。

2022 年 1 月 5 日初诊，诊见：神志嗜睡，时清时寐，呼唤睁眼，谵语，头昏头痛，口齿欠清，睡眠颠倒，不思饮食，乏力，舌黯红，苔黄腻，脉弦滑。辨证属痰蒙神窍，治以涤痰开窍，方选涤痰汤加减，具体方药如下：

制天南星 10g	京半夏 10g	炒枳实 10g	茯苓 40g
化橘红 10g	石菖蒲 30g	丹参 30g	竹茹 30g
炙甘草 10g	姜厚朴 15g	炒栀子 10g	酒黄连 3g
芦根 30g	淡豆豉 10g	木香 10g	砂仁 5g后下

4 付，一日一剂，一日三次，每次 100mL。

服药 2 剂后患者神识改善。守方 4 剂，临床治愈。

按语：对于大脑功能的描述，可追溯至多本著作。《说文解字》云“脑本作堖，头髓也”，《素问·五脏生成篇》云“诸髓者，皆属于脑”，《素问·奇病论》曰“髓者，以脑为主”，《灵枢·经脉》云“人始生，先成精，精成而髓生”，《素问·刺禁论》载“刺中心，一日死……刺头，中脑户，入脑即死”，《证治准绳》云“盖髓海真气之所聚，卒不受邪，受邪死不治”，充分说明了脑对于人体的重要性，脑为元神之府，灵机智慧由此而来。

患者外伤过后瘀阻脑络，神机失用，故见头昏头痛；外伤后长期卧床，久卧伤气，气虚运化无力，痰湿生成，痰湿碍脾，则不思饮食；痰浊上蒙神窍，则患者嗜睡乏力；辨证属痰蒙神窍，治则以涤痰开窍为主，方选涤痰汤为主方。涤痰汤出自《奇效良方》卷一。《东医宝鉴》云：“涤痰汤，治中风痰迷心窍，舌强不能言……此药治中风不语，豁痰清热，利气补虚，可谓简而当也。”处方中黄连性寒，泻热降火，清心除烦；栀子、淡豆豉泻火除烦；半夏降逆和胃，燥湿化痰，开结消痞；化橘红、半夏利气燥湿而化痰；石菖蒲开窍通心；竹茹清热化痰；芦根清热化痰；天南星燥湿化痰；枳实破痰利膈；厚朴行气燥湿；木香、砂仁行气化湿；易人参为丹参，取其活血化瘀、除烦安神之功效；茯苓、甘草补益心脾而泻火。

眩　晕

病例一

彭某，男，71岁，住院号：012144047。因“反复头晕4^{+}年，脑鸣2^{+}年，复发加重3天”，于2021年12月27日入院。

患者于入院前4^{+}年无明显诱因出现头晕，无视物旋转，无双眼黑蒙，无行走不稳，无头痛、恶心呕吐，无胸闷心悸，无猝倒晕厥，等等。患者院外就诊治疗后（具体情况不详）症状反复发作。2^{+}年前出现脑鸣，呈持续性脑鸣，外院就诊后（具体不详）未见明显改善。3天前患者无明显诱因头晕复发加重伴脑鸣，现为进一步诊治来我院就诊，门诊拟诊断为“头晕查因”收入我院神经内科进一步诊治。患者自发病以来精神状态一般，饮食正常，睡眠良好，体重无明显变化，大小便正常。入院症见：反复头晕，呈晕沉感，头重如裹，脑鸣，咳嗽、咳痰，咳白色黏痰，量中等不易咳出。

入院查体：体温36℃，脉搏62次/分，呼吸19次/分，血压148/79mmHg。心肺腹阴性，神经系统查体无阳性体征。辅助检查：随机血糖7.6mmol/L；头颅MRI+MRA：腔隙性脑梗死，脑萎缩，大脑动脉粥样硬化；胸部CT：双肺散在感染。

入院诊断：后循环缺血、冠状动脉粥样硬化性心脏病。治疗上经给予改善循环、活血化瘀、冠心病二级预防等治疗，经治疗后患者头晕、耳鸣仍反复发作。

2022年1月4日初诊，诊见：倦怠乏力，头昏沉感，头重如裹，不思饮食，自觉痰多，头昏发作时可伴视物旋转、行走不稳，时有脑鸣，睡眠易醒多梦，小便色黄，大便里急后重，舌红，苔黄腻，脉弦滑。辨病属眩晕范畴，辨证属痰浊中阻、肝阳上亢，拟化痰通络、平肝熄风法，方选小半夏加茯苓汤合温胆汤合天麻钩藤饮化裁，具体方药如下：

西洋参 10g	丹参 30g	黄连 5g	瓜蒌皮 12g
法半夏 10g	茯苓 30g	陈皮 10g	炒枳壳 10g
竹茹 12g	酸枣仁 15g	天麻 20g	钩藤 20g
薤白 10g	酒黄芩 10g		

4付，一日一剂，一日三次，每次150mL。

上方服后，患者头昏症状明显缓解，仍偶有脑鸣，患者要求出院，予以守方带药。

按语：眩晕病证，历代医籍记载颇多。《内经》对其脏腑、病性归属方面均有记述，如《素问·至真要大论》认为“诸风掉眩，皆属于肝”，指出眩晕与肝脏关系密切。《灵枢·卫气》认为“上虚则眩”，《灵枢·口问》之“上气不足”、《灵枢·海论》之“髓海不足”而引起眩晕者，均属因虚致眩。汉代张仲景认为痰饮是眩晕发病的原因之一，为后世“无痰不作眩”的论述提供了理论基础，并且用泽泻汤与小半夏汤治疗痰饮眩晕。临床上能引起眩晕的病因很多，如《济生方》所云：“六淫外感，七情内伤，皆能导致。”眩晕若兼头胀而痛，心烦易怒，肢麻震颤者，应警惕中风。

此患者系老年男性，久居蜀地，饮酒吸烟多年，嗜酒肥甘，饥饱劳倦，伤于脾胃，健运失司，以至水谷不化精微，聚湿生痰，痰湿中阻；患者长期情志不畅，肝气不舒，气郁化火，使得风阳升动，肝风夹痰上扰清窍，发为眩晕，湿邪蒙蔽清窍，可见脑鸣、头重如裹。故患者此次发病的病机为痰浊中阻、肝阳上亢，方选小半夏加茯苓汤合温胆汤合天麻钩藤饮化裁，《临证指南医案·眩晕》："经云：诸风掉眩，皆属于肝。头为六阳之首，耳目口鼻皆系清空之窍。所患眩晕者，非外来之邪，乃肝胆之风阳上冒耳，甚至有昏厥跌仆之虞。其症有夹痰、夹火、中虚、下虚、治胆、治胃、治肝之分。火盛者……痰多者，必理阳明，消痰如竹沥、姜汁、菖蒲、橘红、二陈汤之类。中虚则兼用人参，《外台》茯苓饮是也……至于天麻、钩藤、菊花之属，皆系熄风之品，可随症加入。此症之原，本之肝风，当与肝风、中风、头风门合而参之。"

病例二

周某，女，73岁，住院号：012217722。以"反复头晕、行走不稳 2^{+} 年，加重伴双下肢浮肿10天"，于2022年5月8日入院。

患者于入院前 2^{+} 年无明显诱因出现头晕（家属代诉近2年发现患者行走不稳），转颈时头晕无加重、无视物旋转、无耳鸣及耳部闷胀感、无恶心呕吐、无胸闷心悸、无意识障碍、无猝倒晕厥、无言语不清、无二便失禁、无四肢颤动等症，每次发作持续1～2小时左右，休息后头晕可逐渐缓解。患者曾在外院就医（具体诊疗经过不详），间断口服药物治疗后症状缓解不明显。入院前10天患者无明显诱因感上述症状加重，伴有双下肢浮肿，以下午4～5时较明显，晨起时可缓解，无四肢感觉异常，无黑蒙及晕厥，无四肢无力，无心悸、胸闷、胸痛等症，为求进一步诊治，来我院就诊，门诊拟诊断为"头晕查因"收入老年医学科。患者有既往高血压病史。

入院查体：体温 36.4℃，脉搏 94 次/分，呼吸 20 次/分，血压 155/76mmHg，神志清楚，高级神经功能正常，心肺腹及神经系统查体无确切阳性体征。辅助检查：血常规、凝血全套、肝肾功能、电解质未见异常；头颅 MRI：双侧半卵圆中心及侧脑室旁散在腔梗灶，枕部颅骨内板下囊性灶。

入院诊断：头晕：腔隙性脑梗死?、帕金森综合征?、高血压 2 级（高危）。治疗上给予改善脑代谢、中医康复等治疗，经治疗后患者头晕缓解不明显，遂寻求中医治疗。

2022 年 5 月 10 日初诊，诊见：头晕目胀，脑部热痛，左侧肢体渐觉不利，活动欠灵敏，偶有乏力、腹胀，食入即满，二便调，眠可，舌质淡红，苔腻，脉沉弦。辨证为肝阳上亢，本证以肝肾阴虚为本，阳亢化风为标，本虚标实，当急则治其标，以镇肝熄风为主，佐以滋养肝肾，方选镇肝熄风汤加减，具体方药如下：

牡蛎 30g	龟甲 30g	石决明 20g	白芍 15g
玄参 12g	天冬 12g	川牛膝 10g	法半夏 15g
茯苓 30g	泽泻 15g	天麻 30g	全蝎 6g

4 付，一日一剂，一日三次，每次 100mL。

按语：患者以头晕为主症，故中医辨病为“眩晕”。《素问·至真要大论》云：“诸风掉眩，皆属于肝。”《临证指南医案·眩晕》云：“头为六阳之首，耳目口鼻皆系清空之窍。所患眩晕者，非外来之邪，乃肝胆之风阳上冒耳，甚则有昏厥跌仆之虞。”患者年老体虚，肝肾阴虚，肝阳偏亢，阳亢化风，风阳上扰，故见头晕、脑部热痛；肝阳上亢，气血逆乱，可见肢体渐觉不利，故选用镇肝熄风汤滋阴潜阳，合天麻、全蝎祛风通络。方中川牛膝补肝肾、引血下行，折其阳，并有补益肝肾之效；龟甲、牡蛎、白芍益阴潜阳、镇肝熄风；石决明平肝潜阳、清肝明目；玄参、天冬滋阴清热，壮水之主以涵肝木；半夏、茯苓健脾化痰；天麻熄风止痉、平抑肝阳、祛风通络，与半夏、茯苓同用，可祛风化痰。诸药合用，共奏滋阴熄风、补益肝肾之功。

病例三

陈某，女，74岁，农民，住院号：012219709。因“头昏、四肢乏力 3^+ 小时”，于2022年5月22日入院。

患者于入院前 3^+ 小时体位改变后出现头昏，站立不稳，伴视物旋转、心慌、乏力、胃脘部不适，无恶心呕吐，无胸闷胸痛，无言语不清，无二便失禁，无四肢抽搐，自行服用“丹参滴丸”后症状无缓解，为求进一步诊治，家属遂呼叫120接至我院急诊，急诊拟诊断为“头晕”收入老年医学科进一步诊治。

入院查体：体温36℃，脉搏92次/分，呼吸20次/分，血压165/85mmHg，神志清楚，表情焦虑，形体消瘦，全身肌肉弹性差，心肺腹阴性，神经系统查体无阳性体征。辅助检查：头颅MRI：双侧半卵圆中心多发缺血腔梗灶。胸部CT：左肺下叶前内基底段近斜裂处结节，炎性可能大，其他?，病灶较前无明显变化；双肺散在慢性炎症变化不明显；双肺多发支气管扩张伴感染较前变化不明显；左肺下叶小肺大疱；双侧胸膜增厚。

入院诊断：头昏：腔隙性脑梗死?、慢性胃炎、肺结节。治疗上给予改善脑代谢、改善大脑循环等治疗，经治疗后患者头昏反复发作，遂寻求中医治疗。

2022年5月24日初诊，诊见：形体消瘦，神疲乏力，面色无华，头晕，汗多，恶心欲吐，眠可，二便调，舌质淡，苔微腻，脉沉细。辨病当属中医“眩晕”范畴。患者年老气血亏虚，清阳不展，脑失所养，发为眩晕；神疲乏力为气虚之象；汗为心之液，汗多则心气虚；气血两虚不能上荣面舌、充盈脉络，故面色无华。结合舌脉，辨证为气虚夹痰证，治以补中益气、理气化痰，方以补中益气汤合二陈汤化裁，具体方药如下：

炙黄芪 30g	人参 10g	白术 15g	炙甘草 10g
柴胡 10g	升麻 10g	陈皮 10g	天麻 20g
茯苓 15g	京半夏 10g	泽泻 15g	川牛膝 15g
制何首乌 15g			

4 付，一日一剂，一日三次，每次 150mL。

服药 2 剂后患者未再头晕，余症状均缓解，予以守方带药 2 剂出院。

按语：本例患者以头晕为主症，当属中医“眩晕”范畴。眩晕最早见于《黄帝内经》，称之为“眩冒”，《灵枢·卫气》提出“上虚则眩”，《灵枢·口问》云“上气不足，脑为之不满，耳为之苦鸣，头为之苦倾，目为之眩”，《灵枢·海论》提出“髓海不足，则脑转耳鸣，胫酸眩冒”，均认为眩晕以虚为主。汉代张仲景认为痰饮是眩晕病因之一，并设有专方论治，《金匮要略·痰饮咳嗽病脉证并治》：“心下有支饮，其人苦冒眩，泽泻汤主之。”元代朱丹溪在《丹溪心法·头眩》中力倡“无痰不作眩”，并提出当“治痰为先”。明代张介宾在《景岳全书·眩运》中指出“眩晕一证，虚者居其八九，而兼火兼痰者，不过十中一二耳”，强调“无虚不作眩”，治疗上“当以治虚”为主。综上，眩晕病机概括起来以风、痰、虚、瘀为主，病性有虚、实两端，治疗以补虚泻实、调整阴阳为原则。

本案患者系老年女性，素体亏虚，脾胃虚弱，脾胃为气血生化之源，脾虚则气血不足，清窍失养，脾失健运，痰浊上扰清窍，则眩晕乃作，察本证：头晕、神疲乏力、面色无华、多汗，舌淡苔腻，脉沉细，辨证为气虚夹痰饮，拟治以补中益气、理气化痰，方以补中益气汤合二陈汤化裁。李东垣《内外伤辨惑论》对补中益气汤记载为：“夫脾胃虚者，因饮食劳倦，心火亢盛，而乘其土位，其次肺气受邪，须用黄芪最多，人参、甘草次之。脾胃一虚，肺气先绝，故用黄芪以益皮毛而闭腠理，不令自汗，损其元气；上喘气短，人参以补之；心火乘脾，须炙甘草之甘以泻火热，而补脾胃中元气……白术苦甘温，除胃中热，利腰脐间血。胃中清气在下，必加升麻、柴胡以引之，引黄芪、人参、甘草甘温之气味上升，能补卫气之散解，而实其表也，又缓带脉之缩急；二味苦平，味之薄者，阴中之阳，引清气上升也；气乱于胸中，为清浊相干，用去白陈皮以理之，又能助阳气上升，以散滞气，助诸甘辛为用。”同时患者存在乏力、恶心欲吐、苔腻等痰湿困阻之证，故合用二陈汤理气燥湿化痰，汪昂《医方集解·除痰之剂》记载二陈汤：“此足太阴、阳明药也。半夏辛温，体滑性燥，行水利痰，为君。痰因气滞，气顺而痰降，故以橘红利气；痰由湿生，湿去则痰消，故以茯苓渗湿，为臣。中不和则痰涎聚，又以甘草和中补土，为佐也。”

神 昏

病例一

叶某，女，48 岁，住院号：012131112。因“脑外伤术后 1⁺月，神志昏迷”，于 2021 年 9 月 15 日入院神经外科。

据患者家属叙述，患者因“头部外伤后意识障碍 1^{+} 小时”于2021年7月29日急诊入某人民医院，经行“经左侧额颞顶部开颅血肿清除＋去骨瓣减压＋头皮裂伤清创缝合术”，目前患者家属认为患者病情无明显好转，为求进一步综合治疗，遂转入我院继续治疗。入院查体：体温36.5℃，脉搏83次/分，呼吸19次/分，血压123/76mmHg，神志昏迷，查体不合作，双侧瞳孔等大、等圆，直径约0.25厘米，直接、间接对光反射迟钝，右足后跟见4厘米×3厘米皮肤破溃，创面干燥无渗液，左足后跟见1.5厘米×2厘米皮肤压之不褪色，深部组织受损，病理征未引出。

入院诊断：脑外伤恢复期、手术后左侧颞顶额部颅骨缺失、右跟骨区Ⅱ期压疮、全身多处软组织挫伤。入院后予以脱水、促进脑细胞功能恢复、化痰、补液等对症治疗，并行腰大池置管引流术，放出血性脑脊液。经治疗后患者仍存在意识障碍，喉间痰鸣明显，遂寻求中医治疗。

2021年11月30日初诊，诊见：失神，昏睡状态，呼之不应，呼吸稍急促，喉间痰鸣，舌象不能查及，脉弦滑。辨病属“神昏”，辨证属瘀血阻络、痰浊上蒙证，方选涤痰汤加减，具体方药如下：

石菖蒲 15g　　制远志 10g　　麸炒枳壳 10g　　法半夏 10g
胆南星 10g　　茯苓 30g　　陈皮 30g　　桃仁 10g
红花 10g　　丹参 15g

6付，一日一剂，每次100mL，鼻饲，每8小时一次。

6剂服完后患者喉间痰鸣明显减少，守方约20剂后患者可呼之睁眼。

按语：神昏又称昏愦，病证名，首载于宋代《许叔微医案》：“神昏，如睡，多困，谵语，不得眠。”《伤寒明理论》载：“真气昏乱，神识不清，神昏不知所以然。”指神识丧失，对环境刺激缺乏反应的症状，中医文献还有“昏迷”“昏蒙”“昏厥”“谵昏”等名，均属神昏的范畴，常因痰浊、热毒、外伤、气血逆乱、阴阳衰竭及其他强烈刺激等，使神明失主所致。

患者外伤过后瘀血久滞于脑，故见神志昏迷；而又长期卧床，久卧伤气，气虚运化无力，痰湿生成，痰浊阻肺，故见喉间痰鸣；痰浊上蒙神窍，则患者久不清醒；患者辨证瘀血阻络、痰浊上蒙，治则以活血化瘀、涤痰开窍为主，方选涤痰汤为主方。方中石菖蒲开窍豁痰，醒神益智；远志祛痰开窍、安神益智；枳壳理气化痰；天南星、半夏、陈皮化痰；茯苓利湿渗水，使得生痰无源；桃仁、红花、丹参活血化瘀通络。诸药合用，涤痰开窍、活血化瘀并行。

病例二

郭某，男，76岁，农民，住院号：012138457。因“突发左侧肢体无力3小时”，于2021年11月14日入院。

患者于3小时前无明显诱因突然出现左侧肢体无力，伴行走不稳、肢体麻木，随之倒地，无意识障碍，无言语蹇涩，无吞咽困难，无进食呛咳，无头晕，无恶心欲呕，无二便失禁，送来我院就诊，头颅CT：右侧颞叶、基底节区血肿，门诊拟诊断为“脑出血”收入神经外科进一步住院治疗。患者自发病以来呈嗜睡状，二便正常。入院查体：体温37℃，脉搏80次/分，呼吸20次/分，血压174/75mmHg，神志昏睡，查体不合作，下颌部见一软组织擦挫伤，双侧瞳孔等大、等圆，直径约0.3厘米，直接、间接对光反射消失，心肺腹未见明显异常，左侧肢体肌力1级，肌张力偏低，右侧肌张力正常、肌力4级，病理征未引出。辅助检查：

头颅MRI：右侧颞叶、基底节区血肿，蛛网膜下腔少许出血，脑内多发腔梗灶，脑萎缩，脑白质脱髓鞘改变，双侧额颞枕顶部皮下软组织水肿。胸部CT：双肺肺气肿，双肺少许炎症，心脏增大，冠脉、主动脉管壁钙化，左侧胸膜稍增厚。肾功能：肌酐180.5umol/L，尿素15mmol/L。血常规、肝功能、电解质未见明显异常。

入院诊断：右侧基底节、颞叶血肿，高血压病2级（高危），下颌部软组织挫伤，肺部感染。入院后急诊在局麻下行右侧基底节区血肿微创穿刺冲洗外引流术，术后予以止血、脱水、镇痛、预防感染、促进脑功能恢复等对症治疗。治疗后患者逐渐出现呼吸急促，咳嗽，咳黄色黏稠痰，咳痰不尽，2021年11月16日复查头颅：脑出血术后，与2021年11月15日颅脑片比较：右侧基底节区、颞叶少许积血、积气，蛛网膜下腔少许出血，左侧侧脑室少许积血，脑内多发腔梗灶，脑萎缩，脑白质脱髓鞘改变，双侧额颞枕顶部皮下软组织水肿；胸部CT：双肺少许炎症（较前稍明显），双肺下叶部分肺实变（较前新增），心脏增大，冠脉、主动脉管壁钙化，双侧胸膜稍增厚。遂寻求中医诊治。

2021年11月18日初诊，诊见：神昏，面色晦暗，呼吸急促，痰多，为黄白色黏痰，舌淡红，苔黄腻，左脉沉细数，右脉浮滑数。辨证属痰热互结、痰蒙神窍，治以清热涤痰、涤痰开窍，方选小陷胸汤合涤痰汤加减，具体方药如下：

黄连 3g	法半夏 15g	瓜蒌皮 15g	陈皮 15g
茯苓 15g	竹茹 30g	西洋参 10g	枳实 10g
大枣 15g	石菖蒲 20g	炙远志 10g	桑白皮 15g
炮姜 5g	天竺黄 10g	炒莱菔子 12g	白芥子 12g
炙甘草 10g			

4付，一日一剂，每次100mL，鼻饲，每8小时一次；配以复方鲜竹沥液10mL，每次鼻饲中药前鼻饲。

上方服后患者痰量减少，痰色变浅，气息较前平稳，守方3剂后患者呼吸平稳，神识正常。

按语：该患者中风后意识障碍合并肺部感染，当从“神昏”论治。神昏的病因有外感、内伤之分，但多与心、脑相关。心主神明，脑为元神之府，清窍之所在，主精神意识和思维活动。凡外感时疫，热陷心营，或内伤痰火，阴阳气血逆乱，浊邪上扰等，皆可导致神明失守，清窍闭塞而发病。多种外感温热、疫病类疾病，各种厥病、脱病、痫病、中风、中暑、中毒、头部内伤、电击伤等，均可出现神昏或昏厥。本证病机复杂，表现多端，但不外乎虚实两端，以及兼湿、兼瘀等兼证。一般热毒、痰浊、风阳、瘀血等阻塞清窍，导致阴阳逆乱，神明蒙蔽者，为闭证属实。闭证以神昏、牙关紧闭、两手握固、面赤气粗、痰声拽锯等为特征。凡气血亏耗，阴阳衰竭，不相维系，清窍失养，神无所倚而神昏者，多为脱证属虚。脱证以神昏、四肢厥冷、汗出、目合、口开、鼾声、手撒、遗尿等为特征。但如属痰浊壅盛，内蒙清窍，又兼气血耗散，神不守舍，以致神昏者，乃为内闭外脱的虚实兼见之证。

该患者神昏，伴痰多，痰为黄白色黏痰，气息急促，舌淡红，苔黄腻，左脉沉细数，右脉浮滑数，当辨为痰热互结、痰蒙神窍，治当以清热涤痰、涤痰开窍，选小陷胸汤合涤痰汤加减。小陷胸汤出自《伤寒论·辨太阳病脉证并治》：“小结胸病，正在心下，按之则痛，脉浮滑者，小陷胸汤主之。”具有清热化痰、宽胸散结之功效。处方中瓜蒌为甘寒滑润之品，清热涤痰，且具润燥滑肠之功，可开痰火下行之路而畅气机；黄连性寒，泻热降火、清心除烦，助瓜蒌泻热降浊；半夏降逆和胃、燥湿化痰、开结消痞，助瓜蒌涤痰开胸；陈皮、半夏利气燥湿而化痰；石菖蒲、远志开窍通心；竹茹清化热痰；天竺黄清热化痰开窍；枳实破痰利膈；西洋参、茯苓、大枣、炮姜、甘草补益心脾而泻火；桑白皮化痰定喘；莱菔子、白芥子理气化痰。

病例三

张某，男，52 岁，住院号：012212447。因“外伤后呼之不应 20 小时”，于 2022 年 3 月 29 日入院神经外科。

据患者家属叙述，入院前 20 小时，路人发现患者卧倒在路旁，呼之不应，旁边见患者所驾驶摩托车，具体受伤机制不详，无二便失禁，无四肢抽搐，无口吐白沫，遂呼叫 120 救护车，送入某骨科医院住院治疗，诊断为“重型颅脑外伤”，经予以止血、脱水、降压等对症治疗后为求进一步诊疗，遂由急诊转来我院诊治，完善急诊头部、胸部 CT 等检查后，拟诊断为“创伤性颅内出血”收入神经外科住院。

入院查体：体温 38.9℃，脉搏 117 次/分，呼吸 20 次/分，血压 139/93mmHg，神志昏迷，查体不合作，左侧瞳孔直径约 0.4 厘米、右侧瞳孔直径约 0.2 厘米，对光反射均消失，病理征未引出。辅助检查：头颅 CT：蛛网膜下腔出血，脑干出血，双侧侧脑室积血，鼻骨右侧、左侧颧骨骨折；胸部 CT：双肺散在感染，右肺部分实变；骨盆 CT：左侧腹膜增厚，周围脂肪层次不清。

入院诊断：弥漫性轴索损伤（重度）、创伤性脑干出血、创伤性蛛网膜下腔出血、左颧弓骨折、鼻骨右侧骨折、肺挫伤、肺部感染、面部软组织挫伤。入院后予以气管切开开放气道、脱水、止血、促进脑细胞功能恢复、化痰、抗感染等对症治疗及康复理疗。经治疗后患者反复发热、痰多，体温波动在38.5℃左右，寻求中医治疗。

2022年4月14日初诊，诊见：神昏，气管切开，发热，痰多、黄色黏稠，大便难，舌象不能查及，脉沉涩。辨证属痰热瘀阻，拟清热化痰、涤痰开窍，方选涤痰汤加减，具体方药如下：

党参 20g	茯苓 10g	炒白术 10g	桔梗 10g
陈皮 10g	石菖蒲 30g	郁金 10g	瓜蒌皮 30g
天竺黄 10g	建曲 10g	鸡内金 10g	远志 10g
炒山楂 20g			

2付，一日一剂，一日三次，每次100mL。

2剂服后患者未再发热，痰液明显减少。

按语：该患者神昏，伴痰多，痰为黄色黏痰，结合脉象，当辨为痰热瘀阻，拟治清热化痰、涤痰开窍，方选涤痰汤加减。方中党参、茯苓、白术补心益脾而泻火；陈皮利气燥湿而祛痰；菖蒲开窍通心；瓜蒌为甘寒滑润之品，清热涤痰，且具润燥滑肠之功，可开痰火下行之路而畅气机；桔梗宣肺祛痰；天竺黄清热豁痰、清心定惊；远志开窍通心；郁金解郁开窍；建曲、鸡内金、山楂调和胃肠。

病例四

李某，男，65岁，住院号：012137387。因“言语不清伴右侧肢体乏力2⁻小时”，于2021年11月30日入院神经外科。

据家属叙述，患者于2⁻小时前突然出现言语不清伴左侧肢体无力，跌倒在地，呼之不应答，扶之发现右侧肢体无力，无法站立，无意识丧失，无恶心欲呕，无二便失禁，家属遂呼叫120送往我院，急诊完善头颅CT未见颅内出血，遂拟诊断为“脑梗死”，经绿色通道收入神经内科急诊行“全脑血管造影术+必要时机械取栓”治疗。患者既往风湿性心脏病病史 30^{+} 年，2004 年于外院行心脏瓣膜置换术，术后长期口服华法林抗凝治疗。入院查体：体温 36℃，脉搏 77 次/分，呼吸 24 次/分，血压 125/68mmHg，神志嗜睡，查体不合作，呼之无言语应答，双侧瞳孔等大、等圆，直径约 0.3 厘米，直接、间接对光反射迟钝，心肺腹未见明显异常，四肢肌张力正常，右上肢肌力 0 级、右下肢肌力 1^{+} 级，左侧肢体肌力 5^{-} 级，右下肢病理征阳性。辅助检查：急诊头颅 CT：左侧额颞叶大面积脑梗死可能大，双侧小脑半球斑片状脑软化灶。急诊胸部 CT：左肺上叶小肺大疱，双肺散在慢性炎症，心脏明显增大，主动脉瓣区、二尖瓣区条状高密度影，胸骨内固定物。

入院诊断：大面积脑梗死、风湿性心脏病。入院后完善相关辅助检查，完善术前准备，并于急诊入介入室在局麻下行“脑血管造影+左侧颈内动脉系统取栓术”；术后予以预防感染、脱水、促脑功能康复、抑酸、镇静、镇痛、防血栓等对症治疗，经治疗后患者存在痰多，复查胸部 CT：左肺上叶肺大疱，双肺散在感染灶，以右肺为著，病灶较前明显增加，双侧胸腔少量积液，较前稍增加。遂寻求中医治疗。

2021 年 11 月 30 日初诊，诊见：神疲，气息微促，痰多，痰为黄色黏痰，舌红，苔白腻，脉细滑。辨证属痰热互结、痰蒙神窍，治以清热涤痰、涤痰开窍，方选涤痰汤加减，具体方药如下：

石菖蒲 30g	郁金 15g	炒枳壳 10g	竹茹 15g
法半夏 10g	茯苓 30g	陈皮 10g	制远志 10g
人参 10g	胆南星 15g	炒芥子 10g	莱菔子 10g

4 付，加生姜汁 50mL 合煎，一日一剂，一日三次，每

次100mL。

2021年12月4日二诊，诊见：睡眠颠倒，时清时寐，时有谵语，神疲稍有改善，痰量较前有所减少，为黄白色黏痰，气息基本平稳，腹部胀满，大便难，舌红，苔白滑，脉细滑。其核心病机未变，在前方基础上加用宣清导浊汤，具体方药如下：

石菖蒲30g	郁金15g	炒枳壳10g	竹茹15g
法半夏10g	茯苓30g	陈皮10g	制远志10g
人参10g	胆南星15g	猪苓20g	寒水石30g
姜厚朴15g	蚕沙15g	猪牙皂15g	

8付，加生姜汁20mL合煎，一日一剂，一日三次，每次100mL。

经治疗后咳痰改善，腹胀改善，大便通。

按语：该患者神疲，伴痰多，痰为黄色黏痰，气息微促，舌红，苔白腻，脉细滑，当辨为痰热互结、痰蒙神窍，治当以清热涤痰、涤痰开窍，选涤痰汤加减。方中石菖蒲、远志、郁金开窍通心；竹茹、胆南星清化热痰；陈皮、半夏利气燥湿而化痰；枳壳破痰利膈；人参、茯苓、生姜、甘草补益心脾而泻火；莱菔子、白芥子理气化痰。二诊时患者痰量减少，痰色变浅，但患者仍睡眠颠倒，时有谵语，其核心病机未变，伴腹胀、大便难，苔白滑，故在前方基础上加用宣清导浊汤以加强祛湿功效。方中寒水石宣通内蕴之热，逐热由皮肤毛腠而出；厚朴燥湿行气；猪苓苦泄淡渗、利水渗湿，与茯苓相配以渗湿利气；蚕沙祛风化湿、湿浊；猪牙皂辛咸性燥，燥能除湿，合二苓、寒水石化无形之气；蚕沙、猪牙皂逐有形之湿，使郁结之湿邪由大便而出。

中 风

病例一

周某，男，48岁，住院号：012144299。因“左侧肢体无力伴言语蹇涩1天”，于2021年12月28日入院。

患者于1天前无明显诱因突然出现左侧肢体无力，伴言语蹇涩，行走不稳，无肢体麻木，无吞咽困难，无进食呛咳，无言语蹇涩，无意识障碍，无头晕，无恶心欲呕，无二便失禁，患者未予重视，现为进一步诊治来我院就诊，门诊拟诊断为“脑梗死”收入我院神经内科进一步诊治。患者自发病以来精神状态良好，饮食正常，睡眠良好，体重无明显变化，大小便正常。入院查体：体温36℃，脉搏86次/分，呼吸20次/分，血压144/96mmHg，神志清楚，查体合作，口齿不清晰，构音障碍，无吞咽功能障碍。双侧瞳孔等大、等圆，直径约0.3厘米，直接、间接对光反射灵敏，四肢肌张力正常、左侧肌力4^{+}级，右侧肌力5级，病理征未引出。辅助检查：急诊头颅CT：右侧半卵圆中心及侧脑室旁腔梗；血常规、凝血全套、肝肾功能、电解质未见异常。

入院诊断：右侧急性脑梗死、左侧偏瘫、高血压病3级（极高危）。入院后予以改善神经功能、脑卒中二级预防、活血化瘀等治疗。经治疗后，患者言语及左侧肢体症状改善不明显。

2022年1月4日初诊，诊见：神清神可，头昏，言语蹇涩，左侧肢体无力，二便畅，饮食如常，睡眠可，舌黯红，苔薄白，脉弦细。中医辨病为“中风”，辨证为气虚血瘀、痰瘀阻络，拟益气化痰、祛风通络，方选黄芪虫藤饮加减，具体方药如下：

黄芪 30g　钩藤 20g　鸡血藤 15g　全蝎 6g

地龙 12g　僵蚕 20g　天麻 15g　蜈蚣 1 条

法半夏 12g　胆南星 10g　茯苓 30g

4 付，一日一剂，一日三次，每次 150mL。

上方尽服后，左侧肢体症状稍改善。守方 10 剂后，左侧肢体基本恢复正常，缓慢交流，口齿清晰，病情好转出院，并守方带药。

按语：中风病是由于阴阳失调、气血逆乱，产生风、火、痰、瘀，导致脑脉痹阻或血溢脑脉之外，临床以突然昏仆、半身不遂、口舌歪斜、言语蹇涩或不语、偏身麻木为主症，有中经络、中脏腑之分，相当于现代医学的脑血管病。中风一病，可溯源至《内经》，其病名有大厥、薄厥、仆击、偏枯、痱风等。在病因方面，《灵枢·刺节真邪》云：“虚邪偏客于身半，其入深，内居营卫，营卫稍衰，则真气去，邪气独留，发为偏枯。”此外，《素问·通评虚实论》指出：“仆击、偏枯……肥贵人则膏粱之疾也。”认识到本病的发生与个人的体质、饮食、精神刺激等有关。《金匮要略·中风历节病脉证并治五》云：“邪在于络，肌肤不仁；邪在于经，即重不胜；邪入于腑，即不识人；邪入于脏，舌即难言，口吐涎。”将中风根据病情轻重而分为中络、中经、中腑、中脏。

此患者以肢体无力、言语蹇涩为主症，辨病当属中风中经络范畴。叶天士《临证指南医案》中提出“经主气，络主血”，大多学者根据这一观点肯定会选用人参复方制剂或补阳还五汤进行治疗，其实不然。《黄帝内经》云：“营气虚则不仁，卫气虚则不用，营、卫俱虚则不仁不用。”“营在脉中，卫在脉外。”因此治疗上需选择能走表且能益气生血、益气行血之品。《神农本草经》载："黄芪，味甘，微温。主痈疽，久败创，排脓，止痛，大风癞疾，五痔，鼠瘘，补虚，小儿百病。"故重用黄芪为君，取气行则血行之义。《本草纲目》谓："风邪深入骨骱，如油入面，非用蔓藤之品搜剔不克为功。"藤类药物善走经络，选用钩藤、鸡血藤通经引络。古人有"介类潜阳，虫类搜风"之说，故选用僵蚕、全蝎、蜈蚣、地龙搜风通络；全蝎尤善通络，治顽痹疼痛效佳；蜈蚣力猛，善走窜通痹，其通络止痛之力佳；僵蚕味辛行散，能祛风化痰，可兼治痰瘀交阻于络；胆南星清热化痰，使热清痰消；半夏、茯苓理气化痰；天麻熄风止痉通络。

病例二

何某，男，87岁，农民，住院号：012203168。因"言语謇涩、右侧肢体乏力10^{+}小时"，于2022年1月24日入院。

患者于10^{+}小时前无明显诱因突然出现言语謇涩、右侧肢体乏力，伴饮水呛咳，行走不稳，遂至我院就诊。无肢体麻木，无意识障碍，无头晕，无恶心欲呕，无二便失禁，行急查头颅CT无出血后，拟诊断为"急性脑梗死"收入院进一步诊治。查体：体温36.2℃，脉搏71次/分，呼吸21次/分，血压159/80mmHg，神志清楚，查体合作，口齿不清晰，有构音障碍，有吞咽功能障碍。双侧瞳孔等大、等圆，直径约0.3厘米，直接、间接对光反射灵敏，无眼球震颤。面部感觉正常，双侧额纹对称，闭目正常，右侧鼻唇沟变浅。示齿时口角有歪斜，伸舌居中，无舌肌萎缩，痛觉、温度觉、触觉正常，四肢肌张力正常，右侧肢体肌力4级，左侧肌力5级。巴宾斯基征阴性，奥本海姆征阴性，戈登征阴性，查多克征阴性，无颈项强直，克尼格征阴性，布鲁津斯基征阴性。

无异常出汗，大、小便无失禁。辅助检查：急诊头颅CT：双侧基底节区、侧脑室旁腔梗灶；脑萎缩、脑白质脱髓鞘改变，建议DWI功能成像检查。心电图：窦性心律，异常Q波，T波低平。血常规、凝血全套、生化全套未见异常。

入院诊断：急性脑梗死（左侧基底节区）。治疗上给予神经康复、针灸等治疗。

2022年1月24日初诊，诊见：言语謇涩，右侧肢体活动不利，喉间痰鸣，口干口苦，大便干燥，舌紫暗，苔黄腻，脉沉滑。辨证为痰热阻络证，治以清热涤痰、熄风通络，方选导痰汤加减，具体方药如下：

蜈蚣 4g	竹茹 30g	猪苓 15g	法半夏 10g
化橘红 10g	枳实 10g	天南星 15g	炙甘草 10g
忍冬藤 20g	钩藤 10g	僵蚕 15g	全蝎 5g
地龙 10g			

2付，一日一剂，一日三次，每次100mL。

2022年1月26日二诊，患者仍有言语謇涩，痰多不易咳出，口干，大便难解，继续予以上述方剂加西洋参补气生津、石菖蒲开窍醒神豁痰。

2022年1月30日三诊，服上方4剂后患者已无喉间痰鸣，口齿较清晰，右侧肢体活动不利稍改善。诊见：头重如裹，言语謇涩，右侧肢体活动不利，大便干燥，舌紫暗，苔薄黄，脉沉细。辨证为气虚血瘀夹痰，拟益气活血、化痰通络，方选黄芪虫藤饮加减，具体方药如下：

生黄芪 60g	当归 10g	赤芍 12g	川芎 10g
桃仁 12g	红花 6g	法半夏 12g	胆南星 15g
全虫 6g	僵蚕 30g	地龙 12g	羌活 12g

钩藤 20g　防风 12g　石菖蒲 15g　炙远志 6g
栀子 10g　龙胆草 5g　生甘草 5g

7 付，一日一剂，一日三次，每次 100mL。

2022 年 2 月 8 日四诊，服上方后患者言语基本清晰，缓慢交流正常，右侧肢体除精细动作外基本正常，舌紫暗，苔薄黄，脉沉细。因患者病机未变，守方 7 剂出院继续治疗。

2022 年 3 月 4 日复诊，诉服上方后右侧肢体活动基本灵活、精细动作稍差，口齿清晰，缓慢交流言语清晰，舌暗淡，苔薄黄，脉沉细。因患者病机未变，守方 10 剂。

2022 年 3 月 27 日随访，服上方后现恢复如常。

按语：中风是以卒然昏仆、不省人事、半身不遂、口舌歪斜、语言不利、偏身麻木为主症的病证。病轻者可无昏仆而仅见半身不遂及口舌歪斜等症状。由于本病发生突然，起病急骤，“如矢石之中的，若暴风之疾速”，临床见症不一，变化多端而速疾，有晕仆、抽搐，与自然界“风性善行而数变”的特征相似，故古代医家取类比象而名之为“中风”；又因其发病突然，亦称之为“卒中”。中风的形成虽有上述各种原因，但其基本病机总属阴阳失调、气血逆乱。病位在心脑，与肝肾密切相关。《素问·脉要精微论》说：“头者，精明之府。”李时珍在《本草纲目》中亦指出脑为“元神之府”。“精明”“元神”均指主宰精神意识思维活动功能而言，因此可以认为神明为心脑所主。病理基础则为肝肾阴虚。因肝肾之阴下虚，则肝阳易于上亢，复加饮食起居不当，情志刺激或感受外邪，气血上冲于脑，神窍闭阻，故卒然昏仆，不省人事。病理因素主要为风、火、痰、气、瘀，其形成与脏腑功能失调有关。如肝肾阴虚，阳亢化火生风，或五志化火动风。脾失健运，痰浊内生，或火热炼液为痰。暴怒血菀于上，或气虚无力推动，皆可致痰血停滞。它们之间可互相影响或兼见同病，如风火相煽、痰瘀互结等。严重时风阳痰火与气血阻于脑窍，横窜经络，出现昏仆、失语、歪僻不遂。病理性质多本虚标实。肝肾阴虚、气血衰少为致病之本，风、火、痰、气、瘀为发病之标，其二者可互为因果。发病之初，邪气鸱张，风阳痰火炽盛，气血上菀，故以标实为主；如病情剧变，在病邪的猛烈攻击下，正气急速溃败，可以正虚为主，甚则出现正气虚脱。后期因正气未复而邪气独留，可留后遗症。

本案患者以突然发生口眼歪斜、语言不利、舌强语蹇、半身不遂为主要表现，肝风夹痰，横窜经络，血脉瘀阻，气血不能涵养机体，则见中经络之证，表现为半身不遂、口眼歪斜。其病机主要为痰热阻络，中经络治以平肝熄风、化痰祛瘀通络为主。方选导痰汤加减，方中天南星豁痰开窍；法半夏、橘红燥湿化痰；竹茹清热化痰生津；枳实破痰下气，使痰消火降，经络通达，舌柔而能言；猪苓、甘草补益心脾而泻火；钩藤平肝潜阳熄风；忍冬藤舒筋通络；僵蚕化痰熄风；全蝎、蜈蚣、地龙熄风通络。诸药共奏涤痰开窍、熄风通络之功。

二诊时患者痰邪未清，仍伴口干、大便难解，加石菖蒲开窍醒神豁痰，酌加西洋参补气生津。三诊时患者经治疗后痰邪致病症状痊愈，以肢体活动不利为主症，《金匮要略》言“邪在于络，肌肤不仁；邪在于经，即重不胜”，故予黄芪虫藤饮益气活血、搜风通络。

病例三

金某，女，63岁，住院号：012206526。因“失语、右侧肢体无力5⁺小时”，于2022年2月20日入院神经内科。

患者于 5^+ 小时前无明显诱因突然出现失语，伴右侧肢体无力，无恶心呕吐、肢体抽搐、意识丧失、大小便失禁。家属遂将患者送至当地县人民医院，完善血常规、凝血测定、头颅 CT 后予以阿替普酶 50mg 静脉溶栓治疗，溶栓结束后，患者右侧肢体无力稍有好转，但仍失语。为求进一步诊治，由当地县人民医院将患者送至我院，急诊拟诊断为“脑梗死”收入神经内科住院进一步诊治。入院查体：体温 36.5℃，脉搏 82 次/分，呼吸 20 次/分，血压 164/117mmHg，神志嗜睡，混合性失语，查体不配合，双眼向左侧凝视，双侧瞳孔对称等大、等圆，直径约 0.3 厘米，直接、间接对光反射敏感，无眼球震颤，双侧额纹对称，闭目正常，右侧鼻唇沟变浅，口角向左歪斜，左侧上下肢肌张力正常，右侧上下肢肌张力稍高，左侧上下肢肌力 5 级，右侧上下肢肌力 4 级，病理征未引出，于神经系统查体不配合。辅助检查：急诊头颅 CT：左侧额颞叶、岛叶密度减低，考虑脑梗死可能，左侧侧脑室旁、双侧基底节区腔梗灶。急诊胸部 CT：双肺散在炎症，双肺数个小结节、钙化灶，心脏稍大，升主动脉增粗。

入院诊断：脑梗死（左侧大脑半球）。入院后完善相关检查，经家属同意予以急诊行全脑血管造影术＋机械取栓术。术后转至神经外科，治疗上予以促进脑侧枝循环、促神经功能康复、抗血小板聚集、抑酸护胃、预防血管痉挛、化痰、补液等治疗，在治疗过程中患者复发卒中 2 次，同时存在多痰，经常规治疗缓解不明显，遂寻求中医治疗。

2022 年 4 月 12 日初诊，诊见：神昏，气管切开，右侧肢体偏瘫，痰多，为黄色黏痰，低热，大便溏，舌红，苔薄黄，脉沉细滑。辨证属气虚痰热、痰热窍阻，治以益气活血、清热化痰，方选补阳还五汤合解语丹加减，具体方药如下：

黄芪 40g　　钩藤 15g　　当归 10g　　酒川芎 10g

防风 10g　　法半夏 10g　　胆南星 10g　　石菖蒲 30g

制远志 10g　　全蝎 5g　　炒僵蚕 5g

2 付，浓煎，一日一剂，一日三次，每次 100mL。

经治疗后，患者痰量有所减少，右侧肢体活动稍有改善，继续服用原方，守方 6 剂后患者痰液明显减少。

按语：该患者当从“中风”论治。中风病是由于正气亏虚，饮食、情志、劳倦内伤等引起气血逆乱，产生风、火、痰、瘀，导致脑脉痹阻或血溢脑脉之外为基本病机，以突然昏仆、半身不遂、口舌歪斜、言语謇涩或不语、偏身麻木为主要临床表现的病证。根据脑髓神机受损程度的不同，有中经络、中脏腑之分，有相应的临床表现。本病多见于中老年人，四季皆可发病，但以冬春两季最为多见。本病患者神昏，当为中脏腑。《黄帝内经》虽没有明确提出中风病名，但所记述的“大厥”“薄厥”“仆击”“偏枯”“风痱”等病证，与中风病在卒中昏迷期和后遗症期的一些临床表现相似。其对本病的病因病机也有一定认识，如《灵枢·刺节真邪》：“虚邪偏客于身半，其入深，内居营卫，营卫稍衰，则真气去，邪气独留，发为偏枯。”此外，《黄帝内经》还认识到本病的发生与个人的体质、饮食、精神刺激等有关，如《素问·通评虚实论》明确指出：“仆击、偏枯……肥贵人则膏粱之疾也。”《黄帝内经》还明确指出中风的病变部位在头部，是由气血逆而不降所致，如《素问·调经论》说：“血之与气，并走于上，则为大厥，厥则暴死。”对中风病的病因病机及其治法，历代医家论述颇多，从病因学的发展来看，大体分为两个阶段。唐宋以前多以“内虚邪中”立论，治疗上一般多采用疏风祛邪、补益正气的方药。如《金匮要略》正式把本病命名为中风。张仲景认为中风病之病因为络脉空虚，风邪入中，其创立的分证方法对中风病的诊断、治疗、判断病情轻重和估计预后很有帮助。唐宋以后，特别是金元时代，许多医家以“内风”立论，可谓中风病因学说上的一大转折。其中刘河间力主“肾水不足，心火暴甚”；李东垣认为“形盛气衰，本气自病”；朱丹溪主张“湿痰化热生风”；元代王履从病因学角度将中风病分为“真中”“类中”。明代张景岳提出“非风”之说，认为“内伤积损”是导致本病的根本原因；明代李中梓又将中风病明确分为闭、脱二证，仍为现在临床所运用。清代医家叶天士、沈金鳌、尤在泾、王清任等丰富了中风病的治法和方药，形成了比较完整的中风病治疗法则。晚清及近代医家张伯龙、张山雷、张锡纯进一步认识到本病的发生主要是阴阳失调，气血逆乱，直冲犯脑，至此对中风病因病机的认识及其治疗日臻完善。近年来对中风病的预防、诊断、治疗、康复、护理等方面逐步形成了较为统一的标准和规范，治疗方法多样化，疗效也有了较大提高。中风病是一个独立的疾病，其临床表现与西医所称的脑血管病相似。脑血管病主要包括缺血性和出血性两大类型，不论是出血性还是缺血性脑血管病均可参考中风辨证论治。

该患者辨证中风中脏腑——气虚夹痰热、痰热窍阻，拟治益气活血、清热化痰，方选补阳还五汤合解语丹加减。补阳还五汤出自《医林改错》：“此方治半身不遂，口眼歪斜，语言謇涩，口角流涎，下肢痿废，小便频数，遗尿不禁。”张锡纯《医学衷中参西录》记载：“至清中叶王勋臣出，对于此证，专以气虚立论，谓人之元气，全体原十分，有时损去五分，所余五分，虽不能充体，犹可支持全身。而气虚者，经络必虚，有时气从经络处透过，并于一边，彼无气之边，即成偏枯。爰立补阳还五汤，方中重用黄芪四两，以峻补气分，此即东垣主气之说也。然王氏书中全未言脉象何如，若遇脉之虚而无力者，用其方原可见效；若其脉象实而有力，其人脑中多患充血，而复用黄芪之温而升补者，以助其血愈上行，必至凶危立见，此固不可不慎也。”本方证以气虚为本，血瘀为标，即王清任所谓“因虚致瘀”。治当以补气为主，活血通络为辅。解语丹出自《永类钤方》卷十一，主治心脾中风，痰阻廉泉，舌强不语，半身不遂。两方合用，方中重用生黄芪，补益元气，意在气旺则血行，瘀去络通；当归活血通络而不伤血，川芎协同当归活血祛瘀；全蝎、僵蚕通经活络；钩藤通经引络；胆南星清热化痰；半夏理气燥湿化痰；防风祛风化湿；石菖蒲、远志醒神开窍。诸药合用，既能益气活血，又可清热化痰开窍。

病例四

郑某，男，80岁，农民，住院号：012210438。因“外伤致头昏头痛、右侧肩背部及右膝部头痛不适2⁻小时”，于2022年3月18日入院神经外科。

患者家属叙述，入院前2⁻小时，患者行走时被一辆小汽车撞倒受伤，具体受伤机制不详，伤后患者即出现头昏、头痛，右侧肩背部、右侧膝部疼痛不适，伴恶心不适，枕顶部伤口流血，右侧肩部及右侧膝部因头痛活动受限，无原发性昏迷，无失语，无肢体抽搐，无大小便失禁，无呼吸困难，无腹痛腹胀。入院查体：体温36.2℃，脉搏59次/分，呼吸18次/分，血压156/90mmHg，平车推入病房，神志嗜睡，反应稍迟钝，查体部分合作，对答部分切题，口齿清晰，无构音障碍，无吞咽功能障碍，双侧瞳孔等大、等圆，直径约0.3厘米，直接、间接对光反射迟钝，无眼球震颤，面部感觉正常，双侧额纹对称，枕顶部可见一长约2厘米挫裂伤口，已行清创缝合，伤口敷料干洁，右侧肩背部及右侧膝部压痛明显，右肩及右侧膝部活动受限，前胸壁压痛暂不明显，双肺散在少许湿啰音，腹部平软，无明显压痛反跳痛，骨盆及髋部未及特殊异常，左侧肢体活动无明显受限，四肢肌力约5级，肌张力基本正常，病理征（—）。辅助检查：入院测得血氧饱和度91%；急诊头颅CT：蛛网膜下腔少许出血可能，脑萎缩，脑白质脱髓鞘改变；急诊胸部CT：双肺肺气肿，双肺散在炎症，部分间质性改变，双侧胸膜增厚，心脏增大，左冠脉钙化，肺动脉干增粗；右膝部X片：右胫骨外侧平台骨折。

入院诊断：创伤性蛛网膜下腔出血、右侧肩背部损伤、右侧闭合性胫骨平台骨折。入院后予以吸氧、止血、抗感染、促进脑细胞功能恢复、化痰、补液等治疗，经治疗后，患者头昏、头痛缓解不明显，遂寻求中医治疗。

2022年3月25日初诊，诊见：头昏、头痛，右侧肢体活动不利，右膝疼痛，舌淡红，苔薄白，脉弦。四诊合参，辨证为中风中经络之痉厥，治以祛风止痉，方选止痉散加味，具体方药如下：

天麻 10g	全蝎 5g	蜈蚣 2g	黄芩 10g
栀子 10g	益母草 15g	茯苓 10g	首乌藤 10g
法半夏 5g	陈皮 10g	干姜 5g	炙甘草 5g

4付，一日一剂，一日三次，每次50mL。

上方尽服后，患者头昏、头痛明显缓解，肢体活动有所改善。守方4剂，头昏、头痛痊愈。

按语：《中医妇科治疗学》载有“止痉愈风散方”：全蝎、蜈蚣各二钱，炒荆芥五钱，独活一钱。治产后突然发痉，昏昧不识人，颈项强直，牙关紧闭，手握不开，身体发热，面色时红时青，呈苦笑状，脉浮弦而劲者。方中用全蝎、蜈蚣，重在熄风止痉；彼方加荆芥、独活，以其颈项强直，外风引动内风耳。止痉散出自《流行性乙型脑炎中医治疗法》，主治痉厥，四肢抽搐，舌淡红，脉弦。本病例中，方以全蝎、蜈蚣为君药，取其祛风止痉之力；天麻，味甘，平，平肝熄风止痉，助全蝎、蜈蚣止痉之力；栀子、黄芩清肝降火，以折其亢阳；益母草活血利水，有利于平降肝阳；首乌藤宁心安神；方中合用二陈汤，健脾除湿化痰，其中半夏辛温性燥，善能燥湿化痰，陈皮既可理气行滞，又能燥湿化痰，体现治痰先理气，气顺则痰消之意，茯苓健脾渗湿，渗湿以助化痰之力，健脾以杜生痰之源，均为佐药。全方苦寒之药较重，合用甘草干姜汤以温阳，仲景用此方“以复其阳”，《经方使用标准》指出“以复其阳”是指脾胃之阳而不是心肾之阳。炙甘草调和诸药，为使药。

癫狂

王某，女，53岁，农民，住院号：012137380。因“不进食、不言语3天”，于2021年11月3日入院神经内科。

据亲属叙述，患者于入院前3天以来，逐渐出现精神行为异常，主要表现为不言语，不进食，不服药，伴烦躁不安，无肢体抽搐，无二便失禁，无意识障碍，起病后病情持续性发作，发病后未就医，今日为进一步诊治来我院就诊，门诊测得体温37.3℃，经核酸初筛阴性后，发热门诊拟诊断为“发热待诊”收入院。患者既往精神分裂症病史、糖尿病病史。入院查体：体温37℃，脉搏120次/分，呼吸20次/分，血压119/94mmHg，觉醒正常，询问不应答，烦躁不安，约束在床，查体不配合，双侧瞳孔对称等大、等圆，直径约 0.3 厘米，直接、间接对光反射敏感，心肺腹阴性，病理征未引出。辅助检查：入院随机指尖血糖 12.9mmol/L；腰穿检查脑脊液结果提示糖、氯偏高，同比血糖、血氯已高，成正常比例；头颅 MRI：双侧额叶少许腔梗灶，脑萎缩。

入院诊断：行为异常原因待查：精神分裂症?、代谢性脑病?、2 型糖尿病。入院后予以抗精神、控制血糖、补液等对症治疗，经治疗后，患者反复出现发热，最高体温达 40℃，经常规治疗后体温下降不明显，遂寻求中医治疗。

2021 年 11 月 18 日初诊，诊见：恶寒发热，发热汗出，身热不扬，最高体温 39.5℃，大便难，予灌肠后排软便，舌红，苔黄腻，左脉沉细滑，右脉弦细滑。辨证属痰热瘀阻，拟治以清热化痰、除湿化瘀，方选三石汤合宣清导浊汤加减，具体方药如下：

生石膏 30g　南寒水石 30g　滑石 30g　猪苓 20g
茯苓 20g　猪牙皂 15g　蚕沙 15g

3 付，一日一剂，一日三次，每次 200mL。

2021 年 11 月 20 日二诊，诊见：患者服用前方后热势下降，今晨出现神昏，后神志逐步恢复，仍恶寒发热，发热汗出，最高体温 38.5℃，腹胀，大便难，舌淡红，苔黄厚腻，脉沉细。辨证属湿热蕴结肠腑，治以通腑泄热，方选枳实导滞丸加苍术、滑石，具体方药如下：

炒枳实 20g　建曲 15g　酒黄连 10g　酒黄芩 10g
大黄 6g　炒白术 30g　盐泽泻 20g　茯苓 15g
炒苍术 15g　滑石 30g

2 剂，日一剂，一日三次，一次 150mL。

经治疗后患者未再发热，腹胀改善，大便通。

按语：中医学中并无精神分裂症相关确切的病名，可将其归属于“癫狂”范畴。关于癫狂的病因病机及治疗，中医古籍中很早就有记载。《黄帝内经》曰：“有病怒狂者……使之服以生铁落为饮。”“胆病者，善太息，口苦，呕宿汁，心下澹澹，恐人将捕之。”《诸病源候论》记载：“风惊恐者，由体虚受风，入乘脏腑。其状，如人将捕之。心虚则惊，肝虚则恐。足厥阴为肝之经，与胆合；足少阳为胆之经，主决断众事。心肝虚而受风邪，胆气又弱，而为风所乘，恐如人捕之。”元代朱丹溪认为“癫属阴，狂属阳”“其大率多因痰结于心胸间”，提出痰致病说。《金匮要略》提出“阴气衰者为癫，阳气衰者为狂”，以精炼的语言鉴别癫与狂。《妇人良方》载：“邪并于阴则发狂，邪并于阳则发颠。”《证治要诀·癫狂》曰：“癫狂由七情所郁，遂生痰涎，迷塞心窍。”《医林改错》曰：“癫狂一症，乃气血凝滞脑气，与脏腑气不接，如同做梦一样。”

在临床实践过程中常以精神抑郁，表情淡漠，沉默痴呆，语无伦次，静而少动为癫；以精神亢奋，躁扰喧狂不宁，毁物打骂，动而多怒为狂。现代中医学者取历代古籍之所长，总结癫狂发病主要病位在心脑，涉及肝、胆、脾、肾等脏，以禀赋不足、脏腑阴阳失调、情志所伤和气血凝滞为主，导致痰气郁结，迷乱心窍或痰火互结上扰心神，脑气与脏腑之气不相连接，故脑之神机逆乱。气、痰、火、瘀为主要病因，四者又可相互转化，其中阴阳失调、脑之神机逆乱等为病机的关键，其性质属本虚标实。编者多年临床经验认为，情志刺激、遗传是癫狂发病的重要原因。情志不遂，气机不畅，阴阳失调，导致体内产生气、血、痰、火、瘀为病理产物，破坏了五脏之神与脑神之间的协调，阴阳失调，脏腑功能紊乱，气、血、痰、火、瘀内扰心神所致，是癫狂的主要病因病机，治疗原则为“治癫不离痰，治狂不离痰火”。三石汤出自清吴瑭《温病条辨》卷二《中焦篇》，原主治暑温蔓延三焦、邪在气分者。按吴氏所谓暑温，当为暑湿，而暑湿病邪一旦产生，便具有暑邪炎热酷烈、传变迅速和湿邪重着腻滞，易犯中焦，弥漫三焦，病势缠绵的特点。在病变过程中，湿邪既可留连气分而致病情缠绵难解，又可化燥化火内传营血，出现高热神昏、出血等症。宣清导浊汤出自《温病条辨》卷三《下焦篇》“第五十五条”：“湿温久羁，三焦弥漫，神昏窍阻，少腹硬满，大便不下，宣清导浊汤主之。”本案例主要辨证为痰热瘀阻，拟治以清热化痰、除湿化瘀，方选三石汤合宣清导浊汤加减。方中生石膏、南寒水石宣通内蕴之热，逐热由皮肤毛腠而出；滑石清热利尿通淋，使湿热由小便出；猪苓苦泄淡渗、利水渗湿，与茯苓相配以渗湿利气；蚕沙祛风化湿；猪牙皂辛咸性燥，燥能除湿，合二苓、寒水石化无形之气；蚕沙、猪牙皂逐有形之湿，使郁结之湿邪由大便而出。

二诊时，患者服用前方后热势下降，但仍大便难，腹胀，辨为湿热蕴结肠腑，故方选枳实导滞丸，该方出自金元时期李东垣所著《内外伤辨惑论》，由大黄、枳实、神曲、茯苓、黄芩、黄连、白术、泽泻组成。编者临床实践常用枳实导滞丸治疗食积、胃肠湿热互结之证，体现了“通因通用”的治则。方中大黄、枳实推荡积滞，通腑泄热；建曲消导化滞和中；茯苓、盐泽泻利水渗湿；酒黄芩、酒黄连清中焦、上焦之热；炒白术补土固中，防止黄芩、黄连、大黄等苦寒之品伤及中焦脾胃；炒苍术、滑石燥湿健脾、利湿通淋。诸药合用，使食积去，湿热解，中焦和而诸证愈，共奏清热利湿、导滞通下之功。

脾胃系病证

胃 痞

陶某，男，82 岁，农民，住院号：012214270。因“反复胸闷、心累 3^{+} 年，加重伴腹胀纳差 10 天”，于 2022 年 4 月 12 日入院。

患者于 3^{+} 年前无明显诱因出现胸闷、心累，伴心悸，间断双下肢水肿，无胸痛，无濒死感，无心慌、冷汗、夜间阵发性呼吸困难，患者曾多次于我院心血管内科住院治疗，行冠脉造影后诊断为“冠状动脉粥样硬化性心脏病”，平素规律服用“硫酸氢氯吡格雷片、阿托伐他汀钙片”行冠心病二级预防，偶有活动后心累症状。10^{+} 天前患者无明显诱因再次出现活动后胸闷、心累气紧加重，伴头昏头痛，腹胀纳差，身软乏力，腹泻、解黄色稀糊状大便、4～5 次/天，无畏寒发热，无恶心呕吐，无胸痛，无夜间阵发性呼吸困难，无双下肢水肿，院外口服药物治疗后腹泻好转，仍感胸闷、心累气紧，为进一步治疗来我院，门诊以“冠状动脉粥样硬化性心脏病”收入老年医学科。患者自发病以来，精神状态差，饮食量少，睡眠差，体重无明显变化，小便正常，大便稀溏。

入院查体：体温 36.4℃，脉搏 90 次/分，呼吸 21 次/分，血压 109/52mmHg，颈静脉充盈，肝颈回流征阴性，双肺呼吸音低，未闻及明显干湿啰音，心音有力，律齐，各瓣膜听诊区未闻及病理性杂音，腹软，全腹部散在压痛，无反跳痛及肌紧张，双下肢无水肿。辅助检查：床旁心电图：窦性心律，P 波增宽；随机血糖 6.7mmol/L。血气分析（吸氧浓度 21%）：游离钙 1.04mmol/L，乳酸 1.8mmol/L，实测碳酸氢根 25.2mmol/L，细胞外剩余碱 0.9mmol/L，酸碱度 7.43，二氧化碳分压 38mmHg，氧分压 64mmHg，钾离子 3.1mmol/L，氧合指数 304；血常规：白细胞数目 3.68×10^9/L，红细胞数目 3.31×10^{12}/L，血红蛋白浓度 110g/L，红细胞压积 0.33；生化（肝、肾、电、糖、脂）：总蛋白 53.24g/L，钾 3.42mmol/L，前白蛋白 115.99mg/L，白蛋白 32.83g/L。

入院诊断：冠状动脉粥样硬化性心脏病、窦性心律、心功能Ⅱ级（NYHA 分级）、高血压病 3 级（极高危）、慢性胃炎。入院后予改善心肌代谢、控制血压、调节胃肠功能、中药益气健脾、中医外治等治疗。经治疗后，患者仍感腹胀，大便排便困难。

2022 年 4 月 20 日初诊，诊见：倦怠身重，口淡无味，心下痞，脘腹胀满，嗳气反酸，大便黏滞，舌淡，苔白腻，脉弦滑。辨证为湿困脾胃，治以健脾祛湿、理气和胃，方以神术散加减，具体方药如下：

苍术 15g	厚朴 30g	陈皮 10g	木香 10g
砂仁 10g	党参 10g	莱菔子 20g	沉香 5g

4 付，一日一剂，一日三次，每次 100mL。

患者服药 2 剂后排便通畅，已无腹胀，痊愈出院。

按语：消化系统疾病是临床常见病（如慢性胃炎），患者主要症状为胃痛、腹胀、嗳气、反酸、烧心、消化不良等，西医常用质子泵抑制剂、H2 受体阻滞剂、胃肠动力药治疗，短期疗效肯定，停药后症状反复发作，但长期服药副作用明显。慢性胃炎归属于中医“胃痞”“腹胀”等范畴，胃痞在《黄帝内经》中称为“痞”“痞塞”“痞膈”等，认为其病因是饮食不节、起居不适和寒气为患等，《素问・太阴阳明论》曰：“饮食不节，起居不时者，阴受之。阴受之则入五脏，入五脏则䐜满闭塞。”《素问·异法方异论》云：“脏寒生满病。”胃痞病位在胃，与肝、脾关系密切，形成原因有食、气、痰、湿、热、虚等方面，病理改变以脾胃功能失调，中焦气机不利，脾胃升降失职为主，治疗以调理脾胃升降，行气除痞消满为基本原则。虚证重在健脾益胃，补中益气，或养阴益胃；实证分别施以消食导滞、除湿化痰、理气解郁、清热祛湿等，虚实夹杂者补消并用。

本案患者系老年男性，素体本脾胃虚弱，《脾胃论》云：“诸病从脾胃而生。”脾虚水湿运输失常，湿浊困脾，故见倦怠身重，大便质黏；脾失健运，升降失司，气机不畅则见心下痞、脘腹胀满；湿邪困脾，胃失和降则见嗳气反酸。舌淡，苔白腻，脉弦滑为湿浊中阻之证，方以神术散加减化裁。神术散出自《医学心悟》卷三，其言：“苍术、陈皮、厚朴各二斤，甘草十二两，藿香八两，砂仁四两，共为末，每服二三钱，开水调下。”该方由平胃散化裁而来，是治疗脾虚湿蕴证的代表方。《医学心悟》中对其功效描述为：“此药能治时行不正之气，发热头痛，伤食停饮，胸满腹痛，呕吐泻利，并能解秽驱邪，除山岚瘴气，鬼疟尸注，中食、中恶诸证，其效至速。”方中苍术燥湿醒脾运脾；厚朴理气化湿、行气除满，助苍术运脾化湿；砂仁化湿醒脾、温脾暖胃；陈皮理气健脾、化湿除滞，助厚朴、苍术之功效；党参益气健脾；莱菔子消食除胀。本方的药性从辛、从温、从燥，辛可宣散，燥可除湿，温可运脾，藉以调整脾运，扶正祛邪。

呕 吐

病例一

唐某，男，87岁，农民，住院号：012138925。因“腹痛1^{+}月，加重伴恶心呕吐2天”，于2021年11月17日入院。

患者于1^{+}月前无明显诱因出现腹痛，伴发热、寒战，大便难解，遂至某市人民医院就诊住院治疗，完善腹部增强CT后诊断为“胰头癌”（未见检查报告单及出院证），未行放化疗及手术治疗，经对症治疗后腹痛好转出院（具体治疗不详）；出院后患者仍存在腹痛情况，口服“曲马多片（50mg tid）”控制疼痛，平素疼痛控制尚可，2天前患者无明显诱因出现腹部疼痛加重，伴恶心、呕吐，食入即吐，无明显呕血、黑便，无腹泻，无畏寒、发热等不适，院外自行口服“盐酸吗啡片20mg”止痛，口服药物后疼痛有所缓解，但患者仍存在进食后恶心、呕吐不适，为进一步诊治来我院就诊，在门诊拟诊断为“胰头癌”收入院。查体：腹软，上腹部轻压痛，无反跳痛及肌紧张。辅助检查：血常规、肝肾功能、电解质未见明显异常。

入院诊断：胰腺恶性肿瘤、呕吐、癌性疼痛；入院后予增强免疫、止痛、营养支持等对症处理。

入院诊见：神清，神萎，口干口苦，恶心呕吐，不思饮食，食入即吐，小便黄，大便干，舌红，苔黄腻，脉细数。辨证为胃虚有热、气机上逆，拟降逆止呕、益气清热之法，以橘皮竹茹汤加减，具体方药如下：

陈皮 10g　竹茹 30g　炮姜 5g　大枣 30g
西洋参 5g　法半夏 10g　麦冬 15g　蜜枇杷叶 30g
茯苓 15g　旋覆花 10g　甘草 10g　煅代赭石 30g

4 付，一日一剂，一日三次，每次 100mL。

2021 年 11 月 23 日二诊，患者诉服前方后症状无缓解。诊见：恶心呕吐，不思饮食，口干口苦，烦躁不安，腹胀便秘，舌质红，苔黄腻，花剥苔，脉弦滑数。辨证属少阳阳明合病，拟和解少阳、内泻热结，方以大柴胡汤合大黄甘草汤加减，具体方药如下：

柴胡 15g　大黄 10g　黄芩 10g　麸炒枳实 15g
白芍 10g　生姜 10g　法半夏 10g　大枣 12g
竹茹 30g　滑石 20g　甘草 10g

4 付，一日一剂，一日三次，每次 100mL。

患者服 1 剂后呕吐改善，4 剂尽服后呕吐痊愈，大便已通，仍不思饮食，腹胀满，后以小柴胡汤合香砂六君子汤调理脾胃功能。

按语：呕吐是临床常见症状，基本病机为胃失和降，胃气上逆，治疗以和胃降逆为原则，偏于邪实者，治宜祛邪和胃降逆，邪去则胃和气降，呕吐自止，常用解表、消食、化痰、解郁等法；偏于正虚者，治宜扶正和胃降逆，胃气得复，气机和降，呕吐自愈，常用健运脾胃、益气养阴等法。

此患者呕吐，结合舌苔脉象，当属胃热呕吐，《金匮要略》言："哕逆者，橘皮竹茹汤主之。"故选用橘皮竹茹汤降逆止呃，益气清热。方中陈皮辛温，行气和胃以止呃；竹茹甘寒，清热安胃以止呕，皆为君药；西洋参益肺阴，清虚火，生津止渴；法半夏辛、温，燥湿化痰；麦冬甘、微苦，微寒，润肺清心，泻热生津，化痰止呕；蜜枇杷叶，安胃气，润心肺；茯苓利水渗湿，健脾宁心；煅代赭石为重镇之品，能入心而泻君火，入脾而去湿痰，入肝而平相火；炮姜辛温，和胃止呕，与竹茹合用，清中有温，共为臣药。甘草、大枣助人参益气补中以治胃虚，并调药性，是为佐使药。患者存在便秘，提示病变在里，《伤寒论》云“阳明之为病，胃家实是也”，需考虑存在阳明病症，同时患者存在口苦，烦躁不安，脉弦，《伤寒论》载：“少阳阳明者，发汗，利小便已，胃中燥烦实，大便难是也。”故患者病机为少阳阳明合病，病机明确，治疗处方顺理成章。《伤寒论》言：“呕不止，心下急，郁郁微烦者，为未解也，与大柴胡汤，下之则愈。”故选择大柴胡汤合大黄甘草汤加减。方中柴胡、大黄重用，配黄芩、滑石、竹茹和解清热，以除少阳、阳明热结；芍药柔肝缓急止痛，与大黄相配可治腹中实痛，与枳实相伍可以理气和血，以除心下满痛；半夏和胃降逆，配伍大量生姜，以治呕逆不止；大枣与生姜相配，能和营卫而行津液；甘草缓急和胃，使攻下而不伤正气。

病例二

刘某，女，79岁，退休职工，住院号：012200095。因“直肠癌术后1^+年，呕吐半天”，于2022年1月2日入院。

患者入院前1^+年因大便性状改变，就诊于四川大学华西医院，诊断为直肠癌，行“直肠癌根治术及回肠造瘘术”，术后患者未行后续治疗。9^+月前（2021年3月）患者于华西医院复查，行腹部CT：吻合口旁及直肠周围系膜区见软组织影，左输尿管受累并左肾积水，肝胃韧带区及脾脏内病灶，对比旧片为新发征象。胸部增强CT：双肺多发结节，多系转移肿瘤。患者仍未予以特殊治疗，期间患者因腹胀、纳差、血尿等症状多次于我院住院对症支持治疗，诊断为“恶性肿瘤支持治疗，直肠癌术后复发，便血，泌尿道感染，营养不良，腹腔继发恶性肿瘤，肺继发恶性肿瘤，左侧输尿管继发恶性肿瘤，左肾积水伴输尿管狭窄，回肠造口状态，肠道菌群失调”等。半天前患者受凉后出现呕吐，呕吐 4～5 次，呕吐物为胃内容物，感头昏、心慌，为求进一步治疗遂入院。

入院查体：体温 36.5℃，脉搏 102 次/分，呼吸 19 次/分，血压 151/79mmHg，形体消瘦，全身皮肤黏膜及巩膜无黄染，各浅表淋巴结未扪及肿大。双肺呼吸音稍粗，可闻及少许湿啰音，未闻及明显哮鸣音；心界不大，心律齐，各瓣膜听诊区未闻及病理性杂音；右下腹造口状态，通畅，造瘘口黏膜红润，腹平软，未见胃肠型及异常蠕动波，无压痛、反跳痛，肝脾肋下未及，移动性浊音阴性，肠鸣音存在；双下肢不肿，生理反射存在，病理征未引出。辅助检查：血常规：白细胞数目 11.87×10^{9}/L，红细胞数目 3.48×10^{12}/L，血红蛋白浓度 89g/L，中性粒细胞百分比 92.2%。胸腹部 CT：直肠癌术后：右侧腹壁皮下造瘘口影，右下腹肠曲及直肠可见高密度吻合器影，考虑术后改变；盆腔不规则形软组织密度肿块，与子宫、直肠下端分界不清，侵犯双侧输尿管下段，双肾输尿管扩张积水，骶椎骨质破坏，考虑肿瘤复发；腹膜炎征象，小肠系膜结节，考虑转移；左中腹部小肠梗阻；肝脏转移瘤；脾脏转移瘤；双肺多发结节、肿块，多系转移；双肺散在感染灶，双侧胸腔积液；胸椎骨质破坏，转移?。

入院诊断：直肠癌术后复发、腹腔继发恶性肿瘤、肺继发恶性肿瘤、左侧输尿管继发恶性肿瘤、左肾积水伴输尿管狭窄、回肠造口状态、营养不良、肠道菌群失调。治疗上经给予补液、止呕等治疗后患者呕吐症状缓解不明显。

2022 年 1 月 4 日初诊，诊见：精神萎靡，倦怠乏力，寒热往来，不思饮食，口渴，嘈杂不安，恶心呕吐，腹胀满，舌质红，苔黄腻，脉细滑数。辨证属少阳枢机不利，脾虚气滞证，拟治以和解少阳、健脾和胃，方以小柴胡汤合枳实消痞丸加减化裁，具体方药如下：

柴胡 15g	黄芩 10g	西洋参 8g	半夏 10g
苍术 8g	厚朴 15g	枳实 12g	黄连 5g
竹茹 20g	木香 10g	砂仁 8g	大枣 15g

3 付，一日一剂，一日三次，每次 100mL。

2022 年 1 月 11 日二诊，服上方后患者未再发热及呕吐，诊见：神疲乏力，下肢痿软，饮食少思，渴不欲饮，腹胀，腰部酸软，舌质红，苔黄腻，脉细滑数。辨证为气虚夹湿热，拟补中益气、清热利湿，方以五痿汤加减化裁，具体方药如下：

麸炒白术 30g	西洋参 10g	茯苓 15g	知母 10g
黄柏 10g	薏苡仁 30g	炒山楂 15g	建曲 15g
炒麦芽 30g	麦冬 10g	牛膝 15g	续断 30g
补骨脂 30g	木瓜 15g	炙甘草 10g	

4 付，一日一剂，一日三次，每次 100mL。

按语：患者主症为呕吐，发病有确切外感因素，从患者症状来看符合《伤寒论》“伤寒五六日中风，往来寒热，胸胁苦满，嘿嘿不欲饮食，心烦喜呕，或胸中烦而不呕，或渴，或腹中痛，或胁下痞硬，或心下悸，小便不利，或不渴，身有微热，或咳者，小柴胡汤主之”的描述。患者系老年女性，久病本为脾虚，复感受外邪，少阳枢机不利，则见寒热往来，恶心呕吐，嘈杂不安；脾胃气虚，胃纳不振，则不思饮食；“脾胃为后天之本，气血生化之源”，脾胃虚弱，气血生化不足，则倦怠乏力，故以小柴胡汤合枳实消痞丸化裁治疗。经治疗后，患者未再呕吐，出现脾虚本证，以神疲乏力、下肢痿软为主症，当属“痿病”范畴。《黄帝内经》

对“痿病”的病因病机有较为系统详细的描述，提出了“肺热叶焦”为主要病机的观点和“治痿独取阳明”的基本大法，并根据病因影响脏腑的不同，分为脉痿、肉痿、骨痿、筋痿、皮臂等五痿，并认为痿证主要与肺、胃、肝、肾四脏有关，《医学心悟》给出具体治疗方剂：“五痿汤，治五脏痿。”“肺气热则皮毛先痿而为肺鸣；心气热则脉痿筋纵，不任地；肝气热则筋痿，口苦而痉挛；脾气热则肉痿，肌肤不仁；肾气热则骨痿，腰脊不举。”结合患者症状，其病机为脾虚湿热，故选择五痿汤化裁治疗。

病例三

钟某，女，83岁，农民，住院号：012211367。因“发现肝门部肿块1^{+}月，全身疼痛1天”，于2022年3月23日入院。

1^{+}月前患者因身目黄染、小便黄于我院消化内科住院行腹盆腔CT：肝门部肿块，考虑胆管源性肿瘤可能大，侵及右肝内胆管近端、肝门部胆管、胆总管中上段和胆囊颈部，胆管梗阻扩张；胆囊底壁厚、毛糙，炎性?，其他?，胆囊底高密度影，胆囊壁钙化?，结石?，肝硬化改变；肝右前叶高密度小结节，钙化灶?，其他?，左肾下极微小囊肿。诊断为“肝门部胆管肿瘤、梗阻性黄疸”，患者为求进一步治疗，于某人民医院行手术治疗（具体手术不详），术后患者感疼痛明显，遂于某大学附属医院行“胆道造影术＋胆道球囊扩张术＋胆道支架置入术”，术后患者黄疸逐渐减轻，疼痛可忍受，饮食食欲好转。1天前患者无明显诱因出现疼痛加重，自诉为全身疼痛，食欲差，全身乏力，恶心呕吐，呕吐物为非咖啡色胃内容物，伴头昏、心慌、胸闷，无畏寒发热，无腹泻黑便，起病后病情持续性发作。患者为进一步治疗，遂呼叫急诊120，急诊以“胆管恶性肿瘤、癌痛”收入老年医学科。患者既往有冠心病病史。入院症见：全身疼痛，纳差乏力，恶心呕吐。患者自发病以来精神状态差，饮食量少，睡眠差，体重减轻，小便正常，大便未解。查体：体温 36.6℃，脉搏 128 次/分，呼吸 24 次/分，血压 161/98mmHg，双肺呼吸音低，未闻及明显干湿啰音，心音有力，律齐，各瓣膜听诊区未闻及病理性杂音，腹部膨隆，腹肌柔软，全腹部散在压痛，无反跳痛，双下肢无水肿。辅助检查：心电图：窦性心律，PR 间期延长，左心房扩大；B 型钠尿肽 2639.7pg/mL；心损三项检查为正常，余未见明显异常。

入院诊断：胆道恶性肿瘤、冠状动脉粥样硬化性心脏病、窦性心律、心脏扩大、心功能 IV 级（NYHA 分级）、高血压病 3 级（极高危）。入院后予止痛、营养支持等对症处理。经治疗后患者疼痛控制良好，呕吐频作。

2022 年 3 月 29 日初诊，诊见：呕吐，饮入即吐，腹胀纳差，大便干结，舌质淡，苔黄厚腻，脉弦滑数。四诊合参，辨病位为少阳阳明并病，辨证属痰热内蕴证，治以和解少阳、内泻热结，方以大柴胡汤合金铃子散加减，具体方药如下：

柴胡 40g	黄芩 15g	半夏 15g	赤芍 15g
枳实 12g	生姜 25g	大枣 30g	竹茹 30g
乌梅 18g	延胡索 12g	川楝子 12g	

4 付，一日一剂，一日三次，每次 100mL。

第 1 付药服完后呕吐次数减少，间隔时间延长，第 4 付药服完后患者已无呕吐。

按语：呕吐病名最早见于《黄帝内经》，如《素问・举痛论》："寒气客于肠胃，厥逆上出，故痛而呕也。"《素问・至真要大论》："诸呕吐酸……皆属于热。""少阳之胜，热客于胃，呕酸善饥。""燥湿所胜，民病喜呕，呕有苦。"《黄帝内经》中提出寒、热、湿等外邪是引起呕吐的原因，但后世医家在临证实践过程中认识到呕吐病因多端，除外感邪气，内伤饮食、情志不调、禀赋不足等均可影响于胃，使胃失和降，胃气上逆，发生呕吐。历代医家对于呕吐的治疗有详细论述，如张仲景《金匮要略·呕吐哕下利病脉证治》云："呕而胸满者，吴茱萸汤主之。""呕而肠鸣，心下痞者，半夏泻心汤主之。""诸呕吐，谷不得下者，小半夏汤主之。""呕而发热者，小柴胡汤主之。""呕而反胃者，大半夏汤主之。""胃反，呕而渴欲饮水者，茯苓泽泻汤主之。"明代龚廷贤《寿世保元·呕吐》云："有外感寒邪者，有内伤饮食者，有气逆者，三者皆从藿香正气散加减治之；有胃热者，清胃保中汤；有胃寒者，附子理中汤；有呕吐痰涎者，加减二陈汤；有水寒停胃者，茯苓半夏汤。"这些论述至今仍为呕吐辨证论治的重要依据。

本案患者存在基础疾病，为少阳经属。少阳病不解，病邪传入阳明，化热成实，腑气不通，胃气上逆，则见呕吐、腹胀纳差、大便干结、苔黄厚腻等热结之证，治以清热降逆止吐、和解少阳、通下里实，选方为大柴胡汤合金铃子散加减。大柴胡汤出自《伤寒论·辨太阳病脉证并治》："太阳病，过经十余日，反二三下之，后四五日，柴胡证仍在者，先与小柴胡汤。呕不止，心下急，郁郁微烦者，为未解也，与大柴胡汤，下之则愈。"《金匮要略·腹满寒疝宿食病脉证并治》："按之心下满痛者，此为实也，当下之，宜大柴胡汤。"此案例方中重用柴胡为君药，配臣药黄芩和解清热，以除少阳之邪；轻用大黄配枳实以内泻阳明热结，行气消痞，亦为臣药；赤芍柔木缓急止痛，配伍大黄以治疗腹中实痛，配伍枳实以理气和血，除心下满痛；半夏和胃降逆，配伍大量生姜，以治呕逆不止，共为佐药；大枣与生姜和营卫而行津液，并调和诸药；竹茹清热化痰、除烦止呕；延胡索、川楝子疏肝理气止痛。

腹　痛

病例一

刘某，男，51 岁，住院号：012134314。因“上腹部疼痛 2^+ 小时”，于 2021 年 10 月 9 日入院普外科。

患者于入院前 2^+ 小时无明显诱因突然出现上腹部持续性剧痛，阵发性加剧，无牵扯痛、放射痛，无恶心、呕吐，无畏寒、发热，无腹胀、腹泻，无反酸、嗳气，无呕血、黑便，无尿频、尿急、尿痛，无肉眼血尿。患者遂于我院就诊，行腹部及盆腔 CT 提示：急性胰腺炎、肝脏脂肪变性。急诊遂以“急性胰腺炎”收入住院。患者既往因阑尾炎、胆囊结石行手术治疗，因三次高脂血症性胰腺炎住院治疗后好转出院，平素偶有饮酒。入院症见：寒热往来，腹部硬满而痛，拒按，大便秘结，胸胁苦满，心烦喜呕。入院查体：体温 36.5℃，脉搏 74 次/分，呼吸 20 次/分，血压 148/96mmHg，腹软，上腹部压痛、无反跳痛，余无阳性体征。

入院诊断：高脂血症性胰腺炎。入院后予以抗感染、保肝、抑酸护胃、减轻胰液分泌、抗炎等治疗，经治疗后患者腹痛缓解不明显，监测血糖偏高，多次查电解质提示低钙，血气分析提示代谢性酸中毒，考虑重症胰腺炎，于 2021 年 10 月 11 日转入重症监护室治疗，治疗后腹痛仍缓解不明显，遂寻求中医协助治疗。

2021 年 10 月 14 日初诊，诊见：气息急促，腹满胀痛、拒按，小便色黄，灌肠后解黄色稀便，舌红，苔黄腻，脉滑数。辨证为湿热瘀阻，治以清利湿热、舒肝止痛，方选大柴胡汤合金铃子散，具体方药如下：

柴胡 20g　　黄芩 20g　　枳实 20g　　苍术 20g
厚朴 30g　　大黄 12g　　延胡索 20g　　川楝子 20g
黄连 9g　　莱菔子 30g

7 付，一日一剂，一日三次，口服，每次 50mL，灌肠，每次 250mL。

经中药内服及灌肠 2 天后，患者腹胀、腹痛逐步改善，气息平稳，调整用药频率为每八小时一次，患者病情平稳，于 2021 年 10 月 20 日由重症监护室转至普通病房。

按语：中医学中并无“重症急性胰腺炎”一词，根据重症急性胰腺炎的临床症状和发病特点，可将其纳入中医“腹痛”“胰瘅”“脾心痛”“结胸病”等范畴。其基本病机为本虚标实，多与饮食不节、暴饮暴食、酗酒过度、情志失调、蛔虫窜扰等因素有关。在这些病因的作用和影响下，诱发湿热内蕴、腑气不通、中焦宣泄失司，多表现为肝郁气滞、肝胆湿热、肠胃热结等证候，病情容易进展为热迫肠胃、积热成脓，出现气血运行障碍，阴阳之气不相接，甚至厥脱，危及患者生命安全。

历代医家对急性胰腺炎的中医病名有不同的见解，如《灵枢·厥病》：“厥心痛，痛如以锥针刺其心，心痛甚者，脾心痛也。”“厥心痛，腹胀胸满，心尤痛甚，胃心痛也。”《张氏医通·诸痛门》：“胃心痛者，多由停滞……滞则通之。”《杂病源流犀烛·心病源流》：“腹胀胸满，胃脘当心痛，上支两胁，咽膈不通，胃心痛也。”《三因极一病证方论》卷九：“脾心痛者，如针椎刺其心腹，蕴蕴然气满。”从文献中对胃心痛的症状描述来看，与急性胰腺炎的临床表现比较吻合，“胃心痛”“脾心痛”都属于“厥心痛”，但“脾心痛”疼痛的程度甚于“胃心痛”，似与急性胰腺炎常出现上腹部的剧烈疼痛更为吻合。在本病演变过程中出现的“心腹胀满硬痛而手不可近”“心下痛，按之石硬”以及冷汗淋漓、脉微肢厥等病象，又与中医之“结胸”“厥脱”等病证相似。《伤寒论·辨太阳病脉证并治》载：“太阳病，脉浮而动数……医反下之……心下因硬，则为结胸，大陷胸汤主之。”“太阳少阳并病，而反下，成结胸，心下痛，下利不止，水浆不下，其人心烦。”“太阳病，重发汗，而复下之……从心下至少腹满而痛，不可近者，大陷胸汤主之。”可以看出，“结胸”一病多因太阳病、太阳少阳并病误下，表热内陷或实邪传里，与胸中水饮互结而成。因此把急性胰腺炎归入“结胸”范畴似有不妥，但急性胰腺炎的治疗以祛除里热实邪为主，与“结胸”的治则相同，故用于治疗“结胸”的大柴胡汤和大陷胸汤同样可以用以治疗急性胰腺炎。

急性胰腺炎的发病可由多种病因引起，编者通过多年临床实践总结为：此病病位在脾胃，与肝胆关系密切；基本病机为气滞、湿热、积热壅阻中焦，气机不利，不通则痛，以实证、热证为主。《金匮要略》载：“按之心下满痛者，此为实也，当下之，宜大柴胡汤。”《素问病机气宜保命集》云：“诸心痛者，皆少阴经气上冲也，有热厥心痛者，身热足寒……当灸太溪及昆仑；灸毕服金铃子散。”“治热厥心痛，或发或止，久不愈者，当用金铃子散。金铃子、延胡索各一两，上为细末，每服三钱，酒调下。”故治疗以大柴胡汤合金铃子散化裁治疗。方中大黄泄下攻积、清热解毒，枳实、厚朴行气消积、化痰除痞，莱菔子消食除胀、降气化痰，四者配伍起泻热除积、利气消痞之功；黄芩、黄连泻火清热，柴胡解表升阳、疏肝胆之郁，均入少阳胆经，配伍可有效改善少阳实证；延胡索、川楝子疏肝行气止痛。诸药合用，共奏通腑泄热、行气消积、疏肝止痛之功。

病例二

王某，男，85 岁，农民，住院号：012207201。因“被发现不能言语、左侧肢体活动不利 3^{+} 小时”，于 2022 年 2 月 25 日入院神经内科。

患者于入院当日凌晨 3 点被家属发现双眼凝视、不能言语，呼之能应，左侧肢体活动不利，无意识障碍，无口吐白沫，无大小便失禁，无肢体抽搐，遂呼叫 120，由 120 医生接回医院行急诊 CT 检查后，以“脑梗死”收入住院。患者既往有高血压病史。入院查体：体温 36.3℃，脉搏 120 次/分，呼吸 20 次/分，血压 139/94mmHg，营养中等，急性危重病容，神志嗜睡，查体欠合作，口唇稍发绀，心界有扩大，心率 147 次/分，心率绝对不齐，心音强弱不等，各瓣膜听诊区未闻及病理性杂音，双肺呼吸音粗糙，双下肺呼吸音稍弱，双下肺闻及散在湿啰音，腹部膨隆，腹肌紧张，全腹部有压痛、反跳痛，墨菲氏征阴性，肠鸣音正常。神经系统查体：神志嗜睡，查体欠合作，口齿不清晰，构音障碍，双眼右侧凝视，双侧瞳孔等大、等圆，直径约 0.3 厘米，直接、间接对光反射灵敏，左侧肢体肌张力增高、左上肢肌力 2 级、左下肢肌力 3 级，右侧肢体肌张力正常、肌力 4～5 级，病理征未引出。NIHSS 评分：10 分；发病前 mRS 评分：0 分。辅助检查：入院随机指尖血糖 6.3mmol/L。急诊头颅 CT：脑内多发腔梗灶，脑萎缩，脑白质脱髓鞘改变；胸部 CT：双肺少许炎症，双肺下叶少许不张，双侧胸腔少量积液，心脏增大，冠脉钙化；腹部 CT：胆囊结石，胆囊炎，伴周围腹膜炎征象，腹盆腔少量积液，双肾囊肿，前列腺少许钙化；心脏彩超：双房长大、左室肥厚，主动脉及肺动脉增宽，心包腔微量积液，三尖瓣返流（中度），主动脉瓣、二尖瓣返流（轻度），左室收缩功能测值正常；颈部血管彩超：右侧颈内动脉频谱呈高阻（不排除远端梗阻），双侧颈外动脉起始部粥样硬化斑。

入院诊断：脑梗死（大脑动脉栓塞性脑梗死）、心源性栓塞、心房扑动、细菌性肺炎、胸腔积液、胆囊结石伴胆囊炎、高血压病2级（高危）、高血压性心脏病、心脏扩大。入院后予以抗感染、改善脑循环、促进神经功能恢复、抗凝等治疗，完善头颅MRI示：右侧侧脑室后角旁、右侧半卵圆中心急性缺血腔梗灶，脑内多发腔梗灶，部分为陈旧性病灶，脑内多发微出血，左侧侧脑室旁脑软化灶，灶周含铁血黄素形成，脑萎缩，脑白质脱髓鞘改变；头颅MRA示：脑动脉粥样硬化，右侧颈内动脉虹吸部、右侧大脑中动脉M2段稍明显，管腔狭窄，右侧大脑中动脉远端分支减少；3DASL：右侧额颞枕顶叶灌注明显减低、有代偿，左侧枕叶灌注稍减低。经治疗后，患者神经清楚，口齿不清，左侧肢体活动不利，腹胀、腹痛。复查头颅CT：结合2022年2月26日头颅MRI片分析：脑内多发腔梗灶；脑萎缩，脑白质脱髓鞘改变；复查上腹部CT：与2022年2月25日腹部片比较，提示胆囊结石、胆囊炎，伴周围腹膜炎征象，腹腔少量积液；双肾囊肿；肝脏右叶囊肿。因腹痛、腹胀，经常规治疗后缓解不明显，寻求中医治疗。

2022年3月1日初诊，诊见：言语不利，左侧肢体活动不利，腹满痛、拒按，小便色黄，大便2～3日一解、干结，舌质淡红，苔黄腻，脉弦滑数。辨证为少阳阳明合病，治以和解少阳、内泻热结，方选大柴胡汤合金铃子散合二金汤加减，具体方药如下：

柴胡 25g	赤芍 12g	枳实 20g	厚朴 15g
法半夏 6g	黄芩 12g	大黄 8g	延胡索 15g
川楝子 15g	海金沙 30g	炒鸡内金 30g	

2 付，一日两剂，每 3 小时一次，每次 80mL。

上方服后腹胀明显缓解、腹痛稍缓解，大便稍通畅，舌苔脉象同前，守方 3 剂后未再腹胀、腹痛。

按语：患者以腹胀、腹痛为主症就诊，归属于中医“腹痛”范畴。腹痛为临床常见的病证，四季皆可发生。《内经》最早提出腹痛病名，《素问·举痛论》首次提出五脏痛：“其痛或卒然而止者，或痛甚不休者，或痛甚不可按者，或按之而痛止者，或按之无益者，或喘动应手者，或心与背相引而痛者，或胁肋与少腹相引而痛者，或腹痛引阴股者，或痛宿昔而成积者，或卒然痛死不知人，有少间复生者，或痛而呕者，或腹痛而后泄者，或痛而闭不通者，凡此诸痛，各不同形，别之奈何?”提出五脏痛的形态各有不同。又曰：“寒气客于肠胃之间，膜原之下，血不得散，小络引急，故痛……热气留于小肠，肠中痛，瘅热焦渴，则坚干不得出，故痛而闭不通矣。”提出寒邪、热邪客于肠胃可引起腹痛，并提出腹痛的发生与脾、胃、大小肠等脏腑有关。《金匮要略·腹满寒疝宿食病脉证治》对腹痛的病因病机和症状论述颇详，并提出了虚证和实证的辨证要点，如谓：“病者腹满，按之不痛为虚，痛者为实，可下之。舌黄未下者，下之黄自去。”“腹满时减，复如故，此为寒，当与温药。”前条还明确指出了攻下后“黄苔”消退与否是验证肠胃积滞是否清除的标志，同时还创立了许多行之有效的治法方剂。《诸病源候论·腹痛病诸候》首次将腹痛作为单独证候进行论述，并有急慢腹痛之论。《医学发明》明确提出了“痛则不通”的病理学说，并在治疗上确立了“痛随利减，当通其经络，则疼痛去矣”的治疗大法，对后世产生很大影响。

内科腹痛作为临床上的常见症状，可见于西医学的许多疾病当中，如急慢性胰腺炎、胃肠痉挛、不完全性肠梗阻、结核性腹膜炎、腹型过敏性紫癜、肠易激综合征、消化不良性腹痛等。腹痛的病因病机，不外寒、热、虚、实、气滞、血瘀等六个方面，但其间常常相互联系，相互影响，相因为病，或相兼为病，病变复杂。如寒邪客久，郁而化热，可致热邪内结腹痛；气滞日久，可成血瘀腹痛等。腹痛的部位在腹部，脏腑病位或在脾，或在肠，或在气在血，或在经脉，需视具体病情而定，所在不一。形成本病的基本病机是脏腑气机不利，经脉气血阻滞，脏腑经络失养，不通则痛。腹痛的治疗以“通”为大法进行辨证论治：实则泻之，虚则补之，热者寒之，寒者热之，滞者通之，瘀者散之。腹痛以“通”为治疗大法，系据腹痛“痛则不通，通则不痛”的病理生理而制定的。肠腑以通为顺，以降为和，肠腑病变而用通利，因势利导，使邪有出路，腑气得通，腹痛自止。但通常所说的治疗腹痛的通法，属广义的“通”，并非单指攻下通利，而是在辨明寒热虚实而辨证用药的基础上适当辅以理气、活血、通阳等疏导之法，标本兼治，如《景岳全书·心腹痛》曰：“凡治心腹痛证，古云痛随利减，又曰通则不痛，此以闭结坚实者为言。若腹无坚满，痛无结聚，则此说不可用也。其有因虚而作痛者，则此说更如冰炭。”《医学真传·腹痛》谓：“夫通则不痛，理也。但通之之法，各有不同，调气以和血，调血以和气，通也；下逆者使之上行，中结者使之旁达，亦通也；虚者助之使通，寒者温之使通，无非通之之法也。若必以下泄为通，则妄矣。”

腹痛可由多种病因引起，且相互兼杂，互为因果，共同致病，以寒热虚实、在气在血为辨证纲领，以脏腑气机不利、经脉气血阻滞、脏腑经络失养、不通则痛为基本病机。腹痛病位在腹，诊断时应注意与胃痛，尤其是外科腹痛、妇科腹痛等相鉴别。腹痛有大腹、胁腹、少腹、小腹之分，病变涉及脾、大小肠、肝胆、肾、膀胱等脏腑，并涉及多经脉，在辨证时应综合考虑。腹痛的治疗以“通”为大法，进行辨证论治。实则泻之，虚则补之，热者寒之，寒者热之，滞者通之，瘀者散之，不得认为“通”即是单纯攻下。

本案患者腹满痛、拒按，大便2～3日一解、干结，舌质淡红，苔黄腻，脉弦滑数，四诊合参，辨证为少阳阳明合病，故以大柴胡汤合金铃子散合二金汤加减治疗。大柴胡汤系小柴胡汤去人参、甘草，加大黄、枳实、赤芍而成，亦是小柴胡汤与小承气汤两方加减合成，是和解为主与泻下并用的方剂。小柴胡汤为治伤寒少阳病的主方，因兼阳明腑实，故去补益胃气之人参、甘草，加大黄、枳实、赤芍以治疗阳明热结之证。因此，本方主治少阳阳明合病，仍以少阳为主。在治法上，病在少阳，本当禁用下法，但与阳明腑实并见的情况下，就必须表里兼顾。

《汉方简义》指出：“发热汗出，谓发热，自汗出也。系伤寒已传阳明之候，再见呕吐，则更入少阳，且与阳明并病也。阳明之腑属胃，夫惟邪入胃腑而化热，故犯胃中则呕吐，犯上则痞硬，犯下则泄利，无非邪热入胃之所致，故宜攻下。然不用调胃承气而独任大柴胡，盖由呕吐一症，止见于太、少二阳，今既伤寒，又曰汗出，则知伤寒非太阳之伤寒，而呕吐为少阳之呕吐矣。故用姜、半扶胃阳以平呕，芩、芍抑邪热以止利，枳以消痞，枣以生津，然后使轻芳之柴胡策外，沉雄之大黄靖内，一切姜、半、芩、芍、枳、枣为佐辅以成功。其邪之在阳明、少阳者，均得而解散矣。方名大柴胡者，即由柴胡汤加芍药、枳实、大黄而扩之使大云。”大柴胡汤主治少阳阳明合病，《伤寒论·少阳病篇》载：“伤寒发热，汗出不解，心中痞硬，呕吐而下利者，大柴胡汤主之。”《医方集解》云：“少阳固不可下，然兼阳明腑实则当下。”

《金匮要略·腹满寒疝宿食病脉证并治》云："按之心下满痛者，此为实也，当下之，宜大柴胡汤。"《金匮玉函经二注》云："柴胡，表药也，非有外邪，无取两解。乃必出于此者，正以实则必满，按则必痛，以至内发热，津液耗而元气下陷，势所必致也。"

本案组方中重用柴胡为君药，配臣药黄芩和解清热，以除少阳之邪；轻用大黄配枳实以内泻阳明热结，行气消痞，亦为臣药；赤芍柔肝缓急止痛，与大黄相配可治腹中实痛，与枳实相伍可以理气和血，以除心下满痛；半夏、厚朴和胃降逆，川楝子、延胡索行气止痛，鸡内金、海金沙健脾除湿，共为佐药。总之，本方既不悖于少阳禁下的原则，又可和解少阳，内泻热结，使少阳与阳明合病得以双解，可谓一举两得。

泄 泻

病例一

杜某，男，69岁，住院号：012137164。因"外伤致头昏头痛1天，加重伴呼之不应2小时"，于2021年11年2日入院神经外科。

据急诊科医师叙述，入院前1天，患者在养老院摔倒受伤，具体受伤机制不详，伤后患者出现头昏头痛，未予诊治，休息后症状无缓解。2小时前患者症状加重，伴呼之不应，恶心呕吐数次，呕吐胃内容物，呕吐呈非喷射状，无二便失禁，无四肢抽搐，无口吐白沫，急诊送入我院求治，完善头部CT等检查后，急诊拟诊断为“脑外伤”收入院。入院查体：体温 36.2℃，脉搏 85 次/分，呼吸 26 次/分，血压 152/86mmHg，神志昏睡，查体不合作，呼之不应，疼痛刺激睁眼，全身皮肤散在青紫、瘀斑，双侧瞳孔等大、等圆，直径约 0.2 厘米，直接、间接对光反射迟钝，四肢肌张力正常、左侧肢体肌力 3 级、右侧肢体肌力约 2 级，双下肢病理征（±），余神经系统查体不能配合完成。辅助检查：急诊头颅 CT：脑实质肿胀，密度减低；双侧额颞顶叶多发血肿，占位效应明显，合并脑疝形成可能；蛛网膜下腔出血，鞍区结节?，右侧额部硬膜下积液；左侧额部薄层硬膜下血肿；枕骨右侧、右侧颞枕骨交界区骨折。急诊胸部 CT：双肺下叶感染灶；双肺钙化灶；心脏增大，冠脉钙化；双侧胸膜增厚；右侧第 12 肋、腰 2 双侧横突骨折可能；胸 4、7 椎体压缩骨折改变。

入院诊断：脑疝，双侧额颞顶叶多发性脑血肿，创伤性蛛网膜下出血，左侧额部创伤性急性硬膜下出血，颅骨多发性骨折，颅骨多发性骨折，胸 4、7 椎体压缩性骨折。入院后积极完善各项相关检查，经给予防治感染、脱水、止血、抑酸、促脑功能康复、补液等对症治疗，于 2021 年 11 月 11 日局麻下行左侧额颞叶颅内血肿硬通道微创穿刺引流术。术后予以抗感染、促脑功能康复、改善胃肠道功能、抑酸、脱水、营养支持、补液等对症治疗，经治疗后患者反复出现腹泻，予西药止泻对症治疗无明显改善，遂寻求中医治疗。

2021 年 11 月 30 日初诊，诊见：发热，痰多，周身水肿，腹泻，稀便，下利臭秽，一日约 10 次，舌红，苔黄腻，脉滑数。辨证属里热证，拟解表清里、健脾渗湿，方选葛根芩连汤合苓桂术甘汤加减，具体方药如下：

葛根 30g　酒黄芩 15g　酒黄连 9g　茯苓 20g

桂枝 10g　白术 15g　生姜 12g　生甘草 6g

4 付，一日一剂，一日三次，每次 100mL。

2021 年 12 月 4 日二诊，诊见：热退，仍泄泻，下利清稀，舌淡，苔少，脉沉细数，周身水肿明显，四肢欠温。辨证属脾肾虚寒，拟温脾补肾、涩肠固脱，方选真人养脏汤加减，具体方药如下：

人参 10g　当归 10g　炒白术 30g　肉豆蔻 10g

肉桂 10g　木香 10g　白芍 30g　炙甘草 10g

煨诃子 30g　乌梅 30g　补骨脂 15g　吴茱萸 4.5g

五味子 15g　炮姜 5g

6 付，一日一剂，一日三次，每次 100mL。

2021 年 12 月 10 日三诊，诊见：泄泻次数减少，下利清谷，夜间尤甚，周身肿胀，微热汗出，四肢不温，舌淡，苔薄白，脉沉细数。辨证属脾肾虚寒，治以温肾暖脾，方选四逆汤合四神丸加减，具体方药如下：

白附片 15g　炮姜 10g　炙甘草 10g　补骨脂 15g

肉豆蔻 10g　吴茱萸 6g　五味子 15g　芡实 30g

白及 30g　大枣 15g

2 付，一日一剂，一日三次，每次 100mL。

上方服后，患者未再腹泻，热退汗止，四肢温。

按语：本案患者以腹泻为主症求诊，当从中医学“泄泻”论治。《内经》称本病证为“鹜溏”“飧泄”“濡泄”“洞泄”“注下”“后泄”等，且对本病的病机有较全面的论述，如《素问·生气通天论》曰：“因于露风，乃生寒热，是以春伤于风，邪气留连，乃为洞泄。”《素问·阴阳应象大论》曰：“清气在下，则生飧泄。”

“湿胜则濡泻。”《素问·举痛论》曰：“寒气客于小肠，小肠不得成聚，故后泄腹痛矣。”《素问·至真要大论》曰：“诸呕吐酸，暴注下迫，皆属于热。”说明风、寒、热、湿均可引起泄泻。《素问·太阴阳明论》指出：“饮食不节，起居不时者，阴受之……阴受之则人五脏……下为飧泄。”《素问·举痛论》指出：“怒则气逆，甚则呕血及飧泄。”说明饮食、起居、情志失宜，亦可发生泄泻。另外《素问·脉要精微论》曰：“胃脉实则胀，虚则泄。”《素问·脏气法时论》曰：“脾病者……虚则腹满肠鸣，飧泄食不化。”《素问·宣明五气》谓：“五气所病……大肠小肠为泄。”说明泄泻的病变脏腑与脾、胃、大小肠有关。《黄帝内经》关于泄泻的理论体系，为后世奠定了基础。张仲景将泄泻和痢疾统称为下利。《金匮要略·呕吐哕下利病脉证治》中将本病分为虚寒、实热积滞和湿阻气滞三型，并且提出了具体的证治，如“下利清谷，里寒外热，汗出而厥者，通脉四逆汤主之”“气利，诃梨勒散主之”，指出了虚寒下利的症状，以及治疗当遵温阳和固涩二法。又说：“下利三部脉皆平，按之心下坚者，急下之，宜大承气汤”“下利谵语，有燥屎也，小承气汤主之”，提出对实热积滞所致的下利，采取攻下通便法，即所谓“通因通用”法。篇中还对湿邪内盛，阻滞气机，不得宣畅，水气并下而致“下利气者”，提出“当利其小便”，以分利肠中湿邪，即所谓“急开支河”之法。张仲景为后世泄泻的辨证论治奠定了基础。《三因极一病证方论·泄泻叙论》从三因学说角度全面分析了泄泻的病因病机，认为不仅外邪可导致泄泻，情志失调亦可引起泄泻。《景岳全书·泄泻》说：“凡泄泻之病，多由水谷不分，故以利水为上策。”《医宗必读·泄泻》在总结前人治泄经验的基础上，提出了著名的治泄九法，即淡渗、升提、清凉、疏利、甘缓、酸收、燥脾、温肾、固涩，其论述系统而全面，是泄泻治疗学上的一大发展。

泄泻的病因有外感、内伤之分，外感之中湿邪最为重要，脾恶湿，外来湿邪最易困阻脾土，致脾失健运，升降失调，水谷不化，清浊不分，混杂而下，形成泄泻，其他诸多外邪只有与湿邪相兼，方能致泻。内伤当中脾虚最为关键，泄泻的病位在脾、胃、肠，大小肠的分清别浊和传导变化功能可以用脾胃的运化和升清降浊功能来概括，脾胃为泄泻之本，脾主运化水湿，脾胃当中又以脾为主，脾病脾虚，健运失职，清气不升，清浊不分，自可成泄，其他诸如寒、热、湿、食等内、外之邪，以及肝、肾等脏腑所致的泄泻，都只有在伤脾的基础上，导致脾失健运时才能引起泄泻。同时，在发病和病变过程中外邪与内伤、外湿与内湿之间常相互影响，外湿最易伤脾，脾虚又易生湿，互为因果。如《杂病源流犀烛·泄泻源流》说："湿盛则飧泄，乃独由于湿耳。不知风寒热虚，虽皆能为病，苟脾强无湿，四者均不得而干之，何自成泄？是泄虽有风寒热虚之不同，要未有不源于湿者也。"《景岳全书·泄泻》说："若饮食失节，起居不时，以致脾胃受伤，则水反为湿，谷反为滞，精华之气不能输化，乃致合污下降而泻痢作矣。""凡遇怒气便作泄泻者，必先以怒时夹食，致伤脾胃，故但有所犯，即随触而发，此肝脾二脏之病也。盖以肝木克土，脾气受伤而然。""泄泻之本，无不由于脾胃。"说明泄泻的基本病机是脾虚湿盛致使脾失健运，大小肠传化失常，升降失调，清浊不分。辨病当辨虚实、寒热、暴泄与久泄。

患者初诊时发热、泄泻、下利臭秽，泄泻病程短，结合舌脉，当属实证、热证、暴泄，故方选葛根芩连汤，该方出自《伤寒论·太阳病脉证并治》："太阳病，桂枝证，医反下之，利遂不止，脉促者，表未解也，喘而汗出者，葛根黄芩黄连汤主之。"清尤怡

《伤寒贯珠集》亦云："太阳中风发热，本当桂枝解表，而反下之，里虚邪入，利遂不止，其证则喘而汗出。夫促为阳盛，脉促者，知表未解也。无汗而喘，为寒在表；喘而汗出，为热在里也。是其邪陷于里者十之七，而留于表者十之三，其病为表里并受之病，故其法亦宜表里双解之法……葛根解肌于表，芩、连清热于里，甘草则合表里而并和之耳。盖风邪初中，病为在表，一入于里，则变为热矣。故治表者，必以葛根之辛凉；治里者，秘以芩、连之苦寒也。"清柯琴《伤寒来苏集·伤寒附翼》记载："桂枝证，脉本缓，误下后而反促，阳气重可知。邪束于表，阳扰于内，故喘而汗出；利遂不止者，此暴注下迫，属于热，与脉微弱而协热利者不同。表热虽未解，而大热已入里，故非桂枝、芍药所能和，亦非厚朴、杏仁所能解矣。故君气轻质重之葛根，以解肌而止利，佐苦寒清肃之芩、连，以止汗而除喘，用甘草以和中。先煮葛根，后内诸药，解肌之力优，而清中之气锐，又与社中逐邪法迥殊矣。"葛根芩连汤外疏内清，表里同治，为治疗协热下利常用方剂，方中葛根辛甘而凉，入脾胃经，既能解表退热，又能升举脾胃清阳之气而治下利，故为君药；黄连、黄芩清热燥湿、厚肠止利，故为臣药；甘草甘缓和中，调和诸药，为佐使药；加用生姜，归脾胃经，加强葛根解表退热、升脾胃清阳之气之功效。因患者周身水肿明显，故予以加用苓桂术甘汤以健脾渗湿、利水消肿。

二诊时患者热退，下利清稀，四肢欠温，湿热积滞已去，当以温脾补肾、涩肠固脱，故方选真人养脏汤，该方出自《太平惠民和剂局方》："治大人小儿肠胃虚弱，冷热不调，脏腑受寒，下痢赤白，或便脓血，有如鱼脑，里急后重，脐腹绞痛，日夜无度，胸膈痞闷，胁肋胀痛，全不思食，及治脱肛坠下，酒毒便血，诸药不效者，并皆治之。"《医方考》："下痢日久，赤白已尽，虚寒脱肛者，此方主之。甘可以补虚，故用人参、白术、甘草；温可以养脏，故用肉桂、豆蔻、木香；酸可以收敛，故用芍药；涩可以固脱，故用粟壳、诃子。是方也，但可以治虚寒气弱之脱肛耳。若大便燥结，努力脱肛者，则属热而非寒矣，此方不中与也，与之则病益甚。”

久泻久痢，积滞虽去，但脾肾虚寒、肠失固摄，以致大便滑脱不禁，甚至中气下陷，脱肛坠下；脾肾虚寒，气血不和，故腹痛喜温喜按；脾虚气弱，运化失司，则倦怠食少。病虽以脾肾虚寒为本，但已至滑脱失禁，非固涩则泻痢不能止，治当涩肠固脱治标为主，温补脾肾治本为辅。方中肉豆蔻温中涩肠，诃子苦酸温涩，功专涩肠止泻，乌梅、五味子涩肠止泻，体现“急则治标”“滑者涩之”之法。然固涩之品仅能治标塞流，不能治本，故以肉桂温肾暖脾，人参、白术补气健脾，加之补骨脂温脾补肾，炮姜、吴茱萸温中散寒，温补脾肾以治本。泻痢日久，每伤阴血，甘温固涩之品，易壅滞气机，故又佐以当归、白芍养血和血，木香调气醒脾，共成调气和血，既治下痢腹痛后重，又使全方涩补不滞。甘草益气和中，调和诸药，且合参、术补中益气，合白芍缓急止痛，为佐使药。综观全方，具有标本兼治，重在治标；脾肾兼顾，补脾为主；涩中寓通，补而不滞等配伍特点。

三诊时患者泄泻减少，为下利清谷，结合病程舌脉，已为虚证、寒证、久泄，方选四逆汤合四神丸以温肾暖脾，涩肠止泻，四逆汤出自《伤寒论》：“吐利汗出，发热，恶寒，四肢拘急，手足厥冷者，四逆汤主之。”而四神丸出自《内科摘要》：“治脾肾虚弱，大便不实，饮食不思。”两方合用，以达温肾暖脾、涩肠止泻之功。方中白附片大辛大热，上助心阳以通脉，中温脾阳而散寒，下补肾火而回阳，可峻补元阳；炮姜辛热，温中散寒，温阳守中，回阳通脉，与附子合用，相得益彰，能增强回阳救逆之功；炙甘草补脾阳，益肾阳，后天与先天互助，且调和药性以防姜、附燥烈伤阴，尽显佐助佐制之能；补骨脂补命火，散寒邪；肉豆蔻、芡实温暖脾胃、涩肠止泻；吴茱萸温中散寒；五味子收敛固涩；大枣补益脾胃；加用白及以取其收敛、消肿之功。

病例二

杨某，女，68岁，住院号：012139830。因“大面积脑梗死去骨瓣减压术后2^{+}月”，于2021年11月25日入院神经外科。

入院前2^{+}月，患者因“右侧额颞顶枕大面积脑梗死”在我院行“右侧额颞顶部颅骨开瓣去骨瓣减压术、硬脑膜修补术”，术后好转出院，出院后仍遗留混合性失语、左侧肢体无力等症状，目前为行“颅骨修补术”遂来我院就诊，在门诊拟诊断为“脑梗死恢复期”收入院。患者2^{+}年前因“小脑梗死、心房纤颤、高血压病”在我院住院治疗。入院症见：嗜睡，精神一般，带入金属气管导管、胃管、尿管，右侧额颞顶部术区脑组织塌陷良好，颅内压不高，混合性失语，左侧肢体无力，面色如常，口唇无发绀，大便正常。入院查体：体温36.1℃，脉搏103次/分，呼吸20次/分，血压132/99mmHg，神志嗜睡，查体部分合作，混合性失语，右侧额颞顶部见一10厘米×8厘米颅骨缺损，术区脑组织塌陷明显，双瞳等大、等圆，直径约0.3厘米，直接、间接对光反射灵敏，无眼球震颤，面部感觉正常，双侧额纹对称，闭目正常，双侧鼻唇沟等深，示齿时口角无歪斜，伸舌稍右偏，左侧肢体痛觉、温度觉、触觉稍减弱，四肢肌张力不高，疼痛刺激左侧肢体肌力约1级、右侧肢体4级，病理征未引出。

入院诊断：右侧额颞顶部颅骨缺损、右侧额颞顶枕部大面积脑梗死恢复期、右侧基底节区脑梗死、心房颤动、高血压病1级。入院后完善相关检查：头颅CT：与2021年10月27日CT片比较：右侧额颞顶部术后，术区颅骨缺如；右侧额颞顶叶、右侧岛叶、右侧基底节区侧脑室旁低密度影，大致同前；左侧小脑半球、左侧额叶软化灶变化不明显；左侧半卵圆中心及侧脑室旁腔梗灶。胸部CT：与2021年10月27日CT片比较：双肺少许慢性炎症；双肺下叶支气管管壁增厚，管腔少许液体潴留；左侧冠脉钙化；双侧胸膜稍厚。生化检查（肝肾功能、电解质）：尿素3.3mmol/L，肌酐38.1umol/L，钾3mmol/L，钠133mmol/L，丙氨酸氨基转移酶25U/L，天门冬氨酸氨基转移酶32U/L，白蛋白31.1g/L；凝血测定：凝血酶原时间12.2秒，纤维蛋白原浓度3.24g/L，活化部分凝血活酶时间27.8秒，国际标准化比值1.04；血常规：白细胞数目8.59×10^{9}/L，红细胞数目4.68×10^{12}/L，血红蛋白浓度126g/L，红细胞压积0.389，中性粒细胞百分比75.2%，血小板数目386×10^{9}/L。治疗上予以改善脑代谢、化痰、脑卒中二级预防及补液治疗，并行颅骨修补术。患者入院腹泻明显，经给予止泻等治疗后缓解不明显，故寻求中医治疗。

2021年11月30日初诊，诊见：神昏，泄泻，水样便，每日6～8次，腹部冷，舌淡红，苔薄白，脉沉细。辨证属中焦虚寒，拟温中散寒，方选附子理中汤加茯苓，具体方药如下：

白附片15g　干姜10g　人参10g　炒白术15g

茯苓15g　生甘草6g

4付，一日一剂，一日三次，每次50mL。

2021年12月8日二诊，患者泄泻次数有所减少，每日3～5次，仍腹部冷，舌淡红，苔薄白，脉沉细，予以守方2剂。

2021年12月10日三诊，诊见：仍腹泻，水样便，夜间腹泻为主，舌淡红，苔薄白，左脉沉细，右脉细数。辨证属中焦虚寒、脾肾阳虚，拟温肾暖脾，方选附子理中汤合四神丸，具体方药如下：

白附片 15g　　炮姜 10g　　人参 10g　　炒白术 15g
茯苓 15g　　生甘草 6g　　补骨脂 15g　　肉豆蔻 10g
吴茱萸 6g　　五味子 15g　　大枣 15g

2 付，一日一剂，一日三次，每次 50mL。

经治疗后，患者腹泻次数减少，大便较前成形，腹部较前暖，守方 6 剂而愈。

按语：患者泄泻，水样便，腹部冷，结合此次泄泻病程久，舌淡红，苔薄白，脉沉细，当为虚证、寒证、久泄。初诊方用附子理中汤，出自《三因极一病证方论》，具有温阳祛寒、补气健脾之功效，方中附子、干姜温胃散寒，人参补气益脾，白术健脾燥湿，茯苓健脾益气、利水渗湿，和中补土。二诊时泄泻次数减少，仍腹部冷，故守方。三诊时仍腹泻，腹部冷，腹泻以夜间明显，续用附子理中汤，易干姜为炮姜，“守而不走”，温中止泻力量更强；合用四神丸，该方出自《内科摘要》：“治脾肾虚弱，大便不实，饮食不思。”方中补骨脂补命火，散寒邪；吴茱萸温中散寒；肉豆蔻温暖脾胃、涩肠止泻；五味子收敛固涩；大枣补益脾胃。两方合用，共奏温肾暖脾、涩肠止泻之功。

病例三

王某，男，61 岁，退休人员，住院号：012213550。因“食管癌放化疗后 2 月余，术后 1 周”，于 2022 年 4 月 6 日入院肿瘤科。

2021 年 12 月，患者因受凉后出现腹胀伴呕吐，行胸部 CT：主动脉弓平面至气管隆突平面食管管壁稍厚，强化稍欠均匀，食管旁右锁骨下动脉起始部后方一枚增大淋巴结显示，气管隆突前、左侧腋窝淋巴结稍大，左肺上叶前段淡薄微小结节；腹部CT：不均质脂肪肝可能，胆囊结石，脾脏未见确切显示，脾脏区域多个小结节，双肾周桥隔增厚，慢性炎症可能，前列腺钙化，肠系膜根部密度增高；胃镜：食管新生物，性质？（镜下止血1次），慢性非萎缩性胃炎伴糜烂；食管新生物病检：〈食管〉鳞状细胞癌，免疫组化：GST-π（+）、LRP（+）、P53（+++）、TOPOII（++）、5-FU（++）、Ki67（+，约60%）。于四川省肿瘤医院住院治疗，行2周期新辅助化疗及放疗（具体不详），排除手术禁忌，于2022年3月28日在全麻下行“胸腔镜下三切口食管癌根治术”，手术顺利，术后患者禁食禁水，持续胃肠减压，不能经口进食，遂给予肠内、肠外营养支持治疗，抗感染等对症支持治疗。术后病理回示：〈食管及肿瘤〉鳞状上皮增生伴固有间质少许淋巴细胞浸润，未见确切癌残留；〈贲门及部分胃〉未见确切癌累及；送检“胃周淋巴结”1/3枚，查见癌转移；NO.106recR淋巴结1枚，查见癌转移；NO.109L淋巴结2枚，NO.105淋巴结1枚，NO.107淋巴结2枚，NO.106tbL淋巴结3枚，NO.106recL淋巴结1枚，NO.111淋巴结2枚，NO.110淋巴结2枚，NO.19淋巴结2枚，NO.11淋巴结1枚，NO.9淋巴结1枚，NO.7淋巴结1枚，呈反应性增生；N0.108淋巴结、N0.20淋巴结送检为纤维脂肪组织，未见癌累及；食管残端未见癌累及。因患者术后存在进食障碍，需行营养管理，遂于我院住院治疗。

入院查体：体温36.5℃，脉搏133次/分，呼吸21次/分，血压118/90mmHg，身高170厘米，体重60.5公斤，体表面积1.7平方米，心肺腹查体无阳性体征。

入院诊断：食管胸下段鳞状细胞癌术后（ypTxN1M0），营养风险。入院后予以益气扶正、营养支持等对症治疗，经治疗后患者因腹胀腹泻、纳差，遂寻求中医治疗。

2022 年 4 月 15 日初诊，诊见：面色萎黄，倦怠乏力，少气懒言，食已即满，大便稀溏，舌质淡，水滑苔白腻，脉沉细滑。辨证为中焦虚寒夹湿，治以温中散寒、健脾利湿，方选理中汤合胃苓汤加减，具体方药如下：

人参 5g	炒白术 30g	干姜 10g	炒苍术 15g
厚朴 15g	陈皮 15g	桂枝 15g	泽泻 20g
茯苓 30g	猪苓 15g	大枣 30g	炙甘草 10g
生姜 10g			

6 付，一日一剂，每次 100mL，鼻饲，每八小时一次。

2022 年 4 月 27 日二诊，服药后患者已无腹泻，腹胀稍缓解，已拔除胃管。诊见：面色萎黄，倦怠乏力，少气懒言，腹胀，饮食少思，食入即满，嘈杂不安，虚坐努责、大便黏滞，舌质淡，苔白腻微黄少津，脉沉细滑数。辨证为脾虚湿蕴、湿遏热伏，治以益气健脾、清热利湿，方以枳实消痞丸合半夏泻心汤加减，具体方药如下：

枳壳 15g	西洋参 5g	北沙参 15g	茯苓 10g
炒白术 10g	炒麦芽 30g	京半夏 10g	建曲 20g
姜厚朴 30g	生姜 12g	酒黄连 5g	酒黄芩 10g
炒山楂 15g	炙甘草 5g		

4 付，一日一剂，一日三次，每次 100mL。

经治疗后患者乏力、饮食、腹胀改善，后以调中益气汤调理身体。

按语：患者基础食管癌术后，以腹泻、纳差为主症，当从“泄泻”论治，患者泄泻日久，同时伴一派气虚表现，水滑苔白腻，脉滑，当为中焦虚寒夹湿，治以温中散寒，健脾利湿，予理中汤合胃苓汤加减，理中汤出自《伤寒论》：“大病差后，喜唾，久不了了，胸上有寒，当以丸药温之，宜理中丸。”张秉成《成方便读》卷二：“此脾阳虚而寒邪伤内也，夫脾阳不足，则失其健运之常，因之寒凝湿聚。然必其为太阴寒湿，方可用此方法，否则自利呕痛等症，亦有火邪为患者。故医者当望闻问切四者合参，庶无差之毫厘，缪以千里之失。若表里、寒热、虚实既分，又当明其病之标本。如以上诸病，虽系寒凝湿聚，皆因脾阳不足而来，则阳衰为本，寒湿为标。是以方中但用参、术、甘草，大补脾元，加炮姜之温中守而不走者，以复其阳和，自然阳长阴消，正旺邪除耳。”而胃苓汤出自《丹溪心法》卷四，合平胃散及五苓散。理中汤合胃苓汤合用，方中干姜、生姜温运中焦，以散寒邪；人参、大枣补气健脾，协助干姜以振奋脾阳；白术健脾燥湿，以促进脾阳健运；炙甘草调和诸药，而兼补脾和中；苍术燥湿而强脾；厚朴除湿而散满；陈皮利气而行痰；泽泻利水渗湿；茯苓、猪苓之淡渗，增强利水渗湿之力；桂枝，一药二用，既外解太阳之表，又内助膀胱气化。诸药合用，使中焦重振，脾胃健运，升清降浊机能得以恢复，则吐泻腹痛可愈。

二诊时患者以腹胀为主，脾虚为本，故予以枳实消痞丸合半夏泻心汤以健脾和胃、消痞除满。枳实消痞丸出自《兰室秘藏》卷上：“治右关脉弦，心下虚痞，恶食懒倦，开胃进饮食。”张秉成《成方便读》卷三云：“夫满而不痛者为痞，痞属无形之邪，自外而入，客于胸胃之间，未经有形之痰血饮食互结，仅与正气搏聚一处为患。故以黄连、干姜并用，一辛一苦，一散一降，则无论寒热之邪，皆可开泄，二味实为治痞之主药。然痞结于中，则气壅湿聚，必渐至痰食交阻，故以枳实破气、厚朴散湿、麦芽化食、半夏行痰，自无胶固难愈之势。但邪之所凑，其气必虚，故必以四君子坐镇中州，祛邪扶正，并驾齐驱。故此方无论虚实之痞，皆可治之。用蒸饼糊丸者，以谷气助脾胃之蒸化耳。”《伤寒论·辨太阳病脉证并治》云：“但满而不痛者，此为痞，柴胡不中与之，宜半夏泻心汤。”枳实消痞丸与半夏泻心汤合用，本案方中易原方中枳实为枳壳，取其理气宽中、消胀除痞之功；西洋参、白术、茯苓、炙甘草益气健脾、祛湿和中；北沙参益胃生津；厚朴苦辛而温，行气除满；黄连苦寒清热燥湿而除痞；半夏、建曲辛温散结而和胃；生姜辛热温中祛寒；半夏、建曲、生姜辛开苦降，平调寒热，共助枳、朴行气开痞除满之功；麦芽甘平，消食和胃；炒山楂消食化积。诸药合用，健脾和胃、消痞除满。

肝胆系病证

黄 疸

彭某，女，63岁，住院号：012211891。因“右上腹疼痛1月，复发加重3天”，于2022年3月26日入住我院普外科。

入院前1月，患者无明显诱因出现右上腹疼痛，性质为隐痛不适，呈间歇性疼痛，伴上腹饱胀，厌食、便秘，无阵发性加剧，无右肩放射痛，无恶心呕吐，无畏寒发热，无反酸嗳气，无呕血黑便。曾于当地医院诊断为胆囊结石，口服药物后症状可缓解(具体情况不详)。3天前患者上述症状复发加重，为进一步诊治来我院就诊，腹部彩超示：胆囊颈部结石，胆囊壁毛糙，在急诊拟诊断为“慢性结石性胆囊炎急发”收入院。患者自发病以来精神状态差，饮食量少，睡眠欠佳，体重无明显变化，大小便正常。入院症见：右上腹持续性胀痛，多向右肩部放射，腹肌紧张，恶心呕吐，不思饮食。入院查体：体温36.7℃，脉搏78次/分，呼吸18次/分，血压122/75mmHg，心肺腹无阳性体征。辅助检查：腹部彩超示：胆囊颈部结石，胆囊壁毛糙；血常规、肝肾功能、电解质未见明显异常。

入院诊断：胆囊结石伴慢性胆囊炎急性发作。入院后积极完善相关检查，于2022年3月27在全麻下行腹腔镜胆囊切除术＋肠粘连松解术，术后予以抗感染、止血、止痛、保肝等对症治疗，治疗后患者逐渐出现全身黄染。3月30日肝功能：丙氨酸氨基转移酶676U/L，天门冬氨酸氨基转移酶319U/L，丙氨酸氨基转移酶/天门冬氨酸氨基转移酶2.12，谷氨酸基转移酶585U/L，碱性磷酸酶 368U/L，总胆红素 57.9umol/L，直接胆红素 38.85umol/L，间接胆红素 19.05umol/L。因黄疸明显、肝功能异常，常规治疗无效，遂寻求中医治疗。

2022 年 3 月 31 日初诊，诊见：神清，神可，全身黄染、晦暗，头身困重，渴不欲饮，口淡无味，舌淡，苔白腻微黄，脉弦滑。辨证为阳黄——湿重于热，治以利湿退黄，方选茵陈五苓散合二金汤加减，具体方药如下：

茵陈 50g后下	桂枝 6g	猪苓 15g	麸炒白术 30g
盐炒泽泻 15g	地耳草 30g	茯苓 20g	鸡内金 30g后下
海金沙 30g			

6 付，一日一剂，一日三次，每次 100mL。

经治疗后，患者黄疸逐步改善，4 月 4 日复查肝功能：丙氨酸氨基转移酶 162U/L，天门冬氨酸氨基转移酶 34U/L，丙氨酸氨基转移酶/天门冬氨酸氨基转移酶 4.76，谷氨酸基转移酶 362U/L，碱性磷酸酶 227U/L，总胆红素 17.85umol/L，直接胆红素 9.07umol/L，间接胆红素 8.78umol/L。守方 4 剂后复查肝功能完全正常。

按语：患者以全身黄染为主症，辨病属“黄疸”，《黄帝内经》已有黄疸之名，并对黄疸的病因、病机、症状等都有了初步的认识，如《素问·平人气象论》云：“溺黄赤，安卧者，黄疸……目黄者曰黄疸。”《素问·六元正纪大论》云：“溽暑湿热相薄，争于左之上，民病黄瘅而为胕肿。”《灵枢·经脉》云：“是主脾所生病者……黄疸，不能卧。”《金匮要略》将黄疸立为专篇论述，并将其分为黄疸、谷疸、酒疸、女劳疸和黑疸等五疸，《金匮要略·黄疸病脉证治》：“额上黑，微汗出，手足中热，薄暮即发，膀胱急，小便自利，名曰女劳疸。腹如水状不治。”“心中懊侬而热，不能食，时欲吐，名曰酒疸。”“阳明病，脉迟者，食难用饱，饱则发烦头眩，小便必难，此欲作谷疸。虽下之，腹满如故，所以然者，脉迟故也。”《伤寒论》还提出了阳明发黄和太阴发黄，说明当时已认识到黄疸可由外感、饮食和正虚引起，病机有湿热、瘀热在里、寒湿在里，相关的脏腑有脾、胃、肾等，并较详细地记载了黄疸的临床表现，创制了茵陈蒿汤、茵陈五苓散等多首方剂，体现了泻下、解表、清化、温化、逐瘀、利尿等多种退黄之法，这些治法和方剂仍为今天所喜用，表明汉代对黄疸的辨证论治已有了较高的水平。《诸病源候论·黄病诸候》提出了一种卒然发黄、命在顷刻的“急黄”。《外台秘要·温病及黄疸》引《必效》曰“每夜小便中浸白帛片，取色退为验”，最早用实验检测的比色法来判断治疗后黄疸病情的进退。宋代韩祗和的《伤寒微旨论》除论述了黄疸的“阳证”外，还特设《阴黄证篇》，并首创用温热药治疗阴黄。黄疸的发病，从病邪来说，主要是湿浊之邪，故《金匮要略·黄疸病脉证并治》有“黄家所得，从湿得之”的论断。《丹溪心法·疸》言“疸不用分其五，同是湿热”，《金匮要略》有“诸病黄家，但利其小便”记载，黄疸治疗大法为祛湿利小便。

黄疸辨证首辨阴黄、阳黄，再辨湿热轻重。阳黄由湿热所致，起病急，病程短，黄色鲜明如橘色，伴有湿热证候；阴黄由寒湿所致，起病缓，病程长，黄色晦暗如烟熏，伴有寒湿诸候。热重于湿的病机为湿热而热偏盛，病位在脾、胃、肝、胆而偏重于胃；湿重于热的病机是湿热而湿偏盛，病位在脾、胃、肝、胆而偏重于脾。相对来说，热重于湿者以黄色鲜明，身热口渴，口苦便秘，舌苔黄腻，脉弦数为特点；湿重于热者则以黄色不如热重者鲜明，口不渴，头身困重，纳呆便溏，舌苔厚腻微黄，脉濡缓为特征。该患者当辨为阴黄——湿重于热，治以利湿退黄，故方选茵陈五苓散合二金汤。《金匮要略》云："黄疸病，茵陈五苓散主之。"《温病条辨》云："夏秋疸病，湿热气蒸，外干时令，内蕴水谷，必以宣通气分为要，失治则为肿胀。由黄疸而肿胀者，苦辛淡法，二金汤主之。"方用茵陈、地耳草清热利湿退黄，合以五苓散利水渗湿，合用二金汤中鸡内金、海金沙宣通利气而行水，加强利水渗湿功效。

鼓　胀

病例一

岳某，男，76岁，农民，住院号：012137284。因"腹胀10^{+}天，腹胀1天"，于2021年11月3日入院。

患者于10^{+}天前因腹胀于我院消化内科住院，甲胎蛋白：>1000ng/mL，腹部CT示：肝右后叶软组织肿块，多系肝癌；门脉系统多发充盈缺损，考虑血栓或癌栓可能；肝硬化，门脉高压，食道、胃底静脉曲张；直肠静脉曲张；脾脏稍大，腹盆腔大量积液；胆囊及胆囊管多发结石；右肾小结石；腹主动脉旁数个小淋巴结；腹膜、网膜、系膜稍厚。经住院治疗后腹胀好转出院。1天前患者再次出现腹胀加重，为求进一步治疗遂入院。入院查体：腹部外形膨隆，无胃型、肠型、蠕动波，腹式呼吸存在，脐正常，无分泌物。腹肌柔软，全腹部轻压痛、无反跳痛，肝浊音界存在，移动性浊音阳性，双侧肾区无叩痛。肠鸣音减弱，无气过水声，无血管杂音。辅助检查：生化检查（肝、肾、电、糖）：葡萄糖

10.02mmol/L，球蛋白 39.55g/L，白球比例 0.67，碱性磷酸酶 303.1U/L，总胆汁酸 90.83umol/L，尿素 18.15mmol/L，肌酐 180umol/L，尿酸 607.86umol/L，丙氨酸氨基转移酶 56.61U/L，前白蛋白 86.07mg/L，胱抑素 2.53mg/L，胆碱酯酶 1211.5U/L，天门冬氨酸氨基转移酶 93.76U/L，腺苷脱氨酶 29.19U/L，Y-谷氨酰基转移酶 130.27U/L，直接胆红素 11.64umol/L，白蛋白 26.52g/L；凝血测定：凝血酶原国际标准化比率 1.21，D-二聚体 2.87mg/L；血气分析：钠离子 131mmol/L，游离钙 1.07mmol/L，葡萄糖 17.3mmol/L，乳酸 2.4mmol/L，二氧化碳分压 33mmHg。

入院诊断：原发性肝癌伴肝内转移、肝硬化失代偿期、脾大、腹水、高血压病、2 型糖尿病、胆囊结石、慢性肝衰竭。给予腹腔穿刺置管引流、补液、营养支持等对症治疗，治疗后患者腹胀缓解不明显。

2021 年 11 月 9 日初诊，诊见：神清、少神，面色黧黑，腹大如鼓，胀满不适，小便色黄量少，大便正常，舌质红，苔黄腻，脉数。辨证为脾虚湿热证，拟健脾和胃、清热利湿、消胀除满之法，方选中满分消丸加减，具体方药如下：

半夏 5g	黄连 9g	黄芩 9g	西洋参 12g
白术 20g	茯苓 20g	猪苓 30g	泽泻 20g
滑石 20g	大腹皮 30g	陈皮 10g	车前子 20g
姜厚朴 15g	白茅根 30g	炙甘草 10g	

4 付，一日一剂，一日三次，每次 100mL。

2021 年 11 月 14 日二诊，患者服药后腹胀减轻，小便量增加，余证同前，续前方 8 付后腹胀明显缓解，病情好转出院。

按语：本例患者以腹部胀大如鼓为主要表现，辨病属“鼓胀”范畴，《灵枢・水胀篇》载：“鼓胀何如？岐伯曰：腹胀，身皆大，大与肤胀等也，色苍黄，腹筋起，此其候也。”较详细地描述了鼓胀的临床特征。鼓胀有气鼓、水鼓、血鼓、虫鼓等之分，临床常见为气鼓、水鼓、血鼓。气鼓有气虚和气滞所致，其临床症状各一，《万病回春·鼓胀》载：“中空无物，有似于鼓，小便短涩不利，其病胶固，难以治疗。”《石室秘录·内伤门》云：“气臌乃气虚作肿，似水臌而非水臌也。其症一如水臌之状，但按之皮肉不如泥耳。必先从脚面肿起，后渐渐肿至上身，于是头面皆肿者有之。”《辨证录·臌胀门》详细记载水鼓表现：“人有水肿既久，遍身手足俱胀，面目亦浮，口不渴而皮毛出水，手按其肤如泥，此真水鼓也。”《血证论·血臌》对血鼓表现论述充分：“血臌之证，胁满，小腹胀满，身上有血丝缕，烦躁漱水，小便赤，大便黑，腹上青筋是也……单腹胀者为血臌。”

鼓胀治疗当治病求因，朱丹溪《丹溪心法·鼓胀》指出本病基本病机为“七情内伤，六淫外侵，饮食不节，房劳致虚……清浊相混，隧道阻塞，郁而为热，热留为湿，湿热相生，遂成胀满”。李梴《医学入门·鼓胀》提出本病治疗法则：“治胀必补中行湿，兼以消积，更断盐酱。”李东垣《兰室秘藏》载：“中满治法，当开鬼门，洁净府……中满者，泻之于内。谓脾胃有病，当令上下分消其湿，下焦如渎，气血自然分化，不待泄滓秽……治热胀，分消丸主之。”

综观本案，辨证属虚实夹杂，为脾虚水热蕴结，故方选中满分消丸化裁。本方主要用于治疗脾失健运、脘腹胀满之证。方由半夏泻心汤、六君子汤、枳术丸、四苓散等方综合加减而成，其中黄连、黄芩、猪苓、茯苓清热利湿，佐以半夏辛开散结；厚朴、大腹皮、陈皮行气宽中、利水消肿；西洋参、白术培补中气；车前子、泽泻、白茅根、滑石清热利尿，攻补兼施，祛邪不伤正为其配伍特点。

病例二

郭某，男，72岁，农民，住院号：012201154。因“咳嗽、咳痰30^{+}天，心累、气紧8^{+}年，加重10^{+}天”，于2022年1月10日入院。

患者于入院前30^{+}年出现咳嗽、咳痰，无潮热盗汗，无胸闷胸痛，无吼喘气紧，咳嗽反复发作，多于季节变化或受凉后加重，院外口服药物治疗可好转。入院前8^{+}年患者出现活动后心累、气紧，夜间高枕卧位，无夜间阵发性呼吸困难，于当地医院口服药物或输液后可缓解。10^{+}天前患者受凉后上述症状加重，咳嗽咳痰，痰少不易咯出，伴心累气紧、头昏乏力、食欲减退、上腹饱胀不适，无畏寒发热，无恶心呕吐，无视物旋转，于当地医院输液治疗，症状未缓解，现为求进一步治疗，至我院就诊，门诊遂收入住院治疗。自发病以来精神状态差，饮食量少，睡眠欠佳，体重无明显变化，小便量少，大便正常。入院症见：咳嗽痰少，喘息不能平卧，胸部膨满，面色晦暗，唇甲紫绀，口干不欲饮。

入院查体：体温36.6℃，脉搏108次/分，呼吸26次/分，血压146/90mmHg，气息急促，口唇发绀，胸廓呈桶状，肋间隙增宽，触诊语颤减弱，叩诊过清音，听诊两肺呼吸音低，两肺闻及湿啰音，未闻及明显哮鸣音；叩诊心界扩大，心律不齐；腹部膨隆，移动性浊音阳性，双下肢水肿，足背动脉搏动减弱。辅助检查：胸部CT：双肺散在感染；双侧胸腔少量积液；心脏增大，心包少量积液，左冠脉钙化；扫及腹腔大量腹水。入院随机指尖血糖7.0mmol/L；指尖血氧饱和度82%；床旁心电图：心房颤动，异常q波（V1），室性期前收缩，T波平坦（V6），右心室肥厚。血气分析（吸氧浓度33%）：氧分压54mmHg，二氧化碳分压

58mmHg；血常规、肝肾功、电解质未见明显异常。

入院诊断：慢性阻塞性肺病伴有急性下呼吸道感染、Ⅱ型呼吸衰竭、心功能不全、心脏扩大、心房颤动、心功能Ⅳ级（NYHA分级）、腹水、高血压。入院后予以无创呼吸机辅助通气、腹腔穿刺引流、益气扶正、营养支持、化痰等对症治疗。治疗后，患者咳嗽、咳痰症状稍缓解，仍腹胀如鼓。

2022年1月11日初诊，诊见：少神，不思饮食，食入即满，渴不欲饮，时有咳嗽，痰黏难咯，动则气短，腹大如鼓，大便难解，小便量少，舌黯红，苔腻微黄，脉弦滑数。辨病属“肺胀”“鼓胀”范畴，辨证属痰饮阻肺、气滞湿阻，拟健脾化痰、行气利水，方选中满分消丸合瓜蒌椒目汤加减，具体方药如下：

炒白术30g	西洋参10g	炙甘草10g	猪苓30g
茯苓30g	砂仁6g	泽泻20g	陈皮15g
知母10g	黄芩10g	黄连3g	半夏10g
枳实15g	厚朴15g	大腹皮30g	瓜蒌皮10g
桑白皮15g	葶苈子30g	苏子10g	大枣15g

服2剂后患者小便量多，腹胀稍缓解，因患者不配合治疗，家属要求拔除引流管，开药回家继续治疗，予以守方7剂。

2022年1月25日电话回访家属，诉回家服药后患者腹胀明显缓解，正常行走未觉气短，饮食基本恢复如常。药服完后，家属自行按照药物剂量守方服药。

按语：据《素问·至真要大论》“诸痿喘呕，皆属于上”“诸气膹郁，皆属于肺”，《难经》有言“呼出心与肺，吸入肝与肾”，故辨部位病变在肺；患者高龄，素体本虚，肺气虚则动则气短；肺气虚，肺卫不固，外邪侵袭，肺失宣降，故咳嗽、咳痰；肺失主气功能，水饮内停，津液失布，脾失运化，故见不思饮食、渴不欲饮；肺失宣降，水道通调失司，津液输布失常，水饮内停于腹，故见腹满如鼓。而鼓胀为病证名首见《灵枢·水胀》，是指由水、气、瘀血、寄生虫等所致，以腹部膨胀如鼓，腹壁青筋显露，肤色苍黄为主要表现的疾病，又称臌胀、单腹胀（《景岳全书·杂证谟》）、蜘蛛胀（《类证治裁》）、蜘蛛蛊（《医学入门》卷五）、血鼓（《石室秘录·内伤门》）、蛊胀（《古今医鉴·胀满》）、气胀（《医碥》卷三）。鼓胀是以腹部膨胀如鼓而命名，其由情志郁结，饮食不节，嗜酒过度，或虫积日久，肝脾受损，日久伤肾，终致气滞血瘀，水湿不行所致，亦有由症瘕、积块发展而成。“诸湿肿满，皆属于脾”，治宜健脾渗湿、化瘀通络、理气逐水、益肾养肝等法。本患者辨证为痰饮阻肺、气滞湿阻，方选中满分消丸合瓜蒌椒目汤加减，方中白术、西洋参、茯苓、炙甘草健脾益气，使气运水行；猪苓、泽泻利水渗湿；砂仁行气化湿和胃；陈皮、半夏燥湿化痰；枳实行气消痞，厚朴行气除满；黄芩、黄连燥湿除痞；知母泻热；大腹皮、桑白皮、瓜蒌皮、葶苈子逐水消饮；苏子止咳化痰降气；大枣健脾益气生津。诸药合用，共奏健脾化痰、行气利水之功。

肝　痛

邵某，男，32 岁，职员，住院号：012138437。因“发热 2 天”，于 2021 年 11 月 14 日入院呼吸科。

患者于 2 天前可疑受凉后出现发热，自测体温高达 39^{+}℃，伴畏寒、寒战，上腹部不适，恶心干呕，曾呕吐清涎两次，自行服药物病情未缓解（具体药物不详）。1天前至当地市人民医院就诊，查新冠核酸阴性、白细胞升高明显，予肌注药物治疗（具体不详），经治疗后患者仍发热，体温波动在39℃左右，今患者及家属为求进一步诊治，遂于我院门诊就诊，门诊以“发热”收入住院进一步诊治。入院查体：体温39.7℃，脉搏114次/分，呼吸22次/分，血压101/68mmHg，全身皮肤未见黄染及出血点，球结膜无充血水肿，巩膜无黄染，颈静脉无充盈，肝颈征阴性，听诊双肺呼吸音粗，未闻及明显干湿啰音，叩诊心界不大，听诊心率114次/分、律齐，各瓣膜听诊区未闻及病理性杂音。腹平软，上腹部轻压痛，无反跳痛及肌紧张，肾区无叩痛。双下肢无水肿。辅助检查：胸部CT：右肺少许微小结节，多系炎性；腹部CT：肝右叶低密度肿块，脓肿?、其他?，建议腹部增强CT检查，肝内钙化灶。

入院诊断：发热待查：肝脓肿?、其他?。入院后予以抗感染、补液、维持水电解质平衡等对症治疗，完善腹部增强CT提示肝脓肿。经治疗后患者持续发热，体温波动在39℃～40℃之间，遂寻求中医治疗。

2021年11月18日初诊，诊见：发热（体温最高40℃），汗出，动则尤甚，发热前寒战，口中黏腻，厌食油腻，渴喜温饮，小便黄，大便干结，舌红，苔黄腻，脉滑数。辨证属湿热蕴结，治以清热利湿，方选大柴胡汤合达原饮加减，具体方药如下：

柴胡25g　　枳实15g　　大黄6g　　黄芩15g
白芍15g　　草果仁15g　　槟榔15g　　厚朴15g
知母10g　　生姜10g

4付，一日两剂，一日三次，每次200mL。

11月20日二诊，上方服后热势下降，最高体温37.4℃。诊见：发热，动则气短，心悸，腹胀，渴喜冷饮，寐差，小便色淡黄，大便稀、量少，舌淡红，苔黄腻，脉沉细滑。辨证湿热蕴结、气阴两伤，治以清热利湿、益气养阴，方选三仁汤合生脉饮加减，具体方药如下：

杏仁 15g　薏苡仁 30g　豆蔻 10g　厚朴 15g
京半夏 10g　通草 15g　滑石 30g　淡竹叶 15g
五味子 10g　麦冬 10g　西洋参 5g

2 付，一日一剂，一日三次，每次 200mL。

11 月 22 日三诊，患者经治疗后未再发热，动则气短稍缓解。诊见：动则气短，阵发性心悸及左侧胸痛，腹胀，烦渴，渴喜冷饮，小便色黄，大便成形，舌红，苔微黄腻，脉沉细滑。辨证为气阴两伤夹湿热，治以益气养阴、清热利湿，方选竹叶石膏汤合三石汤加减，具体方药如下：

生石膏 30g　寒水石 15g　滑石 30g　淡竹叶 15g
西洋参 10g　麦冬 10g　法半夏 10g　炮姜 5g
草果仁 10g　槟榔 15g　姜厚朴 15g　炙甘草 10g

2 付，一日一剂，一日三次，每次 200mL。

11 月 24 日四诊，诊见：动则气短稍改善，时有咳嗽、干咳，偶有心悸，胸痛基本缓解，右上腹隐痛，腹胀有所改善，口淡无味，口干咽燥，渴喜冷饮，小便微黄，大便成形，舌红，苔少，脉沉细滑。辨证为气阴两伤夹湿，治以益气养阴、醒脾化湿，方选竹叶石膏汤合加减正气散加减，具体方药如下：

淡竹叶 15g　西洋参 10g　麦冬 10g　法半夏 10g
炮姜 10g　广藿香 15g　姜厚朴 15g　陈皮 15g
茯苓 10g　草果仁 15g　槟榔 15g　生甘草 10g

4 付，一日一剂，一日三次，每次 150mL。

11月28日五诊，诊见：治疗后患者无腹痛、无胸痛，偶有心悸，以活动后心累、气紧为主要表现，活动耐量差，仍觉腹胀，不思饮食，口干、口淡无味，偶有咳嗽，以干咳为主，神疲乏力，舌红，苔少，脉沉细数。辨证为中气虚、气阴两伤，治以补益中气、益气养阴，方选补中益气汤合生脉饮加减，具体方药如下：

炙黄芪 30g	人参 10g	炒白术 30g	炙甘草 10g
柴胡 10g	升麻 10g	当归 12g	陈皮 15g
麦冬 10g	五味子 10g	炒枳实 15g	炮姜 5g
姜厚朴 15g	建曲 15g	炒山楂 15g	炒稻芽 30g
炒麦芽 30g			

4付，一日一剂，一日三次，一次150mL。

12月3日六诊，诊见：活动耐量稍有增加，觉活动后气喘不适，余症较前均有改善，舌红，苔薄白，脉沉细数。患者病机未变，前方加杏仁利肺气，具体方药如下：

炙黄芪 30g	人参 10g	炒白术 30g	炙甘草 10g
柴胡 10g	升麻 10g	当归 12g	陈皮 15g
麦冬 10g	五味子 10g	炒枳实 15g	炮姜 5g
姜厚朴 15g	建曲 15g	炒山楂 15g	炒稻芽 30g
炒麦芽 30g	苦杏仁 15g		

4付，一日一剂，一日三次，一次150mL。

12月8日七诊，诊见：患者活动耐量明显提高，无气喘，活动后轻微心累、气紧，舌黯淡，苔薄白，脉沉细。辨证为中气虚、气血两虚，治以益气养血，方选补中益气汤合四物汤加减，具体方药如下：

炙黄芪 30g	人参 10g	炒白术 30g	炙甘草 10g

柴胡 10g	升麻 10g	当归 12g	陈皮 15g
生地黄 15g	赤芍 15g	酒川芎 15g	炒枳实 15g

8 付，一日一剂，一日三次，一次 150mL。

经治疗后患者无特殊不适，复查影像学检查提示肝脓肿吸收，于 12 月 20 日痊愈出院。

按语：本病患者以发热为主症入院，究其病因已明确为肝脓肿，中医当从“肝痈”论治，中医文献中关于“肝痈”论述相对缺乏，根据其特点，可参照“肠痈”论治。《素问·大奇论》：“肝雍，两胠满，卧则惊，不得小便。”肝痈多因肝经积湿热，郁结成痰蕴蒸而成。初起于期门穴处隐隐作痛，局部微肿，继则痛引胁肋，按之疼痛明显，侧卧、咳嗽或便溺时疼痛加剧，全身反应常见恶寒发热，脉见弦数有力；重则症见局部肿痛增剧，胁肋胀满加重，身热不退。若失治或不治，则见脓肿破溃，或脓从咳吐而出，或脓血由大便而泻，其脓多呈咖啡色而带臭秽之气味。治宜清热解毒、疏肝宣郁、化痰泻火之剂。

痈（肿）的记载最早见于《五十二病方》，而肠痈一词则首见于《黄帝内经》，如《素问·厥论》说：“少阳厥逆，机关不利，机关不利者，腰不可以行，项不可以顾，发肠痈。”《灵枢·上膈》说：“喜怒不适，饮食不节，寒温不时……卫气不营，邪气居之。”明确提出了肠痈的病名、记述了肠痈的成因，在诊断上提出了“痈上皮热”的证候。张仲景继承了《黄帝内经》的理论，结合临床实践，对本病论述颇详，在《金匮要略》一书中，有“疮痈肠痈浸淫病脉证并治第十八”之专篇论述，对肠痈的辨证施治作了充分的阐述。如“肠痈者，少腹肿痞，按之即痛如淋，小便自调，时时发热，自汗出，复恶寒。其脉迟紧者，脓未成，可下之，当有血。脉洪数者，脓已成，不可下也”及“肠痈之为病，其身甲错，腹皮急，按之濡，如肿状，腹无积聚，身无热，脉数，此为肠内有痈脓”，从肠痈的病名、症状（全身症状和局部症状）、脉象、治则、方药等方面进行了较系统的论述。张仲景所创的“大黄牡丹汤”“薏苡附子败酱散”实为治疗肠痈的有效方剂，现代临床治疗肠痈的方药，多由此化裁而来。《金匮要略》还记载了中医文献中最早的辨脓法，“诸痈肿欲知有脓无脓，以手掩肿上，热者为有脓，不热者为无脓”。巢元方《诸病源候论》和孙思邈《千金要方》立论多宗《金匮要略》。宋《圣济总录》强调了“肠胃虚弱”的内因。明清时代的医家对肠痈的认识也有所发展，如陈实功的《外科正宗》指出：“夫肠痈者，皆湿热瘀血流入小肠而成也。又由来有三：男子暴急奔走，以致肠胃传送不能疏利，败血浊气壅遏而成者，一也；妇人产后，体虚多卧，未经起坐，又或坐草艰难，用力太过，育后失逐败瘀，以致败血停积肠胃，结滞而成者，二也；饥饱劳伤，担负重物，致伤肠胃，又或醉饱房劳，过伤精力，或生冷并进，以致气血乖违，湿动痰生，多致肠胃痞塞，运化不通，气血凝滞而成者，三也。”陈士铎《石室秘录》说：“人腹中痛甚，手不可按，右足屈而不伸，谁知大肠生痈乎?”“腹痛足不能伸者，俱肠痈也”这一体征，补充了肠痈的诊断方法。后世《经方实验录》亦指出：“热性者，常右足曲，患者起于瞬间……病灶多在于盲肠。”

巢元方《诸病源候论》云：“邪气与营卫相干，在于肠内，遇热加之，血气蕴积，结聚成痈，热积不散，血肉腐坏，化而为脓。”《圣济总录》指出：“肠痈由喜怒不节，忧思过甚，肠胃虚弱，寒温不调，邪热交攻，故营卫相干，血为败浊流渗入肠，不能传导，蓄结成痈。”《外科医镜》说：“登高蹲下，跳跃挫折，致瘀血凝阻肠中，而成肠痈。”《灵枢·痈疽》说：“寒邪客于经络之中，则血泣，血泣则不通，不通则卫气归之，不得复反，故痈肿，寒气化为热，热盛则腐肉，肉腐则为脓。”《灵枢·玉版》说：“病之生时，有喜怒不测，饮食不节，阴气不足，阳气有余。阳气有余，营气不从，乃发痈疽。”肠痈的病因病机可概括为湿热郁积、气血凝滞，肠络受伤、瘀血凝阻，邪客经络、寒气化热，情志所伤、气机不畅。

该患者初诊时寒战高热、口渴、尿黄，舌红，苔黄腻，脉滑数，属湿热蕴结，当以清热利湿，故方选大柴胡汤合达原饮。《伤寒论·少阳病篇》记载：“伤寒发热，汗出不解，心中痞硬，呕吐而下利者，大柴胡汤主之。”《医宗金鉴·删补名医方论》卷八：“柴胡证在，又复有里，故立少阳两解法也。以小柴胡汤加枳实、芍药者，仍解其外以和其内也。去参、草者，以里不虚。少加大黄，以泻结热。倍生姜者，因呕不止也。斯方也，柴胡得生姜之倍，解半表之功捷。枳、芍得大黄之少，攻半里之效徐，虽云下之，亦下中之和剂也。”达原饮为吴又可（吴有性）所创，载于《温疫论》，吴又可指出，槟榔除岭南瘴气，厚朴破戾气，草果除伏邪，“三味协力直达其巢穴，使邪气溃败，速离膜原……以后四味，不过调和之品”。方中重用柴胡，配黄芩和解清热，以除少阳之邪；大黄配枳实以内泻阳明热结，行气消痞；白芍柔肝缓急止痛，与大黄相配可治腹中实痛，与枳实相伍可以理气和血，以除心下满痛；槟榔辛散湿邪，化痰破结，使邪速溃；厚朴芳香化浊，理气祛湿；草果仁辛香化浊，辟秽止呕，宣透伏邪；以上三药气味辛烈，可直达膜原，逐邪外出。凡温热疫毒之邪，最易化火伤阴，故用白芍、知母清热滋阴，并可防诸辛燥药之耗散阴津；生姜辛散发表。

二诊时患者热势下降，湿热邪气未尽，湿重于热，已出现阴虚表现，故予以方选三仁汤合生脉饮加减以清利湿热、养阴生津。三仁汤出自《温病条辨》卷一："头痛恶寒，身重疼痛，舌白不渴，脉弦细而濡，面色淡黄，胸闷不饥，午后身热，状若阴虚，病难速已，名曰湿温。汗之则神昏耳聋，甚则目瞑不欲言，下之则洞泄；润之则病深不解。长夏深秋冬日同法，三仁汤主之。"方论选录亦出自《温病条辨》卷一："湿为阴邪，自长夏而来，其来有渐，且其性氤氲黏腻，非若寒邪之一汗即解，温凉之一凉则退，故难速已。世医不知其为湿温，见其头痛恶寒、身重疼痛也，以为伤寒而汗之，汗伤心阳，湿随辛温发表之药蒸腾上逆，内蒙心窍则神昏，上蒙清窍则耳聋、目瞑、不言。见其中满不饥，以为停滞而大下之，误下伤阴，而重抑脾阳之升，脾气转陷，湿邪乘势内溃，故洞泄。见其午后身热，以为阴虚而用柔药润之，湿为胶滞阴邪，再加柔润阴药，二阴相合，同气相求，遂有锢结而不可解之势。惟以三仁汤轻开上焦肺气，盖肺主一身之气，气化则湿亦化也。"方中杏仁宣利上焦肺气，气行则湿化；豆蔻芳香化湿、行气宽中，畅中焦之脾气；薏苡仁甘淡性寒，渗湿利水而健脾，使湿热从下焦而去；三仁合用，三焦分消；滑石、通草、淡竹叶甘寒淡渗，加强三仁利湿清热之功；京半夏、厚朴行气化湿、散结除满；西洋参补肺气，益气生津；麦冬养阴清肺而生津；五味子敛肺止咳、止汗；三味药合用，共成补肺益气、养阴生津之功。

三诊时患者热退，阵发性心悸，阵发性左侧胸痛，腹胀，口渴喜冷饮，舌红，苔微黄腻，脉沉细滑，患者湿热未尽，阴虚更甚，故方选竹叶石膏汤合三石汤以清热利湿、顾护阴津。三石汤出自《温病条辨》："暑温蔓延三焦，则邪不在一经一脏矣，故以急清三焦为主。然虽云三焦，以手太阴一经为要领。盖肺主一身之气，气化则暑湿俱化，且肺脏受生于阳明，肺之脏象属金色白，阳明之气运亦属金色白。故肺经之药多兼走阳明，阳明之药多兼走肺也。再肺经通调水道，下达膀胱，肺痹开则膀胱亦开，是虽以肺为要领，而胃与膀胱皆在治中，则三焦俱备矣，是邪在气分而主以三石汤之奥义也。”《伤寒论·辨阴阳易差后劳复病脉证并治》：“伤寒解后，虚羸少气，气逆欲吐，竹叶石膏汤主之。”方中生石膏、淡竹叶清泄中焦邪热；滑石、寒水石清利下焦湿热；草果仁燥湿除痰；西洋参配麦冬，补气养阴生津；法半夏和胃降逆；炮姜温中健脾；槟榔辛散湿邪、化痰破结；姜厚朴芳香化浊、理气祛湿；炙甘草调中和药。

四诊时患者未再发热，右上腹隐痛，偶有心悸，胸痛基本缓解，腹胀有所改善，口干咽燥，口淡无味，时有咳嗽，干咳，活动后心累、气短，舌红，苔少，脉沉细滑，患者余热未尽，湿邪缠绵，湿邪未去，阴虚更甚，故方选竹叶石膏汤合加减正气散加减以清余热、除湿邪、养阴津。方中淡竹叶清余热；西洋参配麦冬，补气养阴生津；法半夏和胃降逆；炮姜温中健脾；草果仁燥湿除痰；槟榔辛散湿邪、化痰破结；厚朴芳香化浊、理气祛湿；广藿香芳香化湿；陈皮行气调中、燥湿化痰；茯苓健脾渗湿；生甘草补益心脾，调和药性。

五诊时患者以活动后心累、气紧为主要表现，活动耐量差，仍觉腹胀，不思饮食，口干、口淡无味，神疲乏力，舌红，苔少，脉沉细数，“热之所过，其气必虚”，故方用补中益气汤合生脉饮加减以益气养阴、健脾和胃。补中益气汤出自《内外伤辨惑论》卷中：“气高而喘，身热而烦，其脉洪大而头痛，或渴不止，其皮肤不任风寒而生寒热。”方论见罗美《古今名医方论》卷一：“凡脾胃一虚，肺气先绝，故用黄芪护皮毛而闭腠理，不令自汗；元气不足，懒言气喘，人参以补之；炙甘草之甘以泻心火而除烦，补脾胃而生气。此三味，除烦热之圣药也。佐白术以健脾；当归以和血；气乱于胸，清浊相干，用陈皮以理之，且以散诸甘药之滞；胃中清气下沉，用升麻、柴胡气之轻而味之薄者，引胃气以上腾，复其本位，便能升浮以行生长之令矣。补中之剂，得发表之品而中自安；益气之剂，赖清气之品而气益倍，此用药有相须之妙也。”人参配麦冬，补气养阴生津；五味子敛肺止咳；枳实化痰除痞；炮姜温中健脾；厚朴理气祛湿；建曲、炒山楂、炒稻芽、炒麦芽健脾消食和胃。六诊时前症均改善，觉活动后气喘不适，故在前方基础上加杏仁以宣肺平喘。七诊时患者诸症均有改善，舌黯淡，苔薄白，脉沉细，气虚为本，故续用补中益气汤，久病致瘀，故而加用四物汤以补血活血，此处重在养阴生津，故易熟地为生地。

肾系病证

水　肿

病例一

曾某某，男，91岁，退休人员，住院号：012136914。因“反复颜面、双下肢水肿伴活动后心累 4^{+} 年，复发加重3天”，于2021年10月31日入院。

入院前 4^{+} 年，患者无明显诱因出现颜面、双下肢水肿，伴活动后心累，无发热、盗汗，无咳嗽、咯血、呼吸困难，无胸痛、心悸，无头昏、头痛等其他不适，曾就诊于“四川省人民医院”及我院等多家医疗机构，诊断为“肾病综合征、慢性肾脏病3期”等，经积极治疗后，好转出院。因上述症状反复加重，患者多次于门诊或住院诊治，症状有所改善，目前长期口服“甲泼尼龙片8mg qd、呋塞米片20mg qd、螺内酯片20mg bid、氯化钾缓释片0.5g tid、兰索拉唑肠溶片30mg bid”；入院前3天，患者无明显诱因出现颜面、双下肢水肿加重，活动后心累明显，活动耐量较前明显下降，伴咳嗽、咳痰，咳少量黏痰，无恶寒发热、恶心呕吐、胸痛、腹痛、腹泻等症状，为进一步诊治，遂至老年医学科门诊就诊，门诊以“肾病综合征”收入老年医学科住院。入院症见：神志清楚，精神欠佳，颜面、双下肢水肿明显，声低懒言，活动后心累、气促，纳眠可，尿频量少，大便秘结，体重变化不详。

入院查体：慢性病容，满月脸，神志清楚，精神欠佳，言语清晰，声低懒言，全身皮肤、巩膜无黄染，全身散在瘀斑，以双上肢及腹部明显，全身皮肤菲薄、干燥，弹性稍差，双足无溃烂，足背动脉搏动未扪及，双足皮温偏低，双下肢重度水肿，生理反射正常，病理征未引出。

辅助检查：血常规：白细胞数目 10.85×10^9/L，中性粒细胞百分比 82.7%，淋巴细胞百分比 9.5%；尿液分析＋尿沉渣定量：隐血微量，蛋白质＋；D-二聚体 3.65mg/L。

入院诊断：肾病综合征、慢性肾脏病 3 期、2 型糖尿病伴多个并发症、2 型糖尿病性白内障、2 型糖尿病性周围神经病、2 型糖尿病性周围血管病、慢性呼吸衰竭、右侧胫后动脉节段闭塞、完全性右束支传导阻滞、腔隙性脑梗死、脑萎缩。

入院后予控制血糖、抑酸护胃、利尿消肿等对症处理，经治疗后水肿改善不明显。

2021 年 11 月 11 日初诊，症见：神清，神疲乏力，思睡，饮食可，腹部胀满，面浮身肿，按之凹陷不起，动则气短，二便调，舌黯红，苔黄微腻，脉细滑数。辨证为肾虚湿热，治以温肾助阳、化气行水，方选济生肾气丸加味，具体方药如下：

制白附子 5g	肉桂 5g	熟地黄 15g	山茱萸 15g
山药 15g	茯苓 30g	牡丹皮 10g	盐泽泻 20g
车前子 30g	牛膝 15g	黄柏 10g	盐知母 10g
崖桑皮 10g	大腹皮 15g		

8 付，一日一剂，一日三次，每次 100mL。

2021 年 11 月 19 日二诊，患者颜面部及双下肢水肿明显消退，余证同前，继守前法，续上方 4 付。

2021 年 11 月 23 日三诊，水肿较前消退，诊见：神清，乏力思睡，口渴多饮，消谷善饥，动则气短，腹部胀满，面浮身肿，小便数，大便调，舌淡红苔腻，脉缓。辨证为气阴两虚、痰湿内阻证，拟益气生津、化痰醒神之法，方选七味白术散加减，具体方药如下：

麦冬 30g	天冬 15g	葛根 20g	天花粉 15g
盐炙知母 12g	薏苡仁 20g	黄柏 10g	法半夏 10g
茯苓 30g	石菖蒲 15g	炙黄芪 20g	西洋参 15g
山药 15g	盐益智仁 15g		

7 付，一日一剂，一日三次，每次 100mL。

2021 年 12 月 1 日四诊，患者颜面部及双下肢水肿反复，诊见：神清，神萎，疲倦思睡，腹部胀满，面浮身肿，动则气促，饮食可，二便调，舌黯红，苔黄微腻，脉细滑数。辨证属肾虚湿热，仍治以温肾助阳、化气行水，继续予济生肾气丸加味。患者出院后随访，水肿消退。

按语：水肿是体内水液潴留、泛溢肌肤，临床以头面、眼睑、四肢、腹背、甚至全身浮肿为特征的一类病证，《内经》已认识到其发病脏腑与肺、脾、肾有关，《素问·水热穴论》指出："肾者，至阴也，至阴者，盛水也；肺者，太阴也……故其本在肾，其末在肺，皆积水也。""肾者胃之关也，关门不利，故聚水而从其类也。"《素问·至真要大论》指出："诸湿肿满，皆属于脾。"《重订严氏济生方·水肿门》有云："水肿为病，皆由真阳怯少……肾水不流……下为足膝肤肿，面浮腹胀，小便不利。"《素问·汤液醪醴论》提出治疗原则为"平治于权衡，去菀陈莝……开鬼门，洁净府"。

患者年老，天癸竭，肾虚则水无所主，水液妄行，故见水肿；患者久病卧床，久卧伤气，故见神疲乏力、思睡、动则气短。结合初诊时舌苔脉象，故辨证为肾虚湿热，拟温肾助阳、化气行水，方选济生肾气丸加味治疗。济生肾气丸出自《济生方》，由金匮肾气丸加车前子、牛膝而成。该患者以该方进行加味，方中制白附子、肉桂辛而大热，均能补火助阳；熟地黄甘润微温，善滋阴填精益髓；山茱萸酸甘微温，善温补肝肾；山药甘补涩敛性平，善养阴益气；三药合用，配伍桂附，取阴中求阳、阴生阳长之义；茯苓甘补淡渗性平，善健脾渗湿利水；泽泻甘淡渗利性寒，善泄热渗湿利尿；牡丹皮辛散苦泄微寒，善清泻肝火；车前子甘寒清利，善清热利尿化痰；四药相合，使补而不燥；牛膝酸甘性平，苦泄下行，善补肝肾、强腰膝、利尿；患者久病，湿邪不去，郁久化热，阳虚日久损阴，故予以黄柏、盐知母滋阴清热，《本草纲目》云："知母之辛苦寒凉，下则润肾燥而滋阴，上则清肺经而泻火，乃二经气分药也。黄柏则是肾经血分药。故二药必相须而行。"崖桑皮、大腹皮利水消肿；诸药合用，共奏温肾利水之功。

患者经治疗后水肿消退，三诊时患者以口渴多饮、消谷善饥为主要表现，辨病属中医"消渴"范畴。《证治汇补·消渴章》："上消者心也，多饮少食，大便如常，溺多而频。中消者脾也，善渴善饥，能食而瘦，溺赤便闭。下消者肾也，精枯髓竭，饮水自救，随即溺下，稠浊如膏。"患者高龄，脏腑俱虚，正如《灵枢》有言"五脏皆柔弱者，善病消瘅"；患者久卧伤气，可见神疲乏力、思睡、动则气短；气不行津，津液失布，故口渴多饮；阴虚而生燥热，燥热伤脾胃，胃火炽盛，脾阴不足，则消谷善饥。结合舌苔脉象，故辨证为气阴两虚、痰湿内阻证，拟益气生津、化痰醒神之法，方选七味白术散加减。七味白术散出自《小儿药证直诀》，由人参、茯苓、炒白术、藿香、木香、葛根、甘草组成。该患者以该方化裁，方中麦冬、天冬养阴生津；葛根、天花粉清热生津止渴，《神农本草经》言天花粉"主消渴，身热，烦满，大热，补虚安中，续绝伤”；薏苡仁利水渗湿；盐炙知母、黄柏滋阴清热；法半夏燥湿化痰；茯苓淡渗利水；石菖蒲开窍醒神；炙黄芪、西洋参益气养阴；山药滋补脾阴、固摄精微，《本草备药》：“古名薯蓣，补脾肺，涩精气。”盐益智仁益肾缩尿。诸药合用，共奏益气生津、化痰醒神之功。

病例二

李某，女，73岁，住院号012206981。因“突发左侧肢体无力1天，意识障碍进行性加深4小时”，于2022年2月23日入院。

患者于1天前无明显诱因突然出现左侧肢体无力，伴言语蹇涩、行走不稳，并逐渐意识障碍，发病时无吞咽困难，无进食呛咳，无头晕，无恶心欲呕，无二便失禁，家属遂呼叫120由120医师送至某区中医医院住院治疗，考虑诊断“大面积脑梗死”。4小时前患者出现意识障碍进行性加深，家属为求进一步诊治，遂转入我院进行一步治疗。患者有既往高血压、脑梗死、冠心病、冠脉支架植入史、糖尿病病史。入院症见：意识障碍，呈浅昏迷状，疼痛刺激反应差，喉间痰鸣，面白唇暗，肢体瘫软，手足不温，静卧不烦。入院查体：体温36.3℃，脉搏57次/分，呼吸18次/分，血压197/98mmHg，神志浅昏迷，查体不合作，呼之不应。双侧瞳孔等大、等圆，直径约0.3厘米，直接、间接对光反射迟钝，双肺呼吸音粗糙，心腹未见明显异常，四肢肌张力减退，左侧肢体轻瘫试验缓慢下落，右侧肢体轻瘫试验快速下落，病理征未引出。辅助检查：入院头颅CT：右侧大脑半球大面积脑梗死，脑组织肿胀明显，脑中线结构左偏移。胸部CT：双肺散在炎性病变；右肺上叶结节，性质?，心脏明显增大，肺动脉高压征象，冠脉钙化，双侧胸膜增厚。

入院诊断：大面积脑梗死、冠状动脉粥样硬化性心脏病、高血压病3级（极高危）、2型糖尿病、双肺肺炎、冠状动脉支架植入后状态。入院后予以甘露醇联合甘油果糖注射液脱水消肿、乙酰谷酰胺注射液促进神经功能恢复等对症支持治疗，同时完善术前准备，急诊于全麻术下行“右侧额颞顶枕部颅骨开瓣去骨瓣减压术”。经治疗后患者反复出现水肿，经给予利尿等治疗后症状改善不明显。

2022年3月22日初诊，诊见：神昏，肢体无力，手足不温，四肢水肿，小便不利，舌淡胖，苔白，脉沉弱。辨证为肾阳不足，治以补肾助阳、温阳利水，方选肾气丸加减，具体方药如下：

白附片10g	肉桂6g	熟地黄15g	山萸肉15g
山药15g	牡丹皮10g	泽泻10g	川牛膝15g
车前子15g	五味子10g	黄芪30g	木瓜10g
茯苓30g			

2付，浓煎，一日三次，每次50ml。

患者2剂服后小便量增加，四肢水肿减轻，守方7剂，水肿几乎完全消退。

按语：《素问·六节脏象论篇》云：“肾者，主蛰，封藏之本，精之处也；其华在发，其充在骨，为阴中之少阴，通于冬气。”而《素问·金匮真言论篇》曰：“故背为阳，阳中之阳，心也；背为阳，阳中之阴，肺也；腹为阴，阴中之阴，肾也，阴中之阳，肝也；腹为阴，阴中之至阴，脾也。”张锡纯《医学衷中参西录》云：“方书谓下焦之火生于命门，名为阴分之火，又谓之龙雷之火，实肤浅之论也。下焦之火为先天之元阳，生于气海之元气。盖就其能撑持全身论，则为元气；就其能温暖全身论，则为元阳。此气海之元阳，为人生命之本源，无论阴分、阳分之火，皆于此肇基。”元阳即肾阳。《景岳全书》卷一：“元阳者，即无形之火，以生以化，神机是也。”肾阳又称元阳、真阳、真火、命门之火、先天之火。肾阳是肾生理功能的动力，也是人体生命活动力的源泉。肾所藏之精，需赖命门之火的温养，才能发挥其滋养体内各部分器官组织的繁殖后代的作用，尤其是脾胃的功能，需命门之火温煦，才能完成正常的腐熟水谷和运化精微的任务。《伤寒括要》云：“肾属寒水，主令在冬，故《内经》以为闭蛰封藏之本，以欲耗其精，则不能奉若天时、封藏固密，遂致太阳疏渗，寒邪易侵。若肾脏坚固，即使迫于寒威，受邪轻浅，治之即痊。肾脏虚衰，略冒寒邪，便尔深重，医药难疗。故曰伤寒偏死肾虚人，良非虚语。”肾虚者易感寒邪，寒邪易伤阳气。《伤寒论》云：“少阴病，恶寒身蜷而利，手足逆冷者，不治。”肾阳虚，命门火衰，病情危重。

《金匮要略·血痹虚劳病脉证并治》云：“虚劳腰痛，少腹拘急，小便不利者，八味肾气丸主之。”《血证论》云：“肾为水脏，而其中一点真阳便是呼吸之母。水足阳秘，则呼吸细而津液调。如真阳不秘，水泛火逆，则用苓、泽以行水饮，用地、萸以滋水阴，用淮药入脾，以输水于肾，用丹皮入心，以清火安肾，得六味以滋肾，而肾水足矣。然水中一点真阳，又恐其不能生化也，故用附子、肉桂以补之。”

《医经溯洄集》云：“八味丸以地黄为君，而以余药佐之，非止为补血之剂，盖兼补气也。气者，血之母，东垣所谓阳旺则能生阴血者此也。夫其用地黄为君者，大补血虚不足与补肾也；用诸药佐之者，山药之强阴益气；山茱萸之强阴益精而壮元气；白茯苓之补阳长阴而益气；牡丹皮之泻阴火，而治神志不足；泽泻之养五脏，益气力，起阴气，而补虚损五劳，桂、附立补下焦火也。由此观之，则余之所谓兼补气者，非臆说也。”

《医宗金鉴》引柯琴云：“火少则生气，火壮则食气，故火不可亢，亦不可衰。所云火生土者，即肾家之少火游行其间，以息相吹耳，若命门火衰，少火几于熄矣。欲暖脾胃之阳，必先温命门之火，此肾气丸纳桂、附于滋阴剂中十倍之一，意不在补火，而在微微生火，即生肾气也。故不曰温肾，而名肾气，斯知肾以气为主，肾得气而土自生也。且形不足者，温之以气，则脾胃因虚寒而致病者固痊，即虚火不归其原者，亦纳之而归封蛰之本矣。”

气血津液病证

崩　漏

邹某，女，39岁，职员，住院号：012134975。因“反复活动后心累、气紧5年，复发加重10^+天”，于2021年10月14日入院。

患者于入院前5年无明显诱因出现心累气紧，伴心悸胸闷、倦怠乏力，活动后明显，无胸痛、咯血、呕血、便血等，起病后病情持续性发作，于某市人民医院行骨髓穿刺检查，诊断为“缺铁性贫血”，经补铁、输血等治疗（具体不详）后病情好转。此后病情反复，长期口服中药治疗。患者2018年2月22日因“反复心累、气紧2年，加重2月”入住于某医院肿瘤血液科住院治疗，血常规：红细胞数目2.26×10^{12}/L，血红蛋白浓度37.2g/L，红细胞压积0.1582，平均红细胞体积69.92fL，网织红细胞千分数0.048，铁蛋白1.36ng/mL，凝血未见明显异常；腹部彩超：双肾多囊肾、双肾尿盐结晶、双肾小结石、子宫增大、子宫肌瘤（约5.1厘米×4.8厘米）。入院后予以针对子宫肌瘤行超声聚焦刀治疗，诊断为功能障碍型子宫出血、重度贫血，予以输血、补铁等治疗，经治疗后病情好转出院，出院后患者长期于我院门诊口服中药治疗，未复查血常规，病情控制不详。10^+天前患者月经来潮，量多、质稀、色暗红，伴血块，逐渐出现心累、气紧，活动后尤甚，休息后稍缓解，头晕倦怠乏力，四肢欠温，今为进一步诊治来我院就诊，门诊拟诊断为“贫血”收入院。

入院查体：体温36.4℃，脉搏99次/分，呼吸20次/分，血压122/77mmHg，全身皮肤黏膜及巩膜无黄染，结膜稍苍白，口唇欠红润，各浅表淋巴结未扪及肿大。胸廓正常，双侧语颤对等，叩诊呈清音，双肺呼吸音清，未闻及确切干湿啰音。心界不大，心律齐，各瓣膜听诊区未闻及病理性杂音。腹平软，未见胃肠型及异常蠕动波，下腹部可见约 8 厘米手术疤痕，无压痛、反跳痛，肝脾肋下未及。移动性浊音阴性，肠鸣音存在。双下肢不肿。四肢肌力正常。

入院辅助检查：血常规：红细胞数目 2.78×10^{12}/L，血红蛋白浓度 56.00g/L，红细胞压积 0.2，平均红细胞体积 73.00，平均细细胞血红蛋白含量 20.1pg，平均红细胞血红蛋白浓度 276g/L；铁蛋白测定 2.36ng/mL；肝肾功能、电解质、凝血、D-二聚体未见明显异常。

入院诊断：重度贫血、功能障碍型子宫出血、子宫肌瘤。入院后予输血纠正贫血、中医外治等治疗，妇科会诊后建议手术治疗，患者要求保持治疗。

2021 年 10 月 16 日初诊，诊见：神清，神萎，面色萎黄，倦怠乏力，少气懒言，口干口渴，渴喜热饮，经期延长，淋漓不尽，舌质淡、苔白，脉细数。辨证为中焦虚寒、气血两虚证，拟温中健脾、温经止血。方选吴茱萸汤合六君子汤合补中益气汤加减，具体方药如下：

吴茱萸 6g	炮姜 10g	人参 10g	大枣 30g
炒白术 30g	陈皮 15g	茯苓 15g	京半夏 5g
黄芪 30g	升麻 10g	柴胡 10g	当归 10g
仙鹤草 30g	侧柏炭 30g	茜草炭 15g	炙甘草 10g

4 付，一日一剂，一日三次，每次 100mL。

2021 年 10 月 21 日二诊，服上方后患者阴道流血减少，诊见：面色萎黄，倦怠乏力，少气懒言，口干口渴，渴喜热饮，心悸短气，月经淋漓不尽，舌质淡、苔白，脉细数。辨证为脾不统血、气血两虚，拟益气补血、健脾养心，方选归脾汤加减，具体方药如下：

党参 10g	黄芪 20g	白术 10g	茯苓 10g
当归 10g	酸枣仁 15g	蜜远志 5g	龙眼肉 10g
仙鹤草 30g	甘草 5g	海螵蛸 30g	荆芥炭 10g

5 付，一日一剂，一日三次，每次 100mL。

2021 年 10 月 26 日三诊，服上方后患者乏力症状明显缓解，阴道流血明显减少，仍淋漓不尽，患者病情稳定，予以桂枝茯苓丸加减出院带药，具体方药如下：

桂枝 10g	茯苓 20g	桃仁 10g	赤芍 10g
牡丹皮 10g	黄芪 20g	山药 10g	炒鸡内金 10g
牡蛎 30g	海螵蛸 20g	当归 10g	生蒲黄 10g
甘草片 5g	大枣 10g	醋延胡索 10g	
龙血竭 4g合药冲服			

7 付，一日一剂，一日三次，每次 100mL。

患者出院后守方至 2021 年 12 月 14 日复诊，已无阴道流血。

按语：本例患者初以经期延长、淋漓不止为主要表现，辨病属“崩漏”范畴。治疗崩漏有塞流、澄源、复旧三法，然塞流之法，内括诸多，综观此案，辨证属脾不统摄，气不摄血，故以补中益气汤、归脾汤益气摄血，经治疗后患者阴道流血明显减少，“急则治其标，缓则治其本”，结合患者彩超检查提示子宫肌瘤，依据《金匮要略·妇人妊娠病脉证并治第二十》：“妇人宿有症病，经断未及三月，而得漏下不止，胎动在脐上者，为症痼害。妊娠六月动者，前三月经水利时，胎也；下血者，后断三月，衃也。所以血不止者，其症不去故也，当下其症，桂枝茯苓丸主之。”故后期在桂枝茯苓丸基础上加减化裁。

悬　饮

罗某，男，85岁，农民，住院号：012210874。因“反复心累、气紧1^{+}年，复发加重1天”，于2022年3月21日入院。

患者于1^{+}年前无明显诱因出现心累、气紧、咳嗽，平素不能从事重体力活动，无端坐呼吸，无夜间阵发性呼吸困难，无胸闷胸痛，无咳嗽、咳痰，无咯血，无恶心呕吐，无双下肢水肿，曾于我院就诊，诊断为“瓣膜性心脏病、肺部结节、心衰、房颤”，予以治疗后好转出院（肺部结节性质不确定），出院后长期服用“呋塞米、美托洛尔”等药物治疗。1天前，患者受凉后再次出现心累气紧明显，伴咳嗽、咯黄痰，腹胀，纳差不适，无畏寒发热，无胸痛及胸闷，无潮热及盗汗，院外未诊治，病情无缓解，今为求进一步治疗遂来我院就诊，门诊以“慢性心功能不全急性加重、细菌性肺炎”收入住院。

查体：体温36.9℃，脉搏78次/分，呼吸20次/分，血压147/75mmHg，形体消瘦，颈静脉充盈，肝颈回流征阴性，双肺呼吸音低，双肺未闻及明显干湿啰音。辅助检查：胸部CT：双肺上叶、右肺斜裂结节较前无明显变化；双肺散在炎症，较前有增加；双侧胸腔积液较前增多，右肺中叶、双肺下叶外压不张；纵隔多发淋巴结增大；心脏增大，心包少量积液大致同前；肺动脉及左心房少许气体影已吸收。心脏彩超：双房明显长大；主动脉瓣退行性改变；三尖瓣返流（重度）、二尖瓣返流（中度）、主动脉瓣返流（轻度）；心房颤动；心包腔少量积液；左室收缩功能测值正常。

入院诊断：双侧胸腔积液、细菌性肺炎、老年性心脏瓣膜病、心房颤动、心脏扩大、心功能Ⅳ级。入院后予益气扶正、双侧胸腔穿刺引流等对症处理，经治疗后患者心累、气紧症状缓解不明显，胸水引流不尽，超声检查胸水和入院前变化不明显。

2022 年 3 月 29 日初诊，诊见：形体消瘦，心累短气，动则加剧，咳嗽，少痰，纳差，大便干，舌黯红，无苔，脉沉细。辨证为气阴两虚、饮停胸胁，拟补肺益气、泻肺逐饮、健脾和胃之法，方选生脉散合瓜蒌椒目汤合香砂六君子汤加减，具体方药如下：

人参 10g	麦冬 10g	五味子 5g	瓜蒌仁 20g
桑白皮 10g	葶苈子 15g	化橘红 10g	茯苓 30g
紫苏子 10g	白蒺藜 10g	白术 20g	木香 10g
砂仁 10g	陈皮 10g	炙甘草 10g	生姜 12g

6 付，一日一剂，一日三次，每次 100mL。

2022 年 4 月 5 日二诊，服上方后患者咳嗽明显缓解，短气症状稍改善，胸腔穿刺引流已无胸水引出，超声检查胸腔无积液，已拔除引流管，后期以香砂六君子合补中益气汤合二味参苏饮培土生金、益气活血。

按语：“胸腔积液”属于中医学“悬饮”范畴。悬饮病名始见于《金匮要略》，因饮停于两胁，属窠囊之水，有悬吊之意，故名悬饮，《金匮要略·痰饮咳嗽病脉证并治》云：“饮后水流在胁下，咳唾引痛，谓之悬饮。”中医学认为悬饮病机为本虚标实，本虚为肺、脾、肾功能失调，水液运化失常，水饮为患，《素问·经别论篇》：“饮入于胃，游溢精气，上输于脾。脾气散精，上归于肺，通调水道，下输膀胱，水精四布，五经并行。”论述了正常的水液代谢。《素问·至真要大论》“太阴在泉……湿邪所胜……民病饮积心痛”、《素问·气交变大论》“岁土太过，雨湿流行，肾水受邪，甚则饮发，中满食减”、《素问·六元正纪大论》“土郁之发，民病饮发湿下”等均提示脾、肾功能失调，导致水饮留聚于胸胁。标实为水饮留聚，痰瘀互结，病理产物为痰、饮、水、湿、瘀，《金匮要略·痰饮咳嗽病脉证并治》提出“病痰饮者，当以温药和之”，故悬饮病以温化为主要治疗原则，同时还应区分表里虚实以论治，水饮壅盛者，应祛饮以治标；邪在表者，当温散发汗；在里者，应温化利水。正虚者补之，邪实者攻之，邪实正虚，则清补兼施，饮热相杂者，当温清并用。

本案患者高龄，久病元气大伤，真阴亏损，出现气阴两虚，故以益气养阴、泻肺逐饮、健脾和胃为治，以生脉散合瓜蒌椒目汤合香砂六君子汤化裁。方中人参甘温，益元气、补肺气、生津液；麦冬甘寒养阴润燥、润肺生津，合人参，则益气养阴之功益彰；五味子酸温，敛肺止汗、生津止渴；桑白皮、紫苏子、葶苈子泻肺利气化饮；茯苓、化橘红健脾燥湿化痰；陈皮、木香、砂仁理气化痰；瓜蒌仁宽胸利膈化痰；白蒺藜疏肝理气；生姜和胃降逆化痰。诸药合用，攻补兼施，共奏理气化痰、泻肺逐饮之功。

内伤发热

病例一

汪某，女，70岁，农民，住院号：012134056。因“寒战2天，腰痛、头昏1天”，于2021年10月7日入院。

患者有既往高血压病史，此次入院前2天无明显诱因出现寒战，伴汗出、短气，无发热，无咳嗽咳痰、胸闷胸痛，无恶心呕吐，无尿频、尿急、尿痛等表现，患者自行于当地卫生院口服抗生素治疗（具体用药不详），症状无明显缓解。入院前1天患者出现腰痛，伴尿道灼热感，头昏乏力，行走不稳，汗出、口渴，关节疼痛，神清，神萎，纳眠差，大便调。入院查体：体温37.1℃，脉搏69次/分，呼吸20次/分，血压102/60mmHg，发育正常，营养中等，双肺呼吸音清晰，未闻及明显干湿啰音。心率69次/分，律齐，各瓣膜听诊区未闻及明显病理性杂音。腹软，无反跳痛及肌紧张，肝脾肋下未扪及，墨菲氏征阴性；左侧上输尿管点压痛，左肋腰点、左肋脊点压痛及叩击痛明显，双下肢无水肿；生理反射正常，病理反射未引出。辅助检查：门诊血常规：白细胞数目9.54×10^9/L，中性粒细胞百分比92.5%，淋巴细胞百分比4.9%；腹部CT示：肝右叶钙化灶，右肾细小结石；小肠积液积气。入院随机指尖血糖：5.7mmol/L，指尖血氧饱和度93%。床旁心电图示：窦性心律，轻度ST段压低（V2，V3），T波改变（V1，V2，V3，V4）。降钙素原＞100ng/L；超敏C反应蛋白177.50mg/L；

血生化示：肌酐104.6umol/L，尿酸496umol/L，白蛋白35.7g/L，前白蛋白159mg/L；尿常规：白细胞++，蛋白质++。

入院诊断：急性肾盂肾炎、脓毒血症、高血压2级（中危）、肾功能不全、右肾结石。入院后予头孢他啶抗感染、补液抗休克等治疗。

2021年10月8日初诊，诊见：恶寒发热、少汗，头身疼痛，腰痛，骨节烦疼，肢体沉重，小便不利，舌淡红，苔白腻，脉浮紧。辨证属寒湿痹阻，拟散寒除湿、发汗解表之法，方选麻黄加术汤，具体方药如下：

麻黄15g　桂枝15g　炒苦杏仁15g　甘草10g
白术30g

2付，一日一剂，一日三次，每次150mL。

2021年10月10日二诊，患者经治疗后已头身疼痛、腰痛明显缓解，复查血常规：白细胞数目5.4×10^9/L，中性粒细胞百分比61.9%，血红蛋白96g/L，血小板计数67×10^9/L；超敏C反应蛋白106mg/L；降钙素原38.28ng/L，尿常规阴性。诊见：恶寒，头身疼痛，头重如裹，不思饮食，口苦，口臭，嘈杂不安，渴不欲饮，舌质红，苔薄白偏腻，脉濡。辨证为湿遏热伏证，拟宣畅气机、分利湿热之法，方选三仁汤加味，具体方药如下：

炒苦杏仁15g　豆蔻10g后下　薏苡仁30g　姜厚朴15g
京半夏10g　通草10g　滑石30g　淡竹叶30g
芦根30g　广藿香15g

4付，每日三次，一日一剂，每次200mL。

经治疗后，患者已无腰痛、头身疼痛，但患者血培养结果回示：肺炎克雷伯菌；尿培养：肺炎克雷伯菌；痰培养：G+链球菌、G−杆菌。腹部CT：肝左内叶低密度影?，建议全腹增强CT检查排除外肝脓肿，肝右叶钙化灶；胆囊密度欠均匀；双肾平扫未见异常。腹部增强 CT 检查提示：肝左内叶低密度影，考虑肝脓肿可能大；肝右叶钙化灶；胆囊炎改变；左下腹系膜脂肪层次欠清晰。患者肝脓肿形成，西医治疗继续使用头孢他啶抗感染等对症处理。

2021 年 10 月 14 日三诊，诊见：倦怠乏力，动作气短，不思饮食，口淡无味，食已即满，胃脘胀痛，舌质淡，苔白稍腻，脉弦滑。辨证为脾虚湿滞兼气虚，治以益气健脾、醒脾化湿，方以参苓白术散合藿朴夏苓汤加减，具体方药如下：

人参 10g	茯苓 15g	麸炒白术 15g	白扁豆 15g
莲子 10g	甘草 6g	山药 15g	砂仁 6g
薏苡仁 30g	桔梗 15g	广藿香 15g	姜厚朴 15g
法半夏 10g	泽兰 15g	炒麦芽 20g	炒稻芽 20g

4 付，一日一剂，一日三次，每次 100mL。

2021 年 10 月 18 日四诊，经前方治疗后胃脘胀痛明显减轻，余症改善不明显。诊见：倦怠乏力，动则气短，口苦，口渴欲饮，饥不欲食，胃脘胀痛，舌质红，苔黄腻，脉沉细滑数。辨证为气虚湿热，治以补中益气、清利湿热，方以补中益气汤合二妙散加减，具体方药如下：

黄芪 15g	人参 10g	白术 15g	当归 12g
陈皮 10g	升麻 10g	柴胡 12g	麦冬 15g
五味子 10g	黄柏 10g	麸炒苍术 10g	炙甘草 10g

4 付，一日一剂，一日三次，每次 150mL。

服 2 剂后，患者疲倦、口苦症状消失，饮食如常，舌苔变化不明显。复查血常规正常，超敏 C 反应蛋白 11.4mg/L；降钙素原 0.15ng/L；血培养及痰培养阴性。复查腹部 CT：肝左内叶低密度影，考虑肝脓肿，与 2021 年 10 月 11 日片比较病灶明显缩小；肝右叶钙化灶；胆囊炎改变。左下腹系膜脂肪层次欠清晰。患者临床症状、实验室指标及影像学检查明显改善，患者要求出院，予以守方治疗 2 周后复查腹部 CT，肝脏病变趋于正常。

按语：患者以寒战、腰痛为主症入院，需辨清外感、内伤还是损伤所致。结合首诊时患者症状为典型的麻黄汤症状，且合并湿邪症状，故选用麻黄加术汤，其是张仲景用来治疗“湿家，身烦疼”的方剂，具有发散寒湿的作用，《金匮要略》载“太阳病，关节疼痛而烦，脉沉而细者，此为湿痹”“湿家之为病，一身尽疼，发热”“湿家身烦疼，可与麻黄加术汤发其汗为宜，慎不可以火攻之”。患者治疗后寒邪已去，湿邪缠绵，郁而化热，结合患者症状，符合《温病条辨》“头痛恶寒，身重疼痛，舌白不渴，脉弦细而濡……三仁汤主之”“惟以三仁汤轻开上焦肺气，盖肺主一身之气，气化则湿亦化也”以及《湿热论》“太阴内伤，湿饮停聚，客邪再至，内外相引，故病湿热”，故选用三仁汤治疗。湿为阴邪，易损伤阳气，阻遏气机，《温热论·外感温热篇》云“湿胜则阳微”，因脾喜燥而恶湿，故出现脾气虚症状，后期以益气健脾为主，辅助分利湿热，且检查提示存在肝病，治疗也符合《金匮要略》“见肝之病，知肝传脾，当先实脾”。

病例二

张某，男，47 岁，住院号：012137621。因“反复右上腹疼痛 8^{+}年，复发加重 4^{-}天”，于 2021 年 11 月 6 日入院。

患者诉入院 8^{+}年前体检发现胆囊结石（未见相关病例资料），平素存在右上腹隐痛，伴右侧肩背部牵涉痛，无恶心呕吐、畏寒发热、黑便等不适，疼痛发作时自行口服药物可缓解疼痛，但上述症状反复发作，患者未进一步诊治。入院前 4^{-}天患者出现右上腹疼痛加重，伴发热、恶心呕吐，最高体温达38.5℃，呕吐物为非咖啡色样胃内容物，无腹胀，无畏寒。患者遂至市内某三甲医院诊治，经给予药物治疗后体温降低（具体药物不详），但腹痛缓解不明显。患者为求进一步诊治来我院急诊就诊，急诊拟诊断为“腹痛查因”收入普外科住院治疗。患者自发病以来精神状态差，饮食量少，睡眠欠佳，体重无明显变化，小便困难、量少，大便稀溏、色黑。入院查体：腹肌柔软，右上腹部压痛，无反跳痛，余无确切阳性体征。入院辅助检查：血常规：白细胞数目$20.33\times10^9/L$，血红蛋白浓度145g/L，血小板计数$25\times10^9/L$，中性粒细胞百分比46.4%，淋巴细胞百分比27.9%；降钙素原17.03 ng/mL；超敏C反应蛋白41.5 mg/L；弥漫性血管内凝血检查：凝血酶原时间10.9s，国际标准化比值0.93，活化部分凝血酶时间54.2s，纤维蛋白原含量2.32g/L；血气分析（鼻导管吸氧4L/min）：酸碱度7.37，二氧化碳分压31mmHg，氧分压131mmHg，血氧饱和度99%，乳酸1.7mmol/l，葡萄糖8.8mmol/L，钠离子114mmol/L，碱剩余7.4mmol/L，血浆中的碳酸氢盐浓度17.9mmol/L；生化全套：血清总胆红素68.9umol/L，直接胆红素46.7umol/L，间接胆红素22.2umol/L，丙氨酸氨基转移酶208U/L，天门冬氨酸氨基转移酶214U/L，白蛋白25.7g/L，血尿素氮22.6mmol/L，肌酐571.7umol/L，肌酸激酶326U/L，a羟基丁酸脱氢酶762U/L。胸部CT：双肺散在感染，心包少量积液，双侧胸腔少量积液。腹部CT：肝脏钙化灶，胆囊结石，双肾周桥隔、筋膜增厚，肠系膜多发小淋巴结显示，腹、盆腔积液。

结合患者入院辅助检查提示存在重症感染、多器官功能障碍，反复追问病史，患者诉入院前4⁻天发病后自行口服退烧药后体温降至正常，次日再次出现发热，最高体温达39℃，遂至市内某三甲医院发热门诊诊治，查血常规提示白细胞数目 4.87×10^9/L、血小板计数 32×10^9/L，予以头孢丙烯抗感染，并开具退烧、抗病毒等药物，嘱其回家观察治疗。入院前 2^+ 天出现腹痛加重，伴腹胀、少尿。近 2^+ 天来患者未进食，饮水少。近期无毒物服用病史及特殊药物服药病史。

入院后普外科考虑诊断：胆囊结石伴急性胆囊炎、急性肾功能损害、肝功能不全、电解质紊乱、血小板减少，予以抗感染、保肝、纠正电解质紊乱等治疗。治疗后，11 月 7 日患者出现气促，腹胀加重，双上臂出现散在出血点，肾区疼痛，入院后 24 小时尿量 110mL，复查肾功能：血尿素氮 26.7mmol/L，肌酐 749.2umol/L，尿酸 554.3umol/L；肝功能：白蛋白 22.4g/L；血常规：白细胞数目 16.76×10^9/L，血小板计数 18×10^9/L；血气分析（鼻导管吸氧 4L/min）：酸碱度 7.35，二氧化碳分压 27mmHg，氧分压 78mmHg，血氧饱和度 88%，乳酸 3.6mmol，氧合指数 210。患者肾功能衰竭加重，同时累及呼吸、肝脏、血液、内环境多个系统，请重症医学科会诊考虑诊断为多器官功能障碍综合征、急性肾损伤（AKI 3 期）、腹膜炎、腹腔积液、肺部感染、双侧胸腔积液、心包积液、血小板减少、急性肝功能不全、凝血功能障碍、电解质紊乱、低蛋白血症、胆囊结石，并于 11 月 7 日转入重症医学科治疗。

因患者以肾脏损害为主，累及多个器官系统，表现为发热、皮下出血、少尿，需警惕流行性出血热。转入 ICU 当日再次追溯患者病史，患者诉 10 月 3 日曾回陕西宝鸡农村老家生活 3 天，因流行病学显示陕西宝鸡地区为我国流行性出血热高发地区，遂联系疾控中心采集血液样本送检，提出病原微生物宏基因组检测（mNGS）重点关注微生物：汉坦病毒。转入 ICU 后予以给予抗感染、连续性肾脏替代疗法（CRRT）、输注血小板、纠正内环境紊乱等治疗。

2021年11月8日（患者入住ICU第二日），患者出现皮肤出血点增加，腹胀如鼓，经CRRT治疗后仍少尿（24小时尿量300mL），复查肾功能：血尿素氮12.7mmol/L，肌酐365.6umol/L，经输注血小板后复查血常规示：白细胞数目11.13×10^9/L，血小板计数11.7×10^9/L。因现代医学常规治疗后患者血小板仍进行性下降，少尿，因而寻求中医治疗。诊见（首诊）：身热不扬，全身皮肤多发红色斑点、压之不褪色，以双上肢为甚，腹胀如鼓，口渴欲饮，大便闭，舌质淡红，苔黄腻，脉滑数。辨证为湿热蕴结、热入血分，治以清热凉血、通腑利湿，方以犀角地黄汤合大承气汤，具体方药如下：

大黄 20g	枳实 20g	厚朴 20g	芒硝 20g
水牛角 30g	生地黄 24g	赤芍 15g	牡丹皮 15g

因患者病情需控制口服入量，嘱中药水煎为500mL代茶饮，频服；同时开具大承气汤（大黄30g、麸炒枳实30g、姜厚朴30g、芒硝30g），水煎600mL，分3次灌肠。

11月9日（患者入住ICU第三日）巡诊，患者全身无新发出血点，原出血点色变淡，在透析情况下少尿（24小时尿量200mL），复查肾功能：血尿素氮7.6mmol/L，肌酐246.5umol/L，血常规：白细胞数目10.9×10^9/L，血小板计数55×10^9/L，灌肠后患者腹胀稍缓解，仍无大便。诊见（二诊）：语音低微，动则气短，烦渴，腹胀，舌质红，苔薄黄少津，脉滑数。患者核心病机未变，在原方基础上调整，具体方药如下：

西洋参 15g	大黄 20g	荆芥穗 20g	水牛角 30g
赤芍 15g	牡丹皮 15g	生地黄 24g	枳实 20g

厚朴 20g　　芒硝 20g　　黄柏 15g　　知母 15g
肉桂 3g

2付，一日一剂，一日三次，每次100mL。

11月10日（患者入住ICU第四日），患者双上肢皮肤出血点基本吸收，语声正常，烦渴缓解，腹胀改善，大便已解，在透析情况下少尿（24小时尿量300mL），复查肾功能：血尿素氮12.5mmol/L，肌酐357.2umol/L，血常规：白细胞数目12.15×10^9/L，血小板计数112×10^9/L。mNGS结果回报：汉坦病毒，证实患者为流行性出血热。

11月11日（患者入住ICU第五日），患者双上肢皮肤出血点完全吸收，语声正常，已无烦渴、腹胀，大便已解，在透析情况下尿量基本正常（24小时尿量700mL），复查肾功能：血尿素氮15.44mmol/L，肌酐483.6umol/L，血常规：白细胞数目10.4×10^9/L，血小板计数177×10^9/L。

11月13日（患者入住ICU第七日），患者未透析情况下尿量正常（24小时尿量1100mL），复查肾功能：血尿素氮16.9mmol/L，肌酐462.5umol/L，血常规：白细胞数目8.13×10^9/L，血小板计数208×10^9/L。诊见（三诊）：渴欲饮水，舌质淡红，苔薄白，脉沉细。辨证为热病伤阴、肝肾阴虚，治以滋补肝肾，中药予以归芍地黄汤，具体方药如下：

当归 15g　　白芍 15g　　熟地黄 40g　　山药 15g
山萸肉 15g　　泽泻 15g　　茯苓 15g　　牡丹皮 15g

2付，一日两剂，一日三次，每次200mL。

11月15日（患者入住ICU第九日），患者在未透析情况下尿量正常（24小时尿量1800mL），复查肾功能：血尿素氮19.1mmol/L，肌酐496.6umol/L，血常规：白细胞数目9.39×10^9/L，血小板计数221×10^9/L。诊见（四诊）：渴欲饮水，腹泻，舌质暗，水滑苔，脉细数。辨证为肾阳气化不足，治以温阳化气，方以肾气丸合五苓散，具体方药如下：

熟地黄 30g	山药 15g	山萸肉 15g	泽泻 15g
茯苓 15g	牡丹皮 15g	肉桂 5g	白附片 5g
白术 30g	猪苓 10g		

2 付，一日两剂，一日三次，每次 200mL。

患者病情明显改善，于 11 月 15 日转出 ICU 至普通病房，继续以中医综合治疗方法为主开展治疗，遵循滋阴补肾、阴中求阳开展中医适宜技术和中药汤剂内服治疗。11 月 22 日复查肾功能：血尿素氮 9.3mmol/L，肌酐 203umol/L。12 月 1 日复查肾功能：血尿素氮 7.4mmol/L，肌酐 117.1umol/L。患者临床症状痊愈，复查肾功能等指标明显改善，于 12 月 2 日出院。出院后患者继续原方案口服中药治疗。12 月 9 日复查肾功能：血尿素氮 6.51mmol/L，肌酐 113umol/L。12 月 22 日复查肾功能：血尿素氮 5.46mmol/L，肌酐 93umol/L。2022 年 1 月 24 日复查肾功能：血尿素氮 4.18mmol/L，肌酐 97umol/L。2022 年 2 月、3 月患者院外复查肾功能均正常。

患者发病后治疗以来尿量变化图如下：

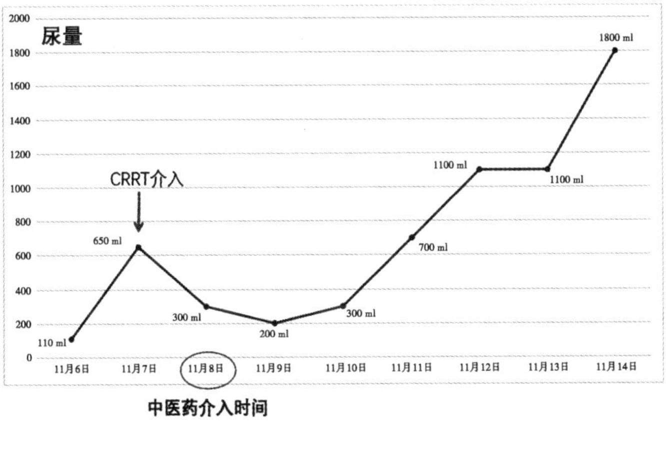

患者血肌酐变化图如下：

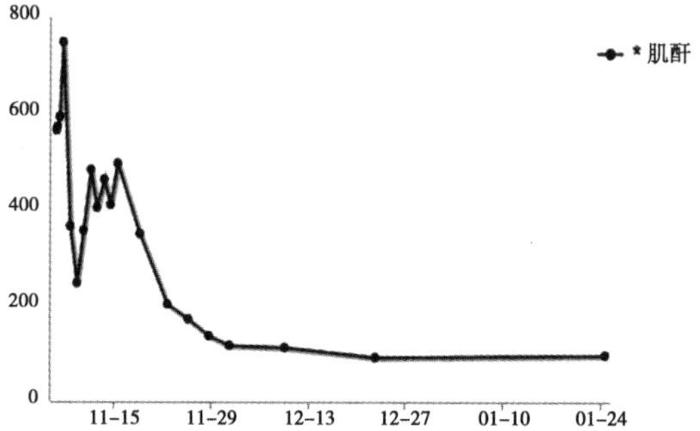

患者血尿素氮变化图如下：

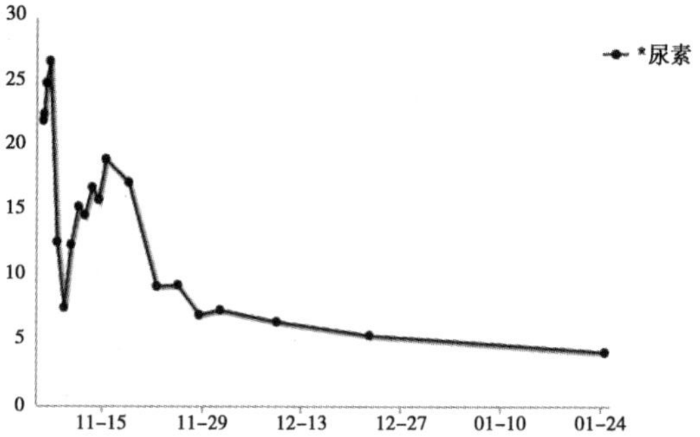

患者血小板变化图如下：

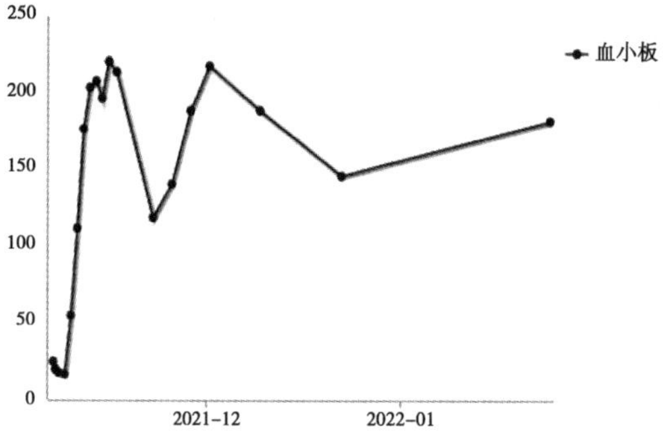

按语：中医与现代医学在疾病诊治方面，均可借助现代科技手段为己所用，但在思维上截然不同。中医的精髓在于辨证论治，

首先需辨病位，其次需辨病性，而非以现代医学疾病病名笼统来进行辨证治疗。此患者入院时现代医学诊断尚不明确，只是高度怀疑流行性出血热，经常规治疗疗效欠佳，后期微生物检查证实流行性出血热诊断。但从患者早期临床四诊信息，中医便可制定有效的干预措施。

首诊患者时，患者症状总结为发热、皮肤出血、腹胀如鼓、大便闭。根据症状该如何辨证呢？分析症状，发热无非外感、内伤，皮肤出血无非热迫血行、气虚不摄，但患者无气虚症状，那么患者发热为外感，皮肤出血为热迫血行，患者发病可能与外感热邪有关。《素问·至真要大论》病机十九条有言“诸胀腹大，皆属于热”，因此患者腹胀也与热邪有关。同时，《素问·至真要大论·天地淫胜病治篇》言“少阴司天，热淫所胜……鼽衄……腹大满……病本于肺”“少阳司天，火淫所胜，则温气流行……鼽衄，病本于肺”，因而患者病位在肺，因肺与大肠相表里，肺脏受损，故出现大便闭，同时肺为华盖、主治节、通调水道，也可诠释为何出现发热、皮肤出血、少尿。因患者发热为身热不扬，提示患者存在湿热之邪气，结合舌质淡红，苔黄腻，脉滑数证实这一病性。综上，辨证湿热蕴结、热入血分，《外感温热篇》云“入血就恐耗血动血，直须凉血散血”，因此拟清热凉血、通腑利湿之法。一提到清热，部分学者便会选择苦寒清热之品，绝非如此。《素问·至真要大论》言“热淫所胜，平以咸寒，佐以苦甘，以酸收之”“火淫所胜，平以咸冷，佐以甘苦，以酸收之，以苦发之，以酸复之，热淫同”，这正是后世温病医家方剂中少见苦寒药物的缘由。因患者存在大便闭，《伤寒论》书中多次提及“不大便……宜大承气汤”。因此，开具犀角地黄汤合大承气汤治疗，方中以苦寒水牛角代犀角以清热凉血解毒；甘苦寒之生地凉血滋阴生津

（一助水牛角清热凉血止血，一恢复已失之阴血）；赤芍、丹皮清热凉血、活血散瘀；大黄泻热通便、荡涤肠胃；芒硝助大黄泻热通便，并能软坚润燥；厚朴、枳实行气散结、消痞除满，并助硝、黄推荡积滞以加速热结之排泄。同时给予大承气汤灌肠以加强通腑泻热，体现中医急症治疗思想。

二诊时，患者全身无新发出血点，原出血点色变淡，存在语声低微，动则气短，烦渴，腹胀，少尿，大便闭，舌质红，苔薄黄少津，脉滑数。患者核心病机仍为湿热蕴结、热入血分，但出现气虚兼伤阴的症状。根据《素问·评热病论》“邪之所凑，其气必虚”，《温病条辨》“温热，阳邪也，阳盛伤人之阴也”，故在原方基础上加用西洋参补气养阴、清热生津。同时因患者仍少尿，根据《素问·灵兰秘典论》“膀胱者，州都之官，津液藏焉，气化则能出矣”，结合病机，患者因湿热之邪蕴结下焦伤阴，膀胱气化不利而出现少尿，因此治疗上在原方基础上加用滋肾通关丸，该方出自《兰室秘藏》，治“小便闭，热在下焦血分也”，方中知母滋阴降火，黄柏泻下焦湿热而坚阴，肉桂温养命门真阳、调节膀胱气化功能。患者透析情况下仍少尿，属于癃闭范畴，在治疗上合用倒换散，该方出自《宣明论方》，“主新久癃闭”，《医方考》诠释方义为：“用荆芥之轻清者，以升其阳；用大黄之重浊者，以降其阴；清阳既出上窍，则浊阴自归下窍，而小便随泄矣。”给予该中药方剂治疗，配合西医常规治疗，患者在透析下尿量基本正常，后期暂停透析，患者尿量亦正常。

三诊时，患者停用透析后尿量正常，主要表现为渴欲饮水，舌质淡红，苔薄白，脉沉细。结合患者症状和舌苔脉象，患者表现为邪热已退、阴液亏损所致，根据“存得一分津液，便有一分生机”，选用归芍地黄汤治疗，该方出自《症因脉治》卷二，具有养血滋阴之功效，方以六味地黄丸滋补肝肾，当归养血活血柔肝，白芍补肝敛阴。

四诊时，患者停用透析后尿量正常，主要表现为渴欲饮水，腹泻，舌质暗，水滑苔，脉细数。结合患者症状和舌苔脉象，患者表现为阴损及阳、阳不化津。因患者发病原始核心为湿热蕴结、热入血分，前期给予治疗后湿热已去，出现热病后期阴伤、阴损及阳表现，治疗上根据阴中求阳理论，选择肾气丸合五苓散治疗，正如《温热论》所言："热病救阴犹易，通阳最难，救阴不在血，而在津与汗，通阳不在温，而在利小便。"

综上，根据流行性出血热的发病特点和临床表现，可概括在中医学《温病条辨》当中的瘟毒斑疹和瘟疫衄血的范畴。治疗上当遵循温病卫、气、营、血论治，"在卫汗之可也，到气才可清气，入营犹可透热转气……入血就恐耗血动血，直须凉血散血"。本病是一种外感热病，治疗总则是解热毒与存津液，这是中医治疗本病的关键环节。解热毒主要是选择甘寒药物清气、咸寒药物凉血，少用苦寒药物以免伤阴；存津液主要是滋肾阴，正如"存得一分津液，便有一分生机"。针对此患者，其核心病机为湿热蕴结、热入血分，并非单纯热毒，叶天士云"湿乃重浊之邪，热乃熏蒸之气"，我们根据《类经·藏象类》"上焦不治，水泛高原；中焦不治，水留中脘；下焦不治，水乱二便"，选择经方实行了三焦分治。因此在临证中不可固化某一法一方，而是谨守病机，随证选方，方能治而有效。

病例三

孙某，男，42岁，公务员，住院号：012136327。因"腰骶胀痛1周"，于2021年10月26日入院骨科一病区。

患者于1周前不明原因出现腰骶胀痛，呈间断性，久坐久行则加重，腰骶部冷痛重着，转侧不利，痛有定处，虽静卧亦不减，日轻夜重，遇寒痛增，得热则减，无头晕头痛及胸腹痛，无恶寒发热、口渴汗出、胸闷等症，无尿频、尿急、尿痛及肉眼血尿，未在外行相关检查及治疗。为求诊治遂来我院就诊，门诊以“腰椎间盘突出症”收入住院。患者有既往肺结核（已治愈）、胆囊摘除史。入院症见：腰骶胀痛。自发病以来，神志正常，体重无增减，纳可，寐可，二便正常。入院查体：体温36.3℃，脉搏92次/分，呼吸20次/分，血压130/82mmHg。脊柱腰段生理弧度正常，无侧弯畸形，腰部活动度前屈60°，后伸15°，左右侧弯各15°，左右旋转各15°。腰肌轻度痉挛，L4－S1椎叩痛，椎旁压痛，无放射痛，椎体棘突未见明显偏歪；双臀无压痛，双大小腿无压痛，肌张力正常，无肌萎缩，各腱反射正常，双直腿抬高试验（－），加强试验（－），双4字试验（－），双屈髋试验（－），仰卧挺腹试验（＋），屈颈试验（－），弓弦试验（－），双股神经牵拉试验（－），双侧梨状肌紧张试验（－），会阴部皮肤无感觉减退；双下肢肌力及浅感觉未见明显异常。疼痛评分：7分。辅助检查：头颅CT未见异常；骶尾椎CT：左侧骶3骶孔扩大，可见膨胀性骨质破坏；骶尾椎增强MRI：骶3椎左侧髋软组织结节伴膨胀性骨质破坏，考虑良性病变可能大，神经鞘瘤?、其他?。

入院诊断：骶3椎骨质破坏、骶3椎神经鞘瘤?。入院完善检查后，经给予保守治疗后症状缓解不明显，于2021年10月29日转神经外科积极完善术前检查，于2021年11月2日行“骶3椎管内占位切除术”，术后予以防感染、消肿、促神经功能恢复等对症支持治疗。患者于2021年11月14日出现胸痛伴呼吸困难，请心内科、呼吸内科会诊，完善肺动脉CT血管成像，考虑肺栓塞，予抗凝治疗，经治疗后患者出现自觉发热（测体温正常）、汗出明显，遂寻求中医治疗。

2021年11月18日初诊，诊见：潮热，但头汗出，舌红，苔白腻偏黄，左脉沉细，右脉浮滑。辨证属阳明积热，治以清热利湿，方选三石汤合竹叶石膏汤加减，具体方药如下：

生石膏30g	寒水石20g	滑石30g	淡竹叶15g
北沙参10g	麦冬15g	麻黄根15g	煅龙骨30g
煅制牡蛎30g	浮小麦30g	京半夏10g	炮姜5g
盐炙知母10g	炙甘草15g		

4付，一日一剂，一日三次，每次100mL。

患者服药2剂后未再潮热、汗出。

按语：汗证，汗出异常的证候，是临床上常见的症状，反映着人体阴阳的盛衰和病邪的性质。何谓汗？《素问·阴阳别论》云："阳加于阴谓之汗。"汗证临床表现多样，一般分自汗、盗汗两类。由于病情不同，又有阴汗、阳汗之分，及战汗、狂汗、红汗、漏汗、阴盛格阳汗、亡阳汗、绝汗、头汗、额汗、心汗、腋汗、手足汗、无汗、偏沮等多种。《医学正传》载："《内经》曰：心之液为汗。《原病式》曰：心热则出汗。东垣曰：西南，坤土也，在人则为脾胃。夫人之汗，犹天地之雨，阴滋其湿，则为雾露为雨也。据《内经》独主于心，而东垣又指脾胃而言，何也？盖心为君火主热，脾胃属土主湿，湿热相搏为汗明矣。亦如地之湿气，为云雾而上升，其天气若不下降，则不能成霖雨也。又如甑中烧酒，若非汤火蒸淘，则不能成汁液也。夫各脏皆能令人出汗，独心与脾胃主湿热，乃总司耳。故《内经》又曰：饮食饱甚，汗出于胃。惊而夺精，汗出于心。持重远行，汗出于肾。疾走恐惧，汗出于肝。摇体劳苦，汗出于脾。若夫自汗与盗汗者，病似而实不同也。”指出汗证与脾胃相关，与阳明经相关。“头为诸阳之会”，头面部多汗属于阳经病，热为阳邪，其性有蒸腾、外泄二性，不论热与有形之邪相结，还是热邪位置偏上，还是虚阳上越等原因，均可使体内热邪无法从肌肤外泄，从而循经上越，出现汗出。《伤寒明理论·头汗》：“但头汗出，身无汗，剂颈而还，小便不利，渴饮水浆，此为瘀热在里……”再次指出头汗与里热相关。《伤寒论》又云：“阳明病，下血，谵语者，此为热入血室。但头汗出者，刺期门，随其实而泻之，濈然汗出则愈。”成无己云：“阳明病，法多汗，以夺血者无汗，故但头汗出也。”皆指出头汗证与阳明经相关，阳明热邪上蒸于头，迫津外泄，故汗出。

但头汗出可归属于中医学之“汗证”“自汗”“头汗”等病证的范畴。编者在长期的临床实践和研究中发现，其病因病机多为阳明热盛，迫津外泄。内有邪热为其病机特点。按照“治病求本”原则，头汗证当清泻里热、养阴生津。《伤寒论》中清泻里热的代表方剂为白虎汤，《伤寒论》中白虎汤证：“三阳合病，脉浮大，腹满身重，难以转侧，口不仁而面垢，谵语遗尿，发汗则谵语，下之则头上生汗，手足逆冷，自汗出者。”竹叶石膏汤由白虎汤加人参化裁而成，竹叶石膏汤在《伤寒论》中主治证为“伤寒解后，虚羸少气，气逆欲吐”。《温病条辨·中焦篇》云：“暑温蔓延三焦，舌滑微黄，邪在气分者，三石汤主之。”方由滑石、生石膏、寒水石、杏仁、竹茹、银花、金汁、白通草八味药组成。书中方论：“此微苦辛寒兼芳香法也……辛凉所以清热，芳香所以败毒而化浊也。”此证为热病愈后，余热未清，气津两伤而致。本证治法若取只清热而不益气生津，则气液难复，若取只益气生津而不清热，又虑邪热复炽，余热复燃，亦可燎原，正如叶天士《温热论》上所称“炉烟虽息，灰中有火”，不可不防。惟有既清热生津，又益气和胃，施以清补并行，方为两全之法，故治用三石汤和竹叶石膏汤加减。方中淡竹叶、盐炙知母之甘寒，清心除烦；生石膏、滑石、寒水石之大寒，清余热之邪；北沙参补病后之气阴虚；麦冬补病后之阴虚；煅制牡蛎、龙骨，咸、涩，微寒，敛阴潜阳、固表止汗；麻黄根甘平，功专收敛止汗；京半夏虽温，然配伍在清热生津诸药之中，其温燥之性去，降逆之功存，不仅无害，且能助脾气，转输津液，参、麦得之，生津而又不腻滞，互补并行，有利无弊；炙甘草调和诸药。诸药合用，津液生而中气足，热解而汗自收，实乃扶正祛邪、标本同治之法。本方是病后调理之方，为治余热之缓剂，其功能专于滋养胃肺之阴，并任复津增液之责，故不仅常用于治伤寒解后的气津两伤、余热不清者，而且亦常用于温热病后期见气津两伤而又兼余热不尽者。本方既可清其余热，又可补其体虚，清热而兼和胃，补虚而不恋邪，实为一首清补之剂，正如《医宗金鉴》所载，本方是"以大寒之剂，易为清补之方"。

病例四

何某，女，67 岁，住院号：012143577。因"腹痛 2^{+} 周"，于 2021 年 12 月 24 日入院消化内科。

患者入院 2^{+} 周前无明显诱因逐渐出现上腹部间歇性胀痛，时轻时重，进食后加重，排便后减轻，伴嗳气、反酸、乏力、纳差、头昏、恶心、呕吐，呕吐物为非咖啡色胃内容物，共计 1 次，同时伴左侧侧腹部持续性隐痛，深呼吸及转身时明显，未诉明显黑便、血便、咳嗽、咳痰、发热、胸闷、胸痛等症状，于我院就诊治疗，给予中药口服等对症处理后稍腹泻。今为求进一步诊治来我院就诊，行腹部 CT 示：术区胃壁较前稍增厚，肿瘤复发?，脾脏、双肾片状低密度影，较前新增，转移?，肝内外胆管轻微扩张，左肾细小囊肿，胸腹部胸腔积液，肝左侧海绵状血管瘤，门诊拟诊断为“腹痛待诊”收入院。患者有既往胃癌手术病史。患者自发病以来精神状态一般，饮食量少，睡眠欠佳，近期体重下降约 10^{+}公斤，小便正常，大便不易解出。

入院查体：体温 36.7℃，脉搏 98 次/分，呼吸 19 次/分，血压 140/82mmHg，上腹部有手术疤痕，腹肌柔软，上腹部及左侧侧腹部压痛、无反跳痛，腹部叩诊鼓音明显，肝浊音界存在，移动性浊音阴性，双侧肾区无叩痛，听诊肠鸣音正常，无气过水声，无血管杂音。

入院诊断：腹痛待诊：胃癌脾转移?，残胃癌?，腹腔积液，胃恶性肿瘤术后。治疗上予以抑酸护胃、营养支持、胃肠减压、灌肠等治疗，患者于 2021 年 12 月 27 日因“言语蹇涩、伸舌偏斜及右侧肢体肌力下降”转入神经内科治疗，给予调脂稳斑、抗血小板聚集、促进神经功能恢复等治疗，治疗后患者仍存在腹胀腹痛、发热，遂寻求中医治疗。

2022 年 1 月 4 日初诊，诊见：寒战高热，胸胁苦满，腹胀，心烦喜呕，小便色黄，大便干结，舌质淡，苔黄腻，脉弦滑数。辨证为少阳阳明合病，治以和解少阳、内泻热结，方选大柴胡汤加减，具体方药如下：

柴胡 30g　　黄芩 12g　　法半夏 10g　　白芍 12g
枳实 15g　　厚朴 15g　　大黄 8g后下　　竹茹 20g
芒硝 6g冲服

2 付，一日一剂，一日三次，每次 150mL。

上方服后患者热势下降，腹胀、胸胁苦满改善，守剂 4 剂患者未再发热。

按语：少阳位于半表半里，为三阳出入表里之枢纽，往来寒热、胸胁苦满，表明病变部位仍未离少阳；胆热犯胃，且阳明化热成实，腑气不通，胃气上逆，故见心烦喜呕、腹胀便秘，说明病邪已传入阳明，有化热成实之象；大便干结，苔黄厚腻为阳明热结，腑气不通之证，四诊合参，辨证属痰热内蕴证。《伤寒论·辨太阳病脉证并治》云："太阳病，过经十余日，反二三下之，后四五日，柴胡证仍在者，先与小柴胡汤。呕不止，心下急，郁郁微烦者，为未解也，与大柴胡汤，下之则愈。"《金匮要略·腹满寒疝宿食病脉证并治》云："按之心下满痛者，此为实也，当下之，宜大柴胡汤。"方中重用柴胡为君药，配臣药黄芩和解清热，以除少阳之邪；轻用大黄配芒硝以内泻阳明热结，行气消痞，亦为臣药；白芍柔木缓急止痛；厚朴、枳实下气除满；半夏和胃降逆，以治呕逆不止；竹茹清热化痰、除烦止呕。诸药合用，共奏和解少阳、内泻热结之功。

病例五

刘某，男，30 岁，自由职业，住院号：012206653。因"发热 5 天，咳嗽、咳痰 3 天"，于 2022 年 2 月 21 日入院。

患者入院前 5 天无明显原因出现发热，最高体温 40℃，白天体温正常，入夜则发热，伴恶寒、流清涕，无咳嗽、咳痰，院外多次完善核酸检查阴性，给予口服药物治疗后仍反复发热。3 天前患者出现咳嗽，咳白色黏液痰，量少不易咯出，无咽喉肿痛，无心累、气紧，无双下肢水肿，无潮热盗汗，无胸闷胸痛。患者于某人民医院就诊，予以输液治疗（具体不详），经治疗后患者自觉症状缓解不明显。患者为求中医药治疗，遂于我院就诊，门诊以"发热"收入住院治疗。患者自发病以来精神状态一般，饮食量少，睡眠欠佳，体重无明显变化，小便正常，大便偏稀。查体：体温 39.4℃，脉搏 88 次/分，呼吸 20 次/分，血压 120/76mmHg，听诊两肺呼吸音粗糙，双肺未可闻干湿啰音。辅助检查：（2022 年 2 月 19 日某市人民医院）胸部 CT：右肺中叶内侧段、左肺上叶下舌段少许炎变；双肺背侧胸膜下少许炎变。入院新冠病毒检查阴性。心电图：正常心电图；血常规提示淋巴细胞百分比轻度偏高；C 反应蛋白、降钙素原、肝肾功能、电解质未见异常。

入院诊断：急性支气管炎。治疗上给予补液、中医外治等治疗。

2022 年 2 月 21 日初诊，诊见：发热，不恶寒，渴欲饮水，喘咳，胸闷气促，咳白色清痰，大便质稀，舌红，苔薄黄，脉浮数。辨证为温病初起、邪郁肺卫证，拟疏风散热、宣肺止咳之法，方选银翘散合麻杏石甘汤加减，具体方药如下：

柴胡 25g	酒黄芩 10g	金银花 20g	桑叶 15g
连翘 15g	麻黄 5g	杏仁 10g	生石膏 40g
青蒿 20g	桔梗 10g	大黄 3g	川贝母 6g
薄荷 10g	炒栀子 10g	淡豆豉 10g	

2 付，一日两剂，每三小时一次，每次 150mL。

2022 年 2 月 22 日二诊，服上方后体温波动在 37℃～38.2℃之间。诊见：身热不扬、入夜为甚，咳嗽，大便质稀，舌暗红，水滑苔偏黄腻，脉洪滑。辨证为湿遏热伏、热入营血，治以清热利湿、清营凉血，方选三石汤合清营汤化裁，具体方药如下：

生石膏 30g	滑石 30g	寒水石 30g	杏仁 15g
竹茹 30g	淡竹叶 15g	川贝母 6g冲服	金银花 30g
连翘 15g	水牛角 30g	通草 15g	

2 付，一日一剂，一日三次，每次 150mL。

2022年2月24日三诊，服上方后未再发热。诊见：咳嗽少痰，动则气短，烦渴，饮不解渴，舌淡红，水滑苔微黄，脉滑数。辨证为气阴两伤证，治以益气养阴、润肺止咳，方选竹叶石膏汤合桑杏汤加减，具体方药如下：

淡竹叶15g　生石膏30g　北沙参15g　麦冬10g

法半夏10g　桑叶15g　杏仁15g　枇杷叶30g

知母10g　炙甘草10g

2付，一日一剂，一日三次，每次150mL。

2022年2月27日四诊，服上方后患者咳嗽、口渴等症状明显缓解，仍动则气短，予以守方3剂痊愈出院。

按语：本例患者以发热为症状，咳嗽、咳痰为兼症入院。对于发热，辨证首先需辨外感与内伤，对于外感还需辨风寒、风热、湿温等。此患者首诊时，存在发热、不恶寒、口渴等症状，《伤寒论》云："太阳病，发热而渴，不恶寒者，为温病。"故需从温病论治。《温病条辨》载："太阴风温、温热、温疫、冬温，初起恶风寒者，桂枝汤主之；但热不恶寒而渴者，辛凉平剂银翘散主之。温毒、暑温、湿温、温疟，不在此例。"故选用银翘散。同时患者存在喘咳、胸闷气促、咳白色清痰，《温病条辨》云："饮病当温者十有八九，然当清者亦有一二。""喘咳息促，吐稀涎，脉洪数，右大于左，喉哑，是为热饮，麻杏石甘汤主之。"故合用麻杏石甘汤。

二诊时，四诊合参，辨证为湿遏热伏、热入营血。选方依据为《温病条辨》载"暑温蔓延三焦，舌滑微黄，邪在气分者，三石汤主之"以及《外感温热篇》有云"大凡看法，卫之后方言气，营之后方言血……入营犹可透热转气，如犀角、玄参、羚羊等物"，故选用三石汤合清营汤加减。《温病条辨》对三石汤记载为：

"此微苦辛寒兼芳香法也，盖肺病治法，微苦则降，过苦反过病所，辛凉所以清热，芳香所以败毒而化浊也。按：三石，紫雪丹中之君药，取其得庚金之气，清热退暑利窍，兼走肺胃者也；杏仁、通草为宣气分之用，且通草直达膀胱，杏仁直达大肠；竹茹以竹之脉络，而通人之脉络；金汁、银花，败暑中之热毒。"

三诊时，根据"邪之所凑，其气必虚""热之所过，其阴必伤"，故患者主要表现气阴两伤症状。《难经·五十八难》云"伤寒有五：有中风，有伤寒，有湿温，有热病，有温病"，《伤寒论》载"伤寒解后，虚羸少气，气逆欲吐，竹叶石膏汤主之"，《温病条辨》云"秋感燥气，右脉数大，伤手太阴气分者，桑杏汤主之"，故选用竹叶石膏汤合桑杏汤加减治疗。

病例六

吴某，女，22 岁，住院号：012205904。因"反复头昏、眼花、耳鸣 3 月"，于 2022 年 2 月 16 日入院神经外科。

患者诉 3 月前无明显诱因逐渐出现头昏、眼花、耳鸣，起病后病情持续性发作，持续数小时后病情可缓解。2022 年 1 月 28 日，某三级医院头颅 MRI 提示四脑室区域肿块占位，患者家属为进一步诊治来我院就诊，头部增强 MRI：四脑室区域肿块占位：考虑室管膜瘤可能性大，髓母细胞瘤待排，梗阻性脑积水、周围间质性脑水肿，遂以"四脑室区域肿块占位"收入住院。入院查体：体温 36.5℃，脉搏 97 次/分，呼吸 20 次/分，血压 120/87mmHg。神志清楚，对答切题，查体合作，双侧瞳孔等大、等圆，直径约 0.3 厘米，对光反射灵敏，颈阻（—），四肢肌力 5 级，肌张力不高，病理征（—）。

入院诊断：第四脑室交界性肿瘤。入院后予以脱水、抗感染、止血、补液、促脑功能康复、激素、祛痰等对症治疗，于2月21日行脑干占位切除、硬脑膜补片修补术，右侧脑室穿刺外引流，术后气管插管转入ICU。入ICU后出现急性呼吸衰竭、急性肺水肿，于2月23日转出ICU至神经外科，因出现发热，于2月25日寻求中医治疗。

2022年2月25日初诊，诊见：气管切开，往来寒热，最高体温38.5℃，热时无汗，时欲呕，时呕止，痰多，吸痰为黄白色黏痰，舌淡红，苔白腻，脉弦。辨证为邪在少阳，治以和解少阳，方选小柴胡汤加减，具体方药如下：

柴胡 25g　　西洋参 5g　　酒黄芩 15g　　大枣 30g

瓜蒌皮 10g　　瓜蒌子 10g　　桂枝 10g　　炙甘草 10g

生姜 15g

2剂，一日一剂，鼻饲，每次100mL，每八小时一次。

2022年2月28日二诊，诊见：服药后患者热势下降，最高体温37.7℃，肢体活动差，项背部疼痛，舌红，苔薄白，脉弦。辨证为风寒束表证，治以解肌发表、生津舒筋，方选葛根汤加减，具体方药如下：

桂枝 10g　　肉桂 3g　　赤芍 30g　　大枣 30g

葛根 30g　　天花粉 30g　　炙甘草 15g　　生姜 15g

2付，一日一剂，一日三次，每次100mL。

2022年3月1日三诊，诊见：热已退，痰多，舌淡，水滑苔，脉滑数。辨证为中阳不足、痰饮内蕴，治以温阳化饮、健脾利湿，方选苓桂术甘汤合小半夏汤加减，具体方药如下：

茯苓 15g　　桂枝 10g　　麸炒白术 10g　　甘草片 10g

干姜 10g　　生姜 6g　　制白附子 7.5g

2付，一日一剂，一日三次，每次100mL。

经治疗后患者未再发热，痰量减少，神志日益改善。

按语：首诊时患者典型表现为“寒热往来”，当属小柴胡汤证，《伤寒论》云：“伤寒五六日，中风，往来寒热，胸胁苦满，嘿嘿不欲饮食，心烦喜呕，或胸中烦而不呕，或渴，或腹中痛，或胁下痞硬，或心下悸，小便不利，或不渴，身有微热，或咳者，小柴胡汤主之。”又云：“伤寒中风，有柴胡证，但见一证便是，不必悉具。”该患者存在往来寒热，脉弦，当符合小柴胡汤证。小柴胡汤证为正虚邪入，邪犯少阳所致，少阳位于太阳、阳明表里之间，邪犯少阳，邪正相争，正胜欲拒邪出于表则热，邪胜欲入里并于阴则寒，故往来寒热；足少阳经脉起于目锐眦，循胸胁，邪在少阳，经气不利，化热上炎，致胸胁苦满、心烦、口苦、咽干、目眩；胆热犯胃，胃失和降，故嘿嘿不欲饮食而喜呕；此时，邪在表里之间，则非汗、吐、下所宜，故唯宜和解之法。方中柴胡苦平，入肝胆经，为少阳经之专药，既透泄少阳半表之邪外散，又疏泄少阳气机之郁滞，为君药；黄芩苦寒，清泄少阳半里之热，为臣药。君臣相配，使少阳之邪外透内清，是和解少阳的基本结构。胆气犯胃，胃失和降，佐以生姜和胃降逆止呕；邪入少阳，缘于正气本虚，故又佐以人参、大枣益气健脾，既扶正以祛邪，又御邪内传；桂枝温通经脉；炙甘草助参、枣扶正，且能调和诸药，为使药；加用瓜蒌子、瓜蒌皮以润肺化痰。诸药合用，以和解少阳为主，兼和胃气，使邪气得解，枢机得利，胃气调和，则诸症自除。

二诊时，患者主要存在颈项疼痛，当属项背强几几，《伤寒论》载：“太阳病，项背强几几，无汗恶风，葛根汤主之。”《金匮要略》云：“太阳病，无汗而小便反少，气上冲胸，口噤不得语，欲作刚痉，葛根汤主之。”本方为桂枝汤减轻桂、芍用量，加麻黄、葛根组成，其方以葛根为主药，有解肌退热之功，此外又能升津液，舒经脉，以疗项背拘急；能入脾胃，升发清阳而止泻利。桂枝汤中减少桂枝、芍药者，调和营卫，以利太阳经气运行，以治恶风无汗之表实。又因经脉受阻，津液难以升达，故不能峻汗，加用肉桂，取其辛、甘，大热之性，予以补火助阳、活血通经。芍药、天花粉、甘草生津养液，缓急止痛；生姜、大枣调和脾胃，鼓舞脾胃生发之气。诸药配伍，共奏发汗解表、升津舒经之功效。

三诊时，患者痰多，水滑苔，脉滑数，当从痰饮论治。《黄帝内经》有“积饮”之说，奠定了痰饮的理论基础。《金匮要略》首创痰饮病名，并列专篇论述，其含义有广义与狭义之分，广义的痰饮是诸饮的总称，狭义的痰饮是诸饮中的一个类型，由于水饮停积的部位不同，而分为痰饮、悬饮、溢饮、支饮四类，如《金匮要略·痰饮咳嗽病脉证并治》言：“其人素盛今瘦，水走肠间，沥沥有声，谓之痰饮；饮后水流在胁下，咳唾引痛，谓之悬饮；饮水流行，归于四肢，当汗出而不汗出，身体疼重，谓之溢饮；咳逆倚息，短气不得卧，其形如肿，谓之支饮。”又以长期留而不去者为留饮，伏而时发者为伏饮，但实际仍属四饮的范围，对脉证治疗阐发甚详，成为后世辨证论治的主要依据。自隋唐以至金元，在痰饮病的基础上，逐渐发展了痰的病理学说，倡百病兼痰的论点，从而有痰证与饮证之分。《景岳全书·痰饮》云：“痰之与饮，虽曰同类，而实有不同也。盖饮为水液之属，凡呕吐清水及胸腹膨满，吞酸嗳腐，渥渥有声等证，此皆水谷之余停积不行，是即所谓饮也。若痰有不同于饮者，饮清澈而痰稠浊；饮惟停积肠胃而痰则无处不到。水谷不化而停为饮者，其病全由脾胃；无处不到而化为痰者，凡五脏之伤皆能致之。故治此者，当知所辨，而不可不察其本也。”

《金匮要略·痰饮咳嗽病脉证并治》云："心下有痰饮，胸胁支满，目眩，苓桂术甘汤主之。""夫短气有微饮，当从小便去之，苓桂术甘汤主之；肾气丸亦主之。"本方所治痰饮病，乃因中阳不足，饮停心下所致。中焦阳虚，脾失运化，则湿聚成饮；饮阻中焦，清阳不升，故神昏；治宜温阳健脾化饮，即《金匮要略》所载"病痰饮者，当以温药和之"之法。方中以茯苓为君，取其甘淡性平，健脾利湿以化饮。饮属阴邪，非温不化，故以桂枝为臣，温阳以化饮。苓、桂相伍，一利一温，颇具温化渗利之效。湿源于脾，脾阳不足，则湿聚为饮，故以白术为佐，健脾燥湿，脾气健运，则湿邪去而不复聚。更加白附子、干姜，助阳化湿，使以甘草、生姜，调药和中。诸药配伍精当，实为治痰饮之和剂。此方服后，当小便增多，是饮从小便而去之征。故原方用法之后，有"小便当利"四字，即《金匮要略》中"夫短气有微饮者，当从小便去之"之意。

病例七

胡某，女，57 岁，住院号：012211829。因"反复咳嗽、咳痰伴间断咯血 20 余年，复发 1 周"，于 2022 年 3 月 26 日入院呼吸科。

患者于入院 20 余年前出现咳嗽、咳痰，咳黄白色黏痰，量多，不易咯出，病初不伴咯血及血痰，无畏寒发热、咽喉肿痛、喘息、气紧、潮热盗汗、双下肢水肿，无夜间阵发性呼吸困难、纳差消瘦等不适，于当地医院诊断为"支气管扩张"，予抗感染、化痰等治疗（具体治疗不详）后可缓解。此后每于受凉及劳累后反复出现咳嗽咯痰，间断有咯鲜血及血痰症状（具体咯血量不详），曾于我院呼吸科住院诊断为"细菌性肺炎、支气管扩张伴咯血、Ⅰ型呼吸衰竭、低钾血症”，经治疗后病情好转出院，院外未规范随访复查。1周前患者受凉后出现咳嗽、咳痰复发加重，咳黄白相兼黏痰，量中等，不易咯出，伴喘息气紧，咳嗽剧烈时牵拉左侧胸肋部疼痛不适，全程无咯血及血痰症状，无畏寒发热、寒战、胸闷、夜间阵发性呼吸困难、潮热盗汗等症状，于当地卫生院肌注及口服药物治疗（具体不详）后症状未缓解，为求进一步治疗，至我院就诊，急诊以“支气管扩张伴感染”收入住院治疗。患者自发病以来精神状态差，饮食、睡眠一般，体重无明显变化，小便正常，大便稀溏、每日2～3次。入院症见：咳嗽咳痰，咳黄白相兼黏痰，量中不易咯出，伴喘息气紧，咳嗽剧烈时牵拉胸肋部疼痛。入院查体：体温36.8℃，脉搏69次/分，呼吸21次/分，血压138/84mmHg，血氧饱和度96%，听诊两肺呼吸音粗糙，双肺可闻及散在粗湿啰音，余无阳性体征。

入院诊断：支气管扩张伴感染。入院后完善相关检查：胸部CT示：与2021年8月22日片比较：双肺散在感染灶，病灶较前吸收减少；原右侧胸腔少量胸腔积液，基本吸收。血气分析：酸碱度7.439，二氧化碳分压36.7mmHg，氧分压69mmHg，钾离子3.4mmol/L，乳酸0.7mmol/L，血浆中的碳酸氢盐浓度24.9mmol/L；肝功能：白蛋白35.2g/L；超敏C反应蛋白10.2mg/L；血常规：白细胞数目11.36×10^9/L，中性粒细胞数目8.56×10^9/L，嗜酸性粒细胞数目0.01×10^9/L；血沉、D-二聚体、凝血测定、心肌酶谱、降钙素原、肾功能、电解质、尿液分析+尿沉渣定量、抗酸染色、艾滋病、梅毒、丙肝、两对半、肿瘤标记物未见明显异常。肺功能：肺通气功能大致正常，最大呼气中期流量（MMEF）、用力呼出25%肺活量时的最大瞬时流量（MEF25）、用力呼出50%肺活量时的最大瞬时流量（MEF50）均下降，支气管舒张试验阴性，弥散功能正常。治疗上予以抗炎解痉、止咳化痰平喘等对症治疗，经治疗后咳嗽、咳痰改善，但反复出现潮热，遂寻求中医治疗。

2022年3月29日初诊，诊见：潮热，微汗出，声嘶，头晕，口干口苦，口渴欲饮，失眠，四肢微抖，尿黄，大便干，舌红，苔黄微腻，脉弦细滑。辨证属肝阳上亢，治以平肝潜阳，方选镇肝熄风汤加减，具体方药如下：

煅龙骨30g　煅牡蛎20g　龟甲15g　白芍20g
玄参2g　天冬15g　木瓜15g　牛膝15g
地骨皮15g　牡丹皮15g　紫草10g　钩藤15g
僵蚕15g

4付，一日一剂，一日三次，每次200mL。

因患者出院，2022年4月2日二诊，患者诉上方服后睡眠明显改善，潮热稍好转，予以守方4剂。

按语：该患者以潮热为主症，汗出不明显，临床上常见导致潮热可见于肝阳上亢、血虚生风、阴虚化热、血热生风等。七七之年，肾阴不足，天癸渐竭，素体阴虚，忧思失眠加重营阴暗耗，阴不维阳，虚阳上越，发为“阴虚潮热盗汗”；平素饮食不节，脾阳虚损，阳气受湿邪阻遏，可见午后发热，发为“湿温潮热”；饮食不洁，热邪伤于阳明，下结于肠，亦可于每天午后发热，称为阳明“日晡潮热”。该患者潮热为主，微汗出，伴见头晕，失眠，四肢微抖，“诸风掉眩，皆属于肝”，结合脉弦细滑，弦主肝，故辨证为肝阳上亢证，予镇肝熄风汤加减以平肝潜阳，该方出自《医学衷中参西录》卷七，记载主治：“治内中风证（亦名类中风，即西人所谓脑充血证），其脉弦长有力（即西医所谓血压过高），或上盛下虚，头目时常眩晕，或脑中时常作疼发热，或目胀耳鸣，或心中烦热，或时常噫气；或肢体渐觉不利，或口眼渐形歪斜，或面色如醉；甚或眩晕，至于颠仆，昏不知人，移时始醒，或醒后不能复原，精神短少，或肢体痿废，或成偏枯。”是以方中重用牛膝以引血下行，此为治标之主药。而复深究病之本源，用龙骨、牡蛎、龟版、芍药以镇熄肝风，赭石以和胃降冲，玄参、天冬以清肺气，肺中清肃之气下行，自能镇制肝木……从前所拟之方，原止此数味，后因用此方效者固多，间有初次将药服下，转觉气血上攻而病加剧者，于是加生麦芽、茵陈、川楝子即无此弊。盖肝为将军之官，其性刚果，但若用药强制，或转激发其反动之力。茵陈为青蒿之嫩者，得初春少阳生发之气，与肝木同气相求，泻肝热兼舒肝郁，实能将顺肝木之性；麦芽为谷之萌芽，生用之亦善将顺肝木之性，使不抑郁；川楝子善引肝气下达，又有折其反动之力。方中加此三味，而后用此方者，自无他虞也。该患者无发热，苔微黄，故去茵陈，予牛膝、木瓜引热下行，且以潮热为主症，酌加用地骨皮、牡丹皮、紫草凉血散热；因患者存在四肢微抖，予加用僵蚕、钩藤祛风通络止痉。

病例八

叶某，男，25岁，职员，住院号：012212295。因“头痛发热10^+天”，于2022年3月28日入院。

入院前10^+天患者饮啤酒、食卤肉、吹空调后出现头痛、发热，最高体温39℃，伴寒战无力，无鼻塞流涕，无咽喉肿痛，无呼吸困难，无双下肢水肿，无潮热盗汗，无胸闷胸痛，无食欲减退，于当地州人民医院反复查核酸阴性，并完善相关检查，经抗感染（静脉输注头孢哌酮舒巴坦、左氧氟沙星、阿奇霉素、多西环素等）治疗，效果不佳，仍有反复高热头痛，以下午为主，不伴尿频、尿急、恶心呕吐，发热不伴关节疼痛及皮疹。患者为求进一步治疗，于2022年3月28日至我院就诊，门诊以“发热待查”收入感染科住院治疗。患者自发病以来精神状态良好，饮食正常，睡眠良好，体重无明显变化，大小便正常。入院查体：体温38.2℃，脉搏103次/分，呼吸21次/分，血压132/89mmHg，身高170厘米，体重70公斤，心肺腹阴性，神经系统查体无阳性体征。辅助检查：西双版纳州人民医院颅脑MRI未见明显异常；胸部CT：双肺下叶膨胀不全，左肺斜裂结节灶，心脏不大。腹部CT：脂肪肝。心脏超声：二尖瓣少量反流。腹部超声：肝大、脂肪肝，右肝内异常回声——考虑低脂区，腹腔肠胀气明显。腹部大血管：未见明显异常声像。入院后完善相关检查，血常规、肝肾功能、电解质未见异常；腹部CT提示肠腔积气，阑尾稍增厚。并外送血液做相关病毒检查。

入院诊断：发热待诊。治疗予以补液、多西环素抗感染。经治疗后，患者仍反复高热，体温在39℃左右，遂寻求中医治疗。

2022年3月29日初诊，诊见：恶寒发热，头痛，口干口苦，口臭，腹痛，尿黄，大便溏，舌红，苔黄腻，脉滑数。辨证为湿热蕴结肠腑，治以清利湿热、通腑泄热，方选枳实导滞丸加减，具体方药如下：

炒枳实15g　炒苍术10g　姜厚朴15g　大黄6g
酒黄连10g　酒黄芩10g　白术15g　茯苓15g
盐泽泻15g　炒山楂15g　莱菔子15g

2付，一日两剂，频服，每次200mL。

2022年3月30日二诊，经治疗后，患者体温有所下降，发热时波动在38℃～38.5℃之间。诊见：恶寒发热，发热不定时，汗出热退，头身疼痛，头重如裹，口苦口腻，厌食油腻，渴喜温饮，饮不解渴，小便黄，大便稀溏，舌红，苔黄厚腻，脉滑数。辨证为湿热蕴结上、中二焦，治以清热利湿，方选三仁汤合上焦宣痹汤以清利湿热，具体方药如下：

苦杏仁 10g	滑石 30g	豆蔻 10g	薏苡仁 30g
姜厚朴 15g	京半夏 10g	淡竹叶 15g	木贼 10g
郁金 15g	枇杷叶 30g	川射干 10g	淡豆豉 10g
通草 15g			

2 付，一日两剂，频服，每次 200mL。

2022 年 4 月 2 日三诊，患者诉上方服一剂后未再发热，3 月 31 日血 NGS 提示 Q 热，明确诊断 Q 热。诊见：头身疼痛，烦渴喜温饮，舌红，苔腻微黄，脉滑。辨证为湿蒙三焦、邪阻气分，治以利湿透邪、生津止渴，方选三石汤加减，具体方药如下：

生石膏 30g	寒水石 30g	滑石 30g	苦杏仁 10g
连翘 10g	淡竹叶 15g	豆蔻 10g	薏苡仁 30g
通草 15g			

2 付，一日一剂，一日三次，每次 100mL。

上方尽服后，患者痊愈，于 2022 年 4 月 4 日出院。

按语：编者认为诊疗疾病时，首当辨病邪性质，其次辨病邪部位。该患者以发热为主症，结合舌红，苔黄腻，脉滑数，病邪当为湿热之邪。该患者发病前饮啤酒、食卤肉，无肌肉骨节疼痛，无胸背部疼痛，有腹痛，部位当为肠腑，故辨证为湿热蕴结肠腑。薛生白云：“太阴内伤，湿饮停聚，客邪再至，内外相引，故病湿热，此皆先有内伤，再感客邪。”湿为阴邪，其性重浊腻滞，与热相合，蕴蒸不化，胶着难解，故本病传变较之一般温病缓慢，病程较长，往往缠绵难愈。其发展演变，一般亦不外乎由表入里，由卫气而及营血，但因脾为湿土之脏，胃为水谷之海，故湿热致病多以脾胃为病变中心。正如章虚谷所说："湿土之气同类相召，故湿热之邪始虽外受，终归脾胃。"该患者发病前有明显饮食因素，致湿热食滞，内阻胃肠。湿热积滞内停，气机壅塞，故见脘腹疼痛，食积不消，湿热不化，则大便泄泻或下痢，治宜消积导滞、清热利湿，方选枳实导滞丸，该方出自《内外伤辨惑论》卷下："治伤湿热之物，不得施化而作痞满，闷乱不安。"汪昂《医方集解·攻里之剂》云："饮食伤滞，作痛成积，非有以推荡之则不行，积滞不尽，病终不除。故以大黄、枳实攻而下之，而痛泻反止，经所谓通因通用也。伤由湿热，黄芩、黄连佐之以清热，茯苓、泽泻佐之以利湿。积由酒食，神曲蒸罯之物，化食解酒，因其同类，温而消之。芩、连、大黄苦寒太甚，恐其伤胃，故又以白术之甘温，补土而固中也。"初诊方中加用炒山楂、莱菔子消肉食，苍术燥湿健脾，厚朴燥湿初满。诸药相伍，积去滞消，湿化热清，则诸证自解。

二诊时患者热势下降，黄苔较初诊时退，其核心病机仍为湿热，湿重于热，头身疼痛，头痛如裹，《温热经纬》云："卫阳为湿邪遏阻，则见头痛恶寒；湿性重浊，故身重疼痛、肢体倦怠。"吴瑭于《温病条辨》中明示"三戒"："一者，不可见其头痛恶寒，以为伤寒而汗之，汗伤心阳，则神昏耳聋，甚则目瞑不欲言；二者，不可见其中满不饥，以为停滞而下之，下伤脾胃，湿邪乘势下注，则为洞泄；三者，不可见其午后身热，以为阴虚而用柔药润之，湿为胶滞阴邪，再加柔润阴药，两阴相合，则有锢结不解之势。"故治疗之法，惟宜宣畅气机、清热利湿，方选三仁汤合上焦宣痹汤。方中杏仁宣利上焦肺气，气行则湿化；白蔻仁芳香化湿、行气宽中，畅中焦之脾气；薏苡仁甘淡性寒，渗湿利水而健脾，使湿热从下焦而去。三仁合用，三焦分消，是为君药；滑石、通草、竹叶甘寒淡渗，加强君药利湿清热之功，是为臣药；半夏、厚朴行气化湿、散结除满，是为佐药。而上焦宣痹汤中郁金芳香气窜，舒气透湿，专开上焦郁滞；枇杷叶清凉甘淡，清热而不碍湿，肃降肺气以助调通水道；射干性寒味苦，散水消湿、化痰利咽；通草淡渗通经，导湿下行；豆豉清香，也助解郁开胃以利运湿。五味相佐，共达宣透上焦湿痹、清解上焦郁热之功。另外，郁金为血中之气药，兼入营血，欲行血中湿滞，非其莫属，故其与枇杷叶清肺利气之品配伍，一气一血，心与肺兼顾，可为上焦湿热通治之基础；加用木贼散热解肌。

三诊时，患者热已退，无恶寒，烦渴喜温饮，苔腻微黄，脉滑，湿邪黏滞，缠绵难愈，故方选三石汤加减以清热利湿、宣通三焦。《温病条辨》云："蔓延三焦，则邪不在一经一脏矣，故以急清三焦为主。然虽云三焦，以手太阴一经为要领。盖肺主一身之气，气化则暑湿俱化，且肺脏受生于阳明，肺之脏象属金色白，阳明之气运亦属金色白。故肺经之药多兼走阳明，阳明之药多兼走肺也。再肺经通调水道，下达膀胱，肺痹开则膀胱亦开，是虽以肺为要领，而胃与膀胱皆在治中，则三焦俱备矣，是邪在气分而主以三石汤之奥义也。"方中杏仁宣开上焦肺气，气化则湿亦化；石膏、淡竹叶清泄中焦邪热；滑石、寒水石、通草清利下焦湿热，小便利则火府通而热自解，湿自去；连翘清暑解毒。诸药相伍，清热利湿，宣通三焦，使三焦弥漫之湿，可以随之清彻，加豆蔻、薏苡仁加强其祛湿功效。

病例九

瞿某，男，50岁，无业，住院号：012214239。因"发热8小时"，于2022年4月12日急诊入院。

患者入院前 8^+ 小时无明显诱因出现发热，体温最高 39.5℃，伴有全身持续震颤，无明显咳嗽、咳痰，无恶心呕吐，无腹痛腹泻，无头晕、头痛，无胸闷气喘，无呕血黑便，无尿频尿急尿痛等症，院外予以“柴胡注射液”肌注后体温仍未见明显下降，为进一步诊治由 120 送入我院，急诊拟诊断为“发热待诊：感染?”收入住院。患者自发病以来，精神状态一般，饮食一般，睡眠差，体重无明显变化，大小便正常。入院症见：神清，精神差，表情淡漠，面色潮红，形体消瘦，肢体持续震颤，舌象不能望及，脉滑数。既往明确诊断“帕金森叠加综合征、腔隙性脑梗死”等，反复多次在我院住院，予以对症处理后病情好转出院，院外长期服用“盐酸苯海索片 2mg tid、盐酸普拉克索片 0.25mg tid、多巴丝肼片 0.25g tid、恩他卡朋片 0.2g tid”控制症状。

入院查体：体温 37.5℃，脉搏 92 次/分，呼吸 22 次/分，血压 150/83mmHg，神志清楚，精神欠佳，查体合作，有构音障碍，双侧瞳孔等大、等圆，直径约 0.3 厘米，直接、间接对光反射灵敏，双肺呼吸音粗，未闻及明显干湿性啰音，心率 92 次/分，律齐，无杂音。腹软，全腹无明显压痛及反跳痛，肝脾肋下未及，四肢肌张力增高、肌力 5 级，病理征未引出。

辅助检查：急诊行头颅 CT：双侧半卵圆中心腔梗灶、脑白质脱髓鞘改变。胸部 CT：双肺散在炎症，双肺下叶明显；双侧胸膜增厚。腹部 CT：盆、腹腔未见明显异常。生化检查：钾 3.1mmol/L，钙 1.99mmol/L，天门冬氨酸氨基转移酶 61U/L；血气分析（吸氧浓度 33%）：酸碱度 7.5，乳酸 1.4mmol/L，二氧化碳分压 33mmHg，氧分压 52mmHg，氧合指数 157；超敏 C 反应蛋白 65.77mg/L；血常规：白细胞数目 31.71×10^9/L，中性粒细胞百分比 94.6%，血小板数目 423×10^9/L，淋巴细胞百分比 1.7%，中性粒细胞数目 29.98×10^9/L，淋巴细胞数目 0.55×10^9/L，嗜酸性粒细胞数目 0.01×10^9/L；降钙素原 1.39ng/mL。

诊断：重症肺炎、I 型呼吸衰竭、呼吸性碱中毒、帕金森叠加综合征、腔隙性脑梗死。入院后予以抗感染、补液、营养支持、无创呼吸机辅助通气等对症治疗，治疗后患者体温波动在 37℃～39℃之间，但患者全身震颤明显、挤眉弄眼，震颤连动床动。

2022 年 4 月 12 日初诊，诊见：少神，发热面赤，全身大汗出，目喜开不闭，手足瘛疭，口渴，小便黄，大便未解，舌象因口唇震颤不能查及，脉弦滑。辨证为热灼营阴证，治以清营解毒、熄风止痉，方选清营汤加减，具体方药如下：

水牛角 30g	生地黄 15g	玄参 30g	麦冬 15g
牡丹皮 15g	连翘 15g	淡竹叶 15g	金银花 15g
生石膏 30g	炙知母 15g	钩藤 30g	全蝎 6g
地龙 15g	僵蚕 20g	大黄 6g	
牛黄 0.1g汤液溶服			

4 付，一日一剂，一日三次，每次 100mL。

2022 年 4 月 17 日二诊，上方服后体温逐渐下降，四肢震颤程度及频率明显减轻。诊见：身有微热，咳嗽，咳黄色黏稠痰，舌质红，苔白厚腻偏黄，脉弦滑。辨证为痰热郁肺，治以清肺化痰，方选小陷胸汤合涤痰汤合苇茎汤加减，具体方药如下：

桃仁 10g	薏苡仁 30g	冬瓜子 15g	芦根 30g
京半夏 15g	胆南星 15g	甘草片 10g	陈皮 10g
茯苓 30g	炒枳实 15g	桔梗 20g	石菖蒲 10g
黄连 3g	瓜蒌皮 15g	竹茹 15g	西洋参 10g
生姜汁 30mL			

4 付，一日一剂，一日三次，每次 100mL；每次服药前冲服鲜

竹沥 20mL。

2022 年 4 月 24 日三诊，上方服至二付时，患者已无发热，复查感染指标正常，停用抗生素，药服完后咳嗽、咳痰明显缓解。诊见：身热已退，进食稍有呛咳，咳嗽，痰量较前减少，不易咳出，舌质红，苔黄腻，脉细滑。辨证为痰瘀阻肺，治以活血化瘀、清热涤痰，方选会厌逐瘀汤合涤痰汤加减，具体方药如下：

桃仁 10g	红花 10g	桔梗 30g	生地黄 10g
当归 12g	玄参 30g	柴胡 10g	炒枳壳 10g
赤芍 15g	甘草片 6g	天南星 10g	京半夏 10g
茯苓 20g	陈皮 10g	石菖蒲 10g	竹茹 10g
人参 10g			

4 付，一日一剂，一日三次，每次 100mL。

按语：患者以发热、肢体震颤为主要临床特点，风为百病之长且风性善动，故本病当从风论治。风有肝阳化风、热极生风、阴虚动风、血虚生风及血燥生风等，此患者有发热，故为热极生风。《伤寒论》载："太阳病，发热而渴，不恶寒者，为温病。若发汗已，身灼热者，名曰风温。"结合患者首诊时症见发热面赤，全身大汗出，口渴，故此患者当从温病论治。《温病条辨》云："脉虚，夜寐不安，烦渴，舌赤，时有谵语，目常开不闭，或喜闭不开，暑入手厥阴也。手厥阴暑温，清营汤主之……大人暑痫，亦同上法。热初入营，肝风内动，手足瘛疭，可与清营汤中加钩藤、丹皮、羚羊角。"故此患者采用清营汤加减治疗。清营汤原方是从叶氏《临证指南医案》治暑入心营方药化裁而来，后吴鞠通在《温病条辨》中根据叶氏所记载的方药，归纳整理为清营汤，可用于治疗手太阴温病热在营分证、手厥阴暑温、阳明温病深入营分。本方为"透热转气"法之代表方，为治疗热邪初入营分之常用方。原方为犀牛角（处方以水牛角代替），苦咸寒，清解营分之热毒，为君药；热伤营阴，故以生地黄清热凉血养阴，麦冬清热养阴生津，玄参滋阴降火解毒，三药合用，既可甘寒养阴生津，又可助君药清营凉血解毒，共为臣药；君臣相配，遵《素问·至真要大论》“热淫于内，治以咸寒，佐以甘苦”，清营热而养营阴，驱邪兼顾扶正；温邪初入营分，尚有外泄之机，故用银花、连翘清热解毒，轻清透泄，促使营分热邪向外从气分透泄而解，即《外感温热篇》“入营犹可透热转气”；淡竹叶清心除烦，大黄泻热通便、攻下热结，牡丹皮清热凉血，并能活血化瘀，可防热与血结，深陷血分，共为佐药；生石膏辛甘大寒，清热泻火除烦，偏于清，知母苦寒质润多液，偏于滋，二者合用，一清一滋，有清热保津之效；牛黄苦、凉，归心、肝经，有凉肝熄风、清心豁痰之效，亦能开窍醒神、清热解毒，佐以钩藤、全蝎、地龙、僵蚕以凉肝熄风止痉。诸药合用，共成清营养阴透热、凉肝熄风止痉之功。

二诊时，患者体温逐渐下降，四肢震颤程度及频率明显减轻。热象减退，但余邪灼伤肺津，使津液凝聚成痰，痰热内壅伤肺，故见咳黄色黏稠痰，舌质红，苔白厚腻偏黄。选择以小陷胸汤合涤痰汤合苇茎汤化裁治疗，主要紧抓病机，病位在肺，病性为痰热。

三诊时，患者已无发热，仍存在咳嗽咳痰，伴呛咳。呛咳考虑为患者原发病帕金森叠加综合征致吞咽功能障碍所致，即久病必瘀，加之此次发病后痰邪壅塞脉道，加重血瘀，故选用王清任会厌逐瘀汤合涤痰汤以涤痰开窍、活血利咽。

病例十

张某，女，50 岁，住院号：012213825。因“发热、畏寒 5 天，咳嗽 3 天”，于 2022 年 4 月 9 日入院呼吸科。

患者入院前 5 天受凉后出现发热，最高体温 40℃，伴畏寒、寒战，全身乏力，食欲减退，无咳嗽咳痰，无鼻塞流涕，无咽喉肿痛，无心累、气紧，无双下肢水肿，无夜间阵发性呼吸困难，无胸闷胸痛，自行口服感冒药物后症状无明显缓解。3 天前，在上述症状基础上出现咽痒，咳嗽，干咳无痰，在当地诊所就诊，予以输液（具体用药不详）治疗 1 天，症状无缓解，为求进一步治疗，至我院就诊，急诊以“发热待诊”收入住院治疗。

入院查体：体温 37.5℃，脉搏 122 次/分，呼吸 22 次/分，血压 96/60mmHg，指尖血氧饱和度 97%，心肺腹无确切阳性体征。辅助检查：胸部 CT 示：双肺下叶少许炎性条索，心脏增大，扫及血吸虫肝硬化改变；脾脏体积增大。

入院诊断：发热待查：细菌性肺炎?。患者入院后诊断不明确，积极完善各项相关检查，4 月 13 日胸部增强 CT：右肺中叶内侧段、左肺上叶下舌段慢性炎症，双肺下叶少许外压性不张，右前纵隔淋巴结增多、簇集，心脏稍大，双侧胸腔积液；全腹部增强 CT：右肾上极后方强化囊性灶，累及皮质和髓质，囊肿并发感染?，小脓肿?，右肾下极小囊肿，血吸虫肝硬化改变，脾脏增大，子宫肌瘤，肝周、结肠旁沟、盆腔积液；头颅 CT 未见明显异常；冠脉 CTA 未见明显异常；心脏彩超：房间隔中份局部向右房膨出，房间隔膨出瘤可能，升主动脉稍增粗，左心房稍大；外送 NGS 示：嗜军团菌。治疗上经给予抗感染、补液等治疗，经治疗后，患者反复发热，体温在 39℃左右，遂寻求中医治疗。

2022年4月15日初诊，诊见：神清，神差，间断发热，体温最高39℃，恶寒，头痛身重，咳嗽、咳痰，心累气紧，肢体倦怠，胸闷不饥，舌淡，苔白腻，脉细滑数。辨证为湿热蕴结，拟治以清利湿热、宣畅气机，方选三仁汤，具体方药如下：

杏仁 15g	薏苡仁 30g	豆蔻 10g	滑石 30g
厚朴 15g	京半夏 10g	甘草 5g	淡竹叶 15g
通草 15g			

2付，一日一剂，一日三次，每次150mL。

2022年4月17日二诊，诊见：服药后仍间断发热，最高体温39℃，精神较前改善，往来寒热，口淡无味，默默不欲饮食，心累改善，舌红，苔黄腻，脉细滑数。辨证为少阳夹湿热，治以和解少阳、分利湿热，方选小柴胡汤合三石汤合三仁汤加减，具体方药如下：

柴胡 25g	黄芩 10g	半夏 10g	党参 10g
麻黄 5g	杏仁 10g	生石膏 30g	滑石 20g
黄连 6g	桑白皮 15g	寒水石 15g	桔梗 15g
甘草片 5g			

2付，一日一剂，一日三次，每次150mL。

2022年4月19日三诊，诊见：服药后日间未再发热，夜间微热，昨夜间体温38.3℃，周身疼痛，多处关节疼痛僵硬影响活动，舌红，苔黄厚腻，脉细滑数。辨证为湿热蕴结肌表，治以宣肺利水、分利湿热，方选宣痹汤合麻杏苡甘汤合黄芩滑石汤加减，具体方药如下：

滑石 30g	薏苡仁 30g	防己 15g	杏仁 10g
连翘 10g	京半夏 10g	栀子 10g	麻黄 5g
黄芩 10g	大腹皮 30g	猪苓 10g	甘草片 5g

豆蔻10g　　蚕沙15g　　大豆黄卷15g　　茯苓皮15g

6付，一日一剂，一日三次，每次150mL。

服药后，患者热势下降，精神明显改善，关节疼痛缓解，可自行下床活动。

按语：患者诊断不明确，以发热为主症，外送NGS提示嗜军团菌，本病当从“温病”论治。初诊时结合患者头痛身重，恶寒，肢体倦怠，胸闷不饥，舌淡，苔白腻，脉细滑数，病邪为湿热之邪，辨证当辨为湿热蕴结、湿重于热。《温热经纬》云：“卫阳为湿邪遏阻，则见头痛恶寒；湿性重浊，故身重疼痛、肢体倦怠。”吴瑭于《温病条辨》中明示“三戒”：“一者，不可见其头痛恶寒，以为伤寒而汗之，汗伤心阳，则神昏耳聋，甚则目瞑不欲言；二者，不可见其中满不饥，以为停滞而下之，下伤脾胃，湿邪乘势下注，则为洞泄；三者，不可见其午后身热，以为阴虚而用柔药润之，湿为胶滞阴邪，再加柔润阴药，两阴相合，则有锢结不解之势。故治疗之法，惟宜宣畅气机、清热利湿。”故方选三仁汤，方中杏仁宣利上焦肺气，气行则湿化；白蔻仁芳香化湿、行气宽中，畅中焦之脾气；薏苡仁甘淡性寒，渗湿利水而健脾，使湿热从下焦而去；三仁合用，三焦分消，是为君药；滑石、通草、竹叶甘寒淡渗，加强君药利湿清热之功，是为臣药；半夏、厚朴行气化湿、散结除满，是为佐药；甘草调和诸药。诸药合用，以达清热利湿、宣畅气机之效。

二诊时，患者仍间断发热，湿邪黏滞，缠绵难愈，其核心病机仍为湿热，故方选三石汤合三仁汤化裁清热利湿、宣通三焦。同时，患者见往来寒热、默默不欲饮食等证，属于典型少阳证，故予以加用小柴胡汤和解少阳。《温病条辨》云：“蔓延三焦，则邪不在一经一脏矣，故以急清三焦为主。然虽云三焦，以手太阴一经为要领。盖肺主一身之气，气化则暑湿俱化，且肺脏受生于阳明，肺之脏象属金色白，阳明之气运亦属金色白。故肺经之药多兼走阳明，阳明之药多兼走肺也。再，肺经通调水道，下达膀胱，肺痹开则膀胱亦开，是虽以肺为要领，而胃与膀胱皆在治中，则三焦俱备矣。是邪在气分而主以三石汤之奥义也。”《伤寒论》云：“伤寒五六日，中风，往来寒热，胸胁苦满，嘿嘿不欲饮食，心烦喜呕，或胸中烦而不呕，或渴，或腹中痛，或胁下痞硬，或心下悸，小便不利，或不渴，身有微热，或咳者，小柴胡汤主之。”《伤寒论》第101条中又提出：“伤寒中风，有柴胡证，但见一证便是，不必悉具。”方中柴胡苦平，入肝胆经，为少阳经之专药，既透泄少阳半表之邪外散，又疏泄少阳气机之郁滞；黄芩苦寒，清泄少阳半里之热；柴胡、黄芩相配，使少阳之邪外透内清，是和解少阳的基本结构；胆气犯胃，胃失和降，以半夏和胃降逆止呕；邪入少阳，缘于正气本虚，故又以党参益气健脾养阴，既扶正以祛邪，又御邪内传；杏仁、麻黄宣开上焦肺气，气化则湿亦化；石膏清泄中焦邪热；滑石、寒水石清利下焦湿热，小便利则火府通而热自解，湿自去；黄连清热燥湿；桑白皮清泻肺热；桔梗宣肺化痰；甘草调和诸药。

三诊时，患者热势下降，但伴见周身疼痛，多处关节疼痛僵硬而影响活动，舌红，苔黄厚腻，其病邪性质仍为湿热之邪，病位为四肢关节，湿热蕴结四肢关节，湿热痹证，方选宣痹汤合麻杏苡甘汤合黄芩滑石汤。宣痹汤出自《温病条辨》：“此条以舌灰目黄，知其为湿中生热，寒战热炽，知其在经络；骨骱疼痛，知其为痹证。若泛用治湿之药，而不知循经入络，则罔效矣。故以防己急走经络之湿，杏仁开肺气之先，连翘清气分之湿热，赤豆清血分之湿热，滑石利窍而清热中之湿，山栀肃肺而泻湿中之热，薏苡淡渗而主挛痹，半夏辛开而主寒热，蚕沙化蚀道中清气。”而麻杏苡甘汤出自《金匮要略·湿病篇》，是张仲景治疗风湿所致周身疼痛的有效方剂，原文曰：“病者一身尽痛，发热，日晡所剧者，名风湿。此病伤于汗出当风，或久伤取冷所致也，可与麻黄杏仁薏苡甘草汤。”方中麻黄疏风散邪、除湿温经；杏仁宣肺卫之表，充卫通阳；苡仁除湿驱风，兼能运脾化湿；甘草和诸药。四药合用，有除风、祛湿、解表、通阳的作用。黄芩滑石汤出自《温病条辨》卷二，主治脉缓身痛，渴不多饮，或竟不渴，汗出热解，继而复热，内不能运水谷之湿，外复感时令之湿。方以黄芩清泄湿热；合以猪苓、茯苓皮、滑石清热利湿；白蔻仁、大腹皮理气化湿。三方合用，热自除，湿自去，痛自止。

病例十一

何某，男，53岁，住院号：012214519。因“咳嗽、心累不适半月”，于2022年4月13日入院呼吸科。

入院前半月，患者无明显诱因出现咳嗽、咳痰，痰少不易咳出，伴潮热盗汗，畏寒发热，最高体温39.5℃，以下午及夜间为甚，伴胸闷、心累气紧，活动后尤甚，全身乏力不适，无胸痛，无咯血消瘦。发病以来体重较前减轻，遂于当地县中医医院就诊，诊断为“发热、胸腔积液原因待查：胸膜病变?、癌?、其他?，低蛋白血症，细菌性肺炎，电解质紊乱，高脂血症，肝功能异常，心肌损害，肺水肿，肺不张，白细胞降低，咯血”，予以抗感染、止咳化痰、止血、胸腔闭式引流胸水等对症治疗后病情稍缓解，至今胸水原因不明，仍伴畏寒发热。今为求进一步诊治，遂来我院就诊，门诊以“胸腔积液待查”收入呼吸科住院治疗。

入院查体：体温37.5℃，脉搏90次/分，呼吸20次/分，血压 99/67mmHg，指尖血氧饱和度 98%，双肺叩诊清音，双肺语颤减弱，未扪及胸膜摩擦感，听诊双肺呼吸音清，双下肢呼吸音稍低、右肺较甚，可闻及少许湿啰音，未闻及胸膜摩擦音。当地县中医医院辅助检查：心脏彩超：三尖瓣反流（轻度），左室收缩功能测值正常，舒张功能降低，心包积液（微量）；腹部彩超：肝实质致密度增强，脾脏测值增大，右侧胸腔积液；全腹部 CT：全腹平扫未见明显异常；胸部 CT：双侧中等量胸腔积液，双下肺压缩性肺不张，双肺支气管血管束增多、紊乱，双肺门周围对称性磨玻璃影，肺水肿可能，双下肺感染；CA125：341.06U/mL；结核分歧杆菌抗体（TB-Ab）：阴性；艾滋病检测：阴性；甲胎蛋白、CCA199、CA153 未见明显异常。

入院诊断：双侧胸腔积液待查：肺结核?、癌?、其他?、肺炎。治疗上予以胸腔闭式引流、抗感染等对症治疗。经治疗后，患者持续发热，体温波动在 38℃～40℃之间，遂寻求中医治疗。

2022 年 4 月 19 日诊，诊见：引流血性胸水，发热汗出，最高体温 40℃，咳嗽咳痰，痰中带血，口干，尿频，大便难、干燥，舌红，苔黄腻少津，脉洪数。辨证为热蕴肺肠，治以清热化痰、通腑泻热，方选宣白承气汤合泻白散合小陷胸汤加减，具体方药如下：

生石膏 20g	大黄 3g	杏仁 10g	天花粉 10g
桑白皮 10g	地骨皮 10g	牡丹皮 10g	青蒿 10g
醋鳖甲 15g	瓜蒌皮 10g	黄连 3g	法半夏 10g
麦冬 10g	知母 10g	生地黄 10g	

3 付，一日一剂，一日三次，每次 150mL。

上方服后患者体温下降（体温波动在 37.5℃～38℃之间），咳嗽、咳痰缓解，大便通畅，因患者拒服中药，未再开具。

按语：编者认为辨证首当辨病邪性质，其次辨病邪部位。该患者以发热为主症，伴见痰中带血，故病邪为热邪，病位为肺，患者大便难、干燥，肺与大肠相表里，肠道易有热邪，故而辨为热蕴肺肠。阳胜则热，热为阳邪，故见发热、汗出，脉洪数；热邪易伤津耗气，故而见口干，大便难、干燥；热邪易动血，热迫血行，故见咯血。治当以清热为主，辅以滋阴，方选宣白承气汤合泻白散合小陷胸汤加减。“肺与大肠相表里”，肺热移居大肠，则见便秘，大便干结难解，故选方宣白承气汤，其出自《温病条辨》：“阳明温病，下之不通，喘促不宁，痰涎壅盛，潮热便秘，脉右寸实大，证属肺气不降者。”合用泻白散清泻肺热，其出自《小儿药证直诀》卷下：“治小儿肺盛，气急喘咳。”小陷胸汤清热化痰，其出自《伤寒论》：“小结胸病，正在心下，按之则痛，脉浮滑者，小陷胸汤主之。”三方合用，方中瓜蒌为甘寒滑润之品，清热涤痰、宽胸散结，且具润燥滑肠之功，可开痰火下行之路而畅气机；黄连性寒，泻热降火、清心除烦，助瓜蒌泻热降浊；半夏降逆和胃、燥湿化痰、开结消痞，助瓜蒌涤痰开胸；生石膏清肺胃之热；苦杏仁止咳平喘、宣降肺气；大黄攻下腑实、泻热通便；桑皮清肺热、泻肺气、平喘咳；地骨皮泻肺中深伏之火；天花粉清热泻火、生津止渴；牡丹皮、青蒿清热凉血；鳖甲滋阴退热；知母清热泻火、滋阴润燥；生地黄清热凉血、养阴生津；麦冬养阴润肺、益胃生津。

病例十二

张某，男，65岁，退休人员，住院号：012215819。因“发热5^+天”，于2022年4月23日入院呼吸科。

患者于5^+天前受凉后出现发热，最高体温37.7℃，伴恶寒、寒战，头晕头痛，全身乏力，偶有咳嗽，干咳无痰，无鼻塞流涕，无咽喉肿痛，无声音嘶哑，无腹痛腹泻，无意识障碍，无惊厥抽搐，无尿频尿急尿痛。患者当时未重视，此后患者反复发热，最高体温升至38.6℃，遂于我院发热门诊就诊，行新冠核酸检测阴性，予以口服连花清瘟胶囊、布洛芬等药物治疗（具体不详）。经治疗后，患者再次出现发热，最高体温达39.2℃，为进一步诊治来我院就诊，在门诊拟诊断为“发热”收入院。

入院查体：体温38.0℃，脉搏90次/分，呼吸22次/分，血压122/72mmHg，指尖血氧饱和度92%，心肺腹阴性。辅助检查：血常规：白细胞数目4.81×10^9/L，中性粒细胞数目2.40×10^9/L，淋巴细胞数目1.43×10^9/L；心电图：正常心电图；胸部CT、降钙素、C反应蛋白、肝肾功能、电解质未见明显异常。

入院诊断：发热待诊：病毒性?、细菌性?。因患者诊断尚不明确，治疗上予以抗感染、补液等对症治疗，经治疗后患者体温下降不明显，遂寻求中医治疗。

2022年4月25日初诊，诊见：恶寒发热，寒热往来，口干口苦，口渴喜饮，口淡无味，默默不欲饮食，尿黄，大便调，舌红，苔白厚腻，脉沉滑。辨证为伤寒少阳证，治以和解少阳，方选小柴胡汤合达原饮加减，具体方药如下：

柴胡 30g	京半夏 10g	北沙参 10g	黄芩 10g
大枣 10g	草果仁 15g	槟榔 10g	姜厚朴 15g
知母 10g	甘草片 5g	生姜 10g	

3付，一日一剂，一日三次，每次100mL。

2022年4月27日二诊，服药后患者未再发热，饮食改善。诊见：胸闷，寐差，头眩心悸，心烦不眠，口干口苦，口淡无味，舌淡，苔黄腻，脉细滑数。辨证为胆郁痰扰证，治以理气化痰，方选黄连温胆汤合小陷胸汤加减，具体方药如下：

竹茹 15g	枳壳 15g	京半夏 10g	陈皮 15g
甘草 10g	茯苓 15g	瓜蒌皮 15g	琥珀 10g
远志 10g	大枣 15g	浮小麦 30g	黄连 3g

2 付，一日一剂，一日三次，每次 100mL。

服药 2 剂后，患者诸症均得到改善。

按语：患者以发热为主症就诊，发病前有确切外感病史，有典型少阳病证临床症状："寒热往来""默默不欲饮食"，因此该患者病机为邪在少阳。该症患者符合小柴胡汤证。小柴胡汤证为正虚邪入，邪犯少阳所致。少阳位于太阳、阳明表里之间，邪犯少阳，邪正相争，正胜欲拒邪出于表则热，邪胜欲入里并于阴则寒，故往来寒热；足少阳经脉起于目锐眦，循胸胁，邪在少阳，经气不利，化热上炎，致胸胁苦满、心烦、口苦、咽干、目眩；胆热犯胃，胃失和降，故默默不欲饮食而喜呕；此时，邪在表里之间，则非汗、吐、下所宜，故唯宜和解之法。达原饮出自《温疫论》卷上："温疫初起，先憎寒而后发热，日后但热而无憎寒也。初得之二三日，其脉不浮不沉而数，昼夜发热，日晡益甚，头疼身痛。其时邪在伏脊之前，肠胃之后，虽有头疼身痛，此邪热浮越于经，不可认为伤寒表证，辄用麻黄、桂枝之类强发其汗。此邪不在经，汗之徒伤表气，热亦不减。又不可下，此邪不在里，下之徒伤胃气，其渴愈甚。宜达原饮。"两方合用，方中柴胡苦平，入肝胆经，为少阳经之专药，既透泄少阳半表之邪外散，又疏泄少阳气机之郁滞；黄芩苦寒，清泄少阳半里之热；柴胡、黄芩相配，使少阳之邪外透内清，是和解少阳的基本结构；胆气犯胃，胃失和降，以半夏、生姜和胃降逆止呕；邪入少阳，缘于正气本虚，故又佐以北沙参、大枣益气健脾养阴，既扶正以祛邪，又御邪内传；甘草助参、枣扶正，且能调和诸药；槟榔辛散宣湿，化痰破结，疏利蕴伏之邪；厚朴苦降行气，燥湿化浊，破邪气之所结；草果辛香化浊，辟秽止呕，以除秽浊之湿，三药辛开苦降，舒畅气机，秽湿浊气消散，湿消热自除；知母滋阴液。

二诊时，患者热已退，以不寐、胸闷为主症，当从“不寐”论治。不寐在《黄帝内经》中称为“目不瞑”“不得眠”“不得卧”，并认为其原因主要有两种：一是其他病证影响，如咳嗽、呕吐、腹满等，使人不得安卧；二是气血阴阳失和，使人不能入寐，如《素问·病能论》曰：“人有卧而有所不安者，何也？……脏有所伤及，精有所寄，则安，故人不能悬其病也。”《素问·逆调论》还记载有“胃不和则卧不安”，是指“阳明逆不得从其道”“逆气不得卧，而息有音者”，后世医家延伸为凡脾胃不和，痰湿、食滞内扰，以致寐寝不安者均属于此。《难经》最早提出“不寐”这一病名，《难经·四十六难》认为老年人不寐的病机为“血气衰，肌肉不滑，荣卫之道涩，故昼日不能精，夜不得寐也”。汉代张仲景在《伤寒论》及《金匮要略》中记载了用黄连阿胶汤及酸枣仁汤治疗不寐，至今在临床上仍有应用价值。《古今医统大全·不得卧》较详细地分析了不寐的病因病机，并对其临床表现及治疗原则作了较为详细的论述。张景岳《景岳全书·不寐》较全面地归纳和总结了不寐的病因病机及其辨证施治方法，“寐本乎阴，神其主也，神安则寐，神不安则不寐。其所以不安者，一由邪气之扰，广由营气之不足耳”，还认为“饮浓茶则不寐，心有事亦不寐者，以心气之被伐也”。《景岳全书·不寐·论治》中指出：“无邪而不寐者……宜以养营气为主治……即有微痰微火皆不必顾，只宜培养气血，血气复则诸症自退，若兼顾而杂治之，则十曝一寒，病必难愈，渐至元神俱竭而不可救者有矣。”“有邪而不寐者，去其邪而神自安也。”《医宗必读·不得卧》将不寐原因概括为：“不寐之故，大约有五：一曰气虚，六君子汤加枣仁、黄芪；一曰阴虚，血少心烦，酸枣仁一两，生地黄五钱，米二合，煮粥食之；一曰痰滞，温胆汤加南星、酸枣仁、雄黄末；一曰水停，轻者六君子汤加菖蒲、远志、苍术，重者控涎丹；一曰胃不和，橘红、甘草、石斛、茯苓、半夏、神曲、山楂之类。大端虽五，虚实寒热，互有不齐，神而明之，存乎其人耳。”该患者辨为痰滞，故方选黄连温胆汤合小陷胸汤加减，方中半夏降逆和胃、燥湿化痰；枳壳行气消痰；竹茹清热化痰、止呕除烦；陈皮理气燥湿化痰；茯苓健脾渗湿消痰；黄连清热燥湿、清心除烦，助瓜蒌泻热降浊；甘草、大枣益脾和胃，以绝生痰之源；远志养心安神；琥珀镇心安神；浮小麦益心气。

病例十三

李某，女，49 岁，农民，住院号：012213061。因“发热 1 周，精神异常 1 天”，于 2022 年 4 月 3 日入院神经内科。

病史由亲属叙述，患者于 1 周前无明显诱因突然出现发热，最高体温 38.6℃，无精神症状，无明显咳嗽、咳痰，无腹泻、呕吐等症状，到当地医院就诊，予以口服药物治疗（具体诊治经过不详），经治疗后无明显好转。入院前 1 天，患者出现精神异常，表现为反应迟钝，言语变少，逻辑性差，坐立不安，无意识丧失及大小便失禁，起病后病情持续性发作，家属为求进一步诊治到我院门诊就诊。门诊监测患者发热，引至发热门诊留观，发热门诊完善流行病学采集，行“新冠肺炎核酸检测初筛阴性”，排除新冠肺炎病毒所致发热后以“发热待查；精神异常原因待诊：颅内感染？”收入院。

入院查体：体温 39.7℃，脉搏 87 次/分，呼吸 22 次/分，血压 117/71mmHg，神志谵妄，反应迟钝，高级神经功能减退，计算力、记忆力查体不能配合，口齿清晰，双侧瞳孔对称等大、等圆，直径约 0.3 厘米，直接、间接对光反射灵敏，四肢肌张力正常、肌力 5 级，病理征未引出。辅助检查：入院随机指尖血糖 6.2mmol/L。入院心电图：窦性心律，心率 81 次/分；大致正常心电图。

入院诊断：发热伴精神异常待诊：颅内感染?、菌血症?、其他?。入院后完善相关检查，头颅 CT：左侧额叶中线旁低密度影，性质?；胸部 CT：双肺微小结节；腹部 CT 未见异常。头颅核磁共振：双侧颞叶内侧海马及杏仁体、双侧岛叶及额叶扣带回肿胀，信号异常，性质?，边缘系统性脑炎?。完善脑脊液检查未见明显异常。考虑诊断：颅内感染：病毒性脑炎，治疗上予以抗病毒、补液等对症治疗。经治疗后，患者精神异常改善，但仍持续存在低热，体温波动在 37.5℃～38℃之间，故而寻求中医治疗。

2022 年 4 月 26 初诊，诊见：发热，微汗出，无恶寒，无口干口苦，尿微黄，舌淡，苔满布白腻微黄。辨证为湿热内蕴、湿重于热，治以祛湿清热、调畅气机，方选小柴胡汤合达原饮加减，具体方药如下：

柴胡 25g	京半夏 10g	党参 10g	酒黄芩 10g
大枣 10g	姜草果仁 15g	槟榔 10g	姜厚朴 15g
盐炙知母 10g	甘草片 5g	生姜 15g	

3 付，一日一剂，一日三次，每次 150mL。

经治疗后，患者热势下降，发热时间缩短，苔较前薄，守方 10 剂，患者未再发热，痊愈出院。

按语：编者认为辨证首当辨病邪性质，其次辨病邪部位。该患者以发热为主症，微汗出，尿微黄，舌红，苔白腻微黄满布，故其病邪性质为湿热；而患者此次病程久，现以低热为主，为内湿，患者舌淡，尿微黄，大便调，舌苔以白厚腻为主，微黄，湿重于热，患者无其他部位兼见症状，故病邪部位无从辨之。薛生白说："太阴内伤，湿饮停聚，客邪再至，内外相引，故病湿热。此皆先有内伤，再感客邪。"湿为阴邪，其性重浊腻滞，与热相合，蕴蒸不化，胶着难解，故本病传变较之一般温病缓慢，病程较长，往往缠绵难愈。其发展演变，一般亦不外由表入里，由卫气而及营血，但因脾为湿土之脏，胃为水谷之海，故湿热致病多以脾胃为病变中心。该患者辨证为湿热内蕴、湿重于热，治以祛湿清热、调畅气机，方选小柴胡汤合达原饮加减。吴又可《温疫论》卷上云："槟榔能消能磨，除伏邪，为疏利之药，又除岭南瘴气；厚朴破戾气所结；草果辛烈气雄，除伏邪盘踞，三味协力，直达其巢穴，使邪气溃败，速离膜原，是以为达原也。热伤津液，加知母以滋阴；热伤营气，加白芍以和血；黄芩清燥热之余；甘草为和中之用。以后四品，乃调和之剂，如渴与饮，非拔病之药也。"因该患者无营、血分相关症状，故予以去白芍，而柴胡升阳达表，半夏辛温，能健脾和胃，以散逆气；党参、甘草，以补正气而和中，使邪不得复传入里；姜、枣之辛甘，以和营卫。

肢体经络病证

痹　证

病例一

胡某，男，47岁，自由职业者，住院号：012139881。因“肩颈部胀痛不适1^{+}月”，于2021年11月25日入院。

患者于1月前无明显诱因突然出现肩颈部胀痛，伴双侧肩胛背部牵扯痛、活动颈部时碾磨感，遇寒疼痛加重，无头昏、头痛、脑鸣、意识障碍、昏厥，自诉四肢经络不通，活动不利，伴有行走不稳、肢体麻木，曾在多家医院诊治，诊断为颈椎病、肩袖损伤，给予针刀等手术治疗，经治疗后疼痛稍有减轻，但反复发作。今为进一步诊治来我院就诊，在门诊拟诊断为“风湿病”收入院。入院症见：肩颈部胀痛、四肢疼痛，活动不利。自发病以来，患者神清语晰，纳可，寐可，大便调，小便调，近期体重无明显下降。查体：体温36.6℃，脉搏85次/分，呼吸19次/分，血压139/94mmHg，患者肩颈部胀痛、四肢关节屈伸活动不利，入院完善血常规、肝肾功能、电解质、凝血未见明显异常。

入院诊断：颈椎病、肩袖损伤后遗症、睡眠障碍、焦虑状态，入院后辨证予中医疏经通络止痛。

2021年11月25日初诊，诊见：全身关节疼痛伴屈伸活动不利，以肩颈部、右肩部胀痛伴左侧膝关节疼痛，纳眠可，二便正常，舌质淡黯有瘀斑，苔厚腻，脉细涩。辨证属风湿痹阻、气滞血瘀证，治以祛风除湿、通络止痛，方选葛根汤合止痉散加减，具体方药如下：

葛根 60g	白芍 20g	桂枝 10g	麻黄 10g
当归 20g	木瓜 20g	伸筋草 30g	炒牛蒡子 10g
炒僵蚕 15g	天花粉 10g	甘草 5g	忍冬藤 20g
威灵仙 10g	炒芥子 10g	姜黄 10g	醋乳香 10g
醋没药 10g	大黄 3g	蜈蚣 2g	生姜 6g
制川乌 15g先煎1小时			

4付，一日一剂，一日3次，每次100mL。

2021年11月30日二诊，服上方后患者关节疼痛稍减轻，诊见：四肢酸软疼痛，关节活动不利，全身紧束，舌尖红，苔黄厚腻，脉细滑数，重按有力。辨证为湿热蕴于肌表，治以清热利湿、宣痹通络止痛之法，方选木防己汤合杏仁滑石汤合中焦宣痹汤加减，具体方药如下：

防己 10g	炒苦杏仁 10g	滑石 10g	薏苡仁 30g
郁金 10g	赤小豆 30g	栀子 5g	法半夏 10g
海桐皮 10g	炒桑枝 10g	秦艽 10g	炒僵蚕 10g
地龙 10g	萆薢 15g	木瓜 10g	蚕沙 15g

4付，一日一剂，一日3次，每次100mL。

按语：患者以关节麻木、酸楚疼痛等为主症，辨病属“痹证”范畴，《黄帝内经》称为“痹”，《素问·痹论》指出：“风、寒、湿三气杂至，合而为痹，其风气甚者为行痹，寒气甚者为痛痹，湿气甚者为着痹也。”《三因极一病证方论·痹叙论》指出邪气不同、部位不同，则症状各异，云：“夫风寒湿三气杂至，合而为痹，虽曰合痹，其用各殊。风胜为行痹，寒胜为痛痹，湿胜为着痹。三气袭人经络，入于经脉、皮肉、肌肤，久而不已则入五脏……大抵痹之为病，寒多则痛，风多则行，湿多则着。在骨则重而不举，在脉则血凝不流，在筋则屈而不伸，在肉则不仁，在皮则寒，逢寒则急，逢热则纵。”《症因脉治·热痹》提出了热痹：“热痹之因，阴血不足，阳气偏旺，偶因热极见寒，风寒外束。《内经》云：炅气相薄，则脉满而痛。此热痹之所由生也。”由此可见，痹病的基本病机为风、寒、湿、热等邪气滞留肢体筋脉、关节、肌肉，筋脉痹阻，气血运行不通。《医宗必读·痹》提出了痹病治疗方法：“治外者，散邪为急；治脏者，养正为先。治行痹者，散风为主，御寒利湿仍不可废，大抵参以补血之剂，盖治风先治血，血行风自灭也。治痛痹者，散寒为主，疏风燥湿仍不可缺，大抵参以补火之剂，非大辛大温，不能释其凝寒之害也。治着痹者，利湿为主，祛风解寒亦不可缺，大抵参以补脾补气之剂，盖土强可以胜湿，而气足自无顽麻也。”大抵临床以祛邪通络为基本原则，根据邪气偏盛，分别治以祛风、散寒、除湿、清热、化痰、行瘀等方法。清代叶桂提出久病入络，对痹久不愈，邪入于络，用活血化瘀疗法，并重用虫类药剔络搜风。

本病患者以肩颈部胀痛为主，遇寒加重，周身不适，“风善行数变”，结合舌脉象，辨证为风寒湿瘀痹阻经脉，治以祛风除湿、通络止痛。《伤寒论》言“项背强几几，无汗，恶风者，葛根汤主之”，故方选葛根汤解肌舒筋，加用止痉散以活血通络。方中重用葛根以解肌散邪、生津通络；麻黄、桂枝疏散风寒；姜黄、制川乌味辛，性温，散寒止痛；木瓜、伸筋草、威灵仙祛风除湿，舒筋活络；忍冬藤、僵蚕、乳香、没药、蜈蚣活血化瘀、搜风通络；白芥子、大黄以消痰积；当归、天花粉、牛蒡子生津，以防诸药辛散太过；白芍、甘草酸甘化阴、生津养液、缓急止痛；生姜、大枣调和脾胃。二诊时，患者风寒之邪得去，以湿热蕴结为主，《温病条辨》记载：“湿聚热蒸，蕴于经络，寒战热炽，骨骱烦疼，舌色灰滞，面目萎黄，病名湿痹，宣痹汤主之。”故选方中焦宣痹汤为主，配以杏仁滑石汤加强清热利湿之功。方中选用长于宣痹除湿的防己、薏苡仁、蚕砂、萆薢为主药，使肌腠之湿得除，则痹痛可止；用连翘、栀子助主药清热；赤小豆、滑石、木瓜助主药除湿；配宣降肺气的杏仁，令肺气开宣，则热从外解，肺气肃降，则水道通调；配燥湿祛痰的半夏，令脾能运湿，则中焦得和，二药合用调理肺脾两脏；痛甚加海桐皮、桑枝、秦艽可以增强除湿止痛作用；久病入络，配以僵蚕、地龙以活血化瘀；诸药合用，共奏清利湿热、宣痹止痛之功。

病例二

叶某，男，69岁，农民，住院号：012140301。因“双膝关节疼痛10^{+}年，加重10^{+}天”，于2021年11月29日入院。

患者于10^{+}年前无明显诱因出现双膝疼痛不适，肢体关节疼痛，为软痛，活动时加重，休息时减轻，曾于院外检查和治疗后好转（具体不详），但反复发作。10^{+}天前患者剧烈运动后膝痛加重，活动时加剧，休息时减轻，于当地诊所药物治疗后无明显好转（具体诊治经过不详），为进一步诊治来我院就诊，门诊拟诊断为“膝关节病”收入院。查体：双膝关节肿胀明显，双膝屈伸时有明显关节内摩擦感；双膝浮髌实验（+），余无特殊。辅助检查：双膝关节核磁共振：左膝骨关节炎，关节面下可见多数囊变；左膝内外侧半月板后角撕裂；左膝前交叉韧带、内侧副韧带损伤；左膝关节囊积液；右膝骨关节炎；右膝关节内外侧半月板Ⅰ～Ⅱ度损伤，内侧半月板后角撕裂；右膝前交叉韧带慢性损伤，撕裂?，右膝内侧副韧带损伤；右膝关节囊积液。

入院诊断：双膝骨关节炎、双膝关节囊积液、陈旧性双膝内侧半月板后角损伤、陈旧性左膝外侧半月板后角损伤、陈旧性双侧膝韧带损伤、高血压病 3 级（极高危）。予关节腔穿刺减压、止痛及辨证中药外敷治疗。经治疗后症状缓解不明显。关节液常规检查示：颜色：黄色，透明度：混浊。红细胞（镜检）：1+/HP，脓细胞（镜检）：偶见，白细胞（镜检）：1～3/HP。

2021 年 11 月 30 日初诊，诊见：双侧膝关节疼痛，屈伸不利，局部红肿灼热、疼痛剧烈，活动时加重，口干口苦，舌红，苔黄腻，脉滑数。辨证为湿热痹阻，治以清热除湿、通痹止痛，方选四妙散合萆薢渗湿汤加减，具体方药如下：

麸炒苍术 10g	黄柏 15g	川牛膝 15g	薏苡仁 40g
盐炒泽泻 15g	萆薢 30g	土茯苓 40g	京半夏 10g
炒僵蚕 10g	蜈蚣 10g	赤小豆 40g	

4 付，一日一剂，一日三次，每次 150mL。

2021 年 12 月 3 日复诊，上方服后，患者双膝关节疼痛明显缓解，仍活动时加重，关节稍肿胀、局部皮温稍高，口干口苦，舌红，苔薄黄偏腻，脉滑数。患者病机未变，守方 4 剂，病情好转出院。

按语：本患者基本病机为湿热之邪壅滞经脉，气血痹阻不通，故予四妙散合萆薢渗湿汤化裁清热利湿、凉血活血、通络止痛。方中苍术苦以燥湿，其性沉降，长于清下焦湿热；臣以黄柏辛散苦燥，长于健脾燥湿；牛膝以补肝肾、强筋骨，引药下行，专治下焦湿热之双下肢痿软疼痛无力；薏苡仁健脾渗湿，舒筋缓急止痹痛；萆薢利水祛湿分化湿浊；土茯苓、泽泻利湿清热泻火；赤小豆清热泻火解毒；半夏燥湿化痰；蜈蚣、僵蚕通络止痛。诸药合用，共奏清热利湿、通痹止痛之功。

痿 病

病例一

李某，男，72岁，农民，住院号：012144524。因“运动迟缓3^{+}年，加重伴双下肢无力7小时”，于2021年12月29日入院。

患者于3^{+}年前无明显诱因反复出现运动迟缓，主要表现为精细动作减少，间断出现头晕、头痛、视物旋转，因行走不稳反复出现跌倒，家属协助下可站立，症状呈进行性加重，并逐渐出现二便行为异常，表现为小便淋漓不尽，便秘、大便干结，曾于外院测血压最高200+/? mmHg，诊断高血压3级（极高危），长期口服“硝苯地平缓释片”（具体剂量不详），平素未规律监测血压，血压控制不详。7小时前患者无明显诱因运动迟缓加重，伴有双下肢无力，并发生跌倒一次，伴言语謇涩，无意识障碍，无吞咽困难，无进食呛咳，无恶心呕吐，无二便失禁，自测血压220/? mmHg，自行口服降压药，家属遂立即送至我院急诊。行头颅CT：双侧大脑半卵圆中心、侧脑室旁及基底节区多发腔梗灶、脑萎缩、脑白质脱髓鞘改变。为求进一步诊治，遂入住我院。

入院查体：心肺腹未见明显异常。神志清楚，查体合作，双侧瞳孔等大、等圆，直径约0.3厘米，直接、间接对光反射灵敏，口齿不清，余颅神经阴性。四肢肌张力正常，双上肢肌力4～5级，双下肢肌力4级，病理征未引出，运动迟缓，搀扶行走呈前倾姿势、慌张步态，精细动作减少，闭目难立征阳性，双侧跟膝胫试验欠稳准。辅助检查：头颅 MRI＋DWI：脑萎缩、脑白质脱髓鞘改变；MRA：颅内动脉粥样硬化。

入院诊断：多系统萎缩?、高血压病 3 级（极高危）、脑萎缩。治疗上给予改善脑代谢、控制血压及康复处理。经治疗后，患者双下肢乏力症状缓解不明显。

2022 年 1 月 4 日初诊，诊见：畏寒，头昏蒙、头重如裹，健忘，言语蹇涩，渴不欲饮，双下肢痿软、行走不能，裂纹舌色淡红，苔白腻，脉沉细滑。辨证为肾虚夹痰，治以滋阴补阳、化痰开窍，方选地黄饮子加减，具体方药如下：

熟地黄 15g　肉苁蓉 20g　当归 10g　山萸肉 10g
石斛 15g　麦冬 15g　五味子 10g　石菖蒲 10g
远志 5g　茯苓 30g　巴戟天 15g　附片 6g
肉桂 5g

6 付，一日一剂，一日三次，每次 100mL。

2022 年 1 月 11 日二诊，服药后，患者头昏蒙症状消失，双下肢乏力症状明显，能自行行走，步态较平稳。诊见：畏寒，倦怠乏力，言语蹇涩，腰膝酸软，小便清长，大便 2～3 日一解、虚坐努责、干结如羊粪，舌质红，苔薄黄，脉沉细。辨证为肾精不足、肠燥津枯，治以温肾益精、润肠通便，方选济川煎加味，具体方药如下：

肉苁蓉 10g　当归 15g　牛膝 15g　麸炒枳实 15g
泽泻 10g　升麻 10g　淫羊藿 15g　姜厚朴 15g

4 付，一日一剂，一日三次，每次 100mL。

患者 4 剂服后畏寒症状消失，大便通畅，仍存在口齿不清晰，双下肢乏力，继续予地黄饮子 6 剂出院带药。2022 年 2 月 16 日复诊，因药物服用完毕后临近春节，以原方购买 12 剂，自诉服药后口齿基本清晰，能不借助助行器行走，仍运动迟缓、行走缓慢，以地黄饮子纳蜜为丸口服。

按语：此患者以运动迟缓、双下肢乏力为主症，主要表现为双下肢痿软、行走不能，属于祖国医学“痿病”范畴。《黄帝内经》设《痿证》专篇，对痿证的病因病机做了较为系统详细的描述，提出了“肺热叶焦”为主要病机的观点和“治痿独取阳明”的基本大法，并根据病因影响脏腑的不同，分为脉痿、肉痿、骨痿、筋痿、皮痿等五痿，并认为痿证主要与肺、胃、肝、肾四脏有关。此患者除有痿的表现外，兼见畏寒，头昏蒙、头重如裹，健忘，言语蹇涩，渴不欲饮。从症状推测病机，畏寒为阳虚所致，头昏蒙、头重如裹、渴不欲饮为湿邪所致，健忘可为脑窍失养或痰蒙心窍所致，言语蹇涩可为痰浊阻络或瘀血阻络所致，但无法总结出患者的致病核心病机。因患者为高龄，根据患者双下肢痿软、行走不能等痿病的表现，且存在言语蹇涩，符合刘河间《黄帝素问宣明论方》中记载“喑痱，足不履用，声音不出者，地黄饮子主之”和《圣济总录》卷五一记载“肾气虚厥，语声不出，足废不用”。因此，选用地黄饮子治疗，本方证属下元虚惫，虚阳上浮，痰浊上泛，阻塞窍道所致。熟地黄、山茱萸、肉苁蓉、巴戟天为君药，滋补肾阴、填补肾精、温养肾阳；附子、肉桂为臣药，温助真元、摄纳浮阳、引火归原；麦冬、五味子、石斛滋阴敛液、育阴以配阳，与君药相伍，以增补肾阴、益肾精之力，亦为臣药；石菖蒲、远志、茯苓交通心肾、开窍化痰。诸药合用，滋补肾阴，温养肾阳，交通心肾，化痰开窍。正如张秉成《成方便读》卷二：“夫中风一证，有真中，有类中。真中者，真为风邪所中也；类中者，不离阴虚、阳虚两条。如肾中真阳虚者，多痰多湿；真阴虚者，多火多热。阳虚者，多暴脱之证；阴虚者，多火盛之证。其神昏不语，击仆偏枯等证，与真中风似是而实非，学者不得不详审而施治也。”

患者二诊时头昏蒙、双下肢乏力减轻，以大便秘结为主要症状，患者素体阳虚，肾司二便，肾气亏虚，下元不温，五液不化，肠道失润而大便不通，法当温肾润肠，方用济川煎温肾益精、润肠通便。方中当归、肉苁蓉、牛膝、淫羊藿用量偏重，肉苁蓉、淫羊藿补肾阳、益精血、润燥滑肠，为治肾虚便秘要药；当归辛甘温润，入心、肝、脾经，故能养血润肠，与肉苁蓉、淫羊藿相伍，补肾阳而益精血，于血中生气、阴中求阳，精血足而阳气生；牛膝苦酸平，能补益肝肾精血，强腰膝，合肉苁蓉、淫羊藿以增益肾填精之力，上四药合用，能补肾阳之衰，益精血之亏，且能润肠通便；枳实、厚朴宽肠下气以助通便，使肠胃气机通畅，以利传导糟粕下行；升麻甘辛苦凉，善入脾胃经，治大便不能通降下行之证，欲降先升，清升浊自降；泽泻甘寒，入肾、膀胱，善利湿降浊，湿浊得去，则阴精易生。综合上药，全方重在温肾益精、养血润肠为主，伍以升清降浊，寓通于补，寄降于升，使肾中元阳振奋，精血充裕，气化复常，开合有序，清升浊降，则大便自通。

病例二

杨某，女，83岁，住院号012200108。因“反复跌倒3^{+}月，加重5天”，于2022年1月2日入院。

患者基础病为骨质疏松、病理性骨折。此次入院前3^{+}月患者无明显诱因出现反复跌倒，3～4次/月，跌倒前无意识障碍，无头晕头痛，无恶心呕吐，无胸闷气紧不适，患者及家属未予重视，未系统诊治。2月前患者因跌倒致腰背部疼痛于我院住院治疗，经治疗后好转出院，出院诊断为“老年性骨质疏松伴病理性骨折、疼痛、高血压病3级（极高危）、化脓性膝关节炎、焦虑状态、慢性胃炎急性发作”。5天前患者再次出现跌倒，每日3～4次，自觉全身多处疼痛，以腰背部及左髋部疼痛不适为主，伴双下肢乏力，无肢体活动障碍，无头晕头痛，无恶心呕吐等不适，患者跌倒频繁，为系统诊治，遂入院治疗。查体：体温36.4℃，脉搏67次/分，呼吸21次/分，血压167/93mmHg，神志清楚，急性痛苦病容，形体适中，声息正常，查体合作，轮椅推入病房。胸背部广泛压痛、叩击痛明显，局部无明显青紫瘀斑及肿胀，局部未触及明显骨擦音及骨擦感，胸背部未见明显后突畸形，胸、腰部双侧椎旁轻微压痛、叩击痛，仰卧挺腹试验（+），双侧腹股沟中点压痛明显，左髋外侧叩击痛，右髋外侧无明显叩击痛，四肢肌力下降、肌张力正常、浅感觉正常。其余无特殊。生理反射存在，病理征未引出。辅助检查未见明显异常。

入院诊断：重症骨质疏松症、高血压病3级（极高危），予止痛、控制血压、抗骨质疏松等治疗。

2022年1月4日初诊，诊见：腰背部酸软疼痛，步履维艰，不思饮食，食入即吐，口干口苦，大便干燥，舌红，少苔，脉细滑数。辨证为胃阴不足、肝肾阴虚，治以益胃养阴、补益肝肾，方选益胃汤合虎潜丸加减，具体方药如下：

竹茹15g	生地黄10g	麦冬10g	南沙参10g
黄柏10g	盐炙知母10g	熟地黄15g	龟甲15g
人参10g	鹿角霜10g	肉苁蓉15g	盐巴戟天10g
牛膝15g	酒川芎10g	木香10g	

6付，一日一剂，一日三次，每次100mL。

上方服后，患者饮食如常，余症同前，继以虎潜丸口服近20

剂，患者腰背酸痛症状改善，能利用拐杖代步行走。

按语：患者因跌倒入院，跌倒当属中医“痿病”范畴。此患者跌倒原因与重度骨质疏松有关，治疗上当根据“肾主骨”理论以补肾强骨，然肾虚有肾阴虚、肾阳虚和肾阴阳两虚。本例患者腰背部酸软疼痛，步履维艰，口干口苦，大便干燥，舌红，少苔，脉细滑数，四诊合参，辨证为肝肾不足、阴虚内热。益胃汤出自《温病条辨》：“阳明温病，下后汗出，当复其阴，益胃汤主之。”虎潜丸出自《丹溪心法》，具有滋阴降火、强壮筋骨之功效，是治疗肝肾不足所致痿证的代表方。处方中生地、麦冬味甘性寒，功擅养阴清热、生津润燥，为甘凉益胃之上品；南沙参、竹茹养阴生津，加强生地、麦冬益胃养阴之力；黄柏清阴中之火，燥骨间之湿，且苦能坚肾，为治痿要药；母虚而子亦虚，肝脏之血不归，子病而母愈病，故用知母清肺原，龟禀天地之阴独厚，更以熟地、牛膝、鹿角、肉苁蓉、巴戟天使精血交补；加人参、川芎、木香疏血行气补气。诸药合用，共奏补益肝肾、强健筋骨之功。

病例三

潘某，男，74岁，住院号：012205780。因“突发右侧肢体无力 1^{+} 小时”，于2022年2月16日入院。

患者家属诉 1^{+} 小时前患者无明显诱因突然出现右侧肢体无力，言语蹇涩，站立、行走不稳，伴肢体麻木，逐渐出现意识障碍，发病时无吞咽困难，无进食呛咳，无头晕，无恶心欲呕，无二便失禁，家属遂呼叫120，由120医师接回医院行头颅CT检查后，急诊拟诊断为“脑出血”收入神经外科进一步诊治。入院查体：体温36.8℃，脉搏66次/分，呼吸18次/分，血压144/96mmHg，神志昏睡，查体不合作，大声呼之能应，口齿不清晰，双侧瞳孔等大、等圆，直径约 0.2 厘米，直接、间接对光反射迟钝，心肺腹未见明显异常，四肢肌张力正常，右侧肢体肌力 2 级，左侧肢体肌力 4 级，病理征未引出。NIHSS 评分：14 分。辅助检查：急诊头部 CT：左侧丘脑出血，并破入脑室系统；双侧基底节区腔梗灶，双侧基底节区、右侧侧脑室旁脑软化灶；脑萎缩、脑白质脱髓鞘改变。胸部 CT：双肺少许慢性炎症；左肺下叶结节，考虑炎性结节可能大；气管少许痰栓；心脏增大，冠脉钙化。

入院诊断：左侧丘脑出血、高血压病 3 级（极高危）。入院后予以氨甲环酸注射液止血、甘油果糖脱水消肿、乙酰谷酰胺促进神经功能恢复等对症支持治疗。经治疗后，患者反复出现呕吐、腹胀，遂寻求中医治疗。

2022 年 3 月 24 日初诊，诊见：时清时寐，半身不遂，口舌歪斜，肢体瘫软，呕吐，心下痞，舌紫暗，苔白腻，脉沉滑缓。辨证为中阳不足，治以寒热平调、消痞散结，方选半夏泻心汤加减，具体方药如下：

苍术 10g	厚朴 10g	防风 10g	木香 10g
砂仁 6g	茯苓 15g	法半夏 10g	黄连 3g
黄芩 10g	泽泻 10g	炙甘草 5g	

4 付，一日一剂，一日三次，每次 50mL。

4 剂服后患者腹胀改善。

按语：依据患者临证特点，归属于“中风”“痿证”等范畴。《素问·痿论》提出“治痿独取阳明”，《伤寒论》说：“阳明之为病，胃家实是也。”“伤寒五六日，呕而发热者，柴胡汤证具，而以他药下之，柴胡证仍在者，复与柴胡汤。此虽已下之，不为逆，必蒸蒸而振，却发热汗而解。若心下满而硬痛者，此为结胸也，大陷胸汤主之；但满而不痛者，此为痞，柴胡不中与也，宜半夏泻心汤。”吴昆《医方考》卷一：“伤寒下之早，胸满而不痛者为痞，此方主之。伤寒自表入里……若不治其表，而用承气汤下之，则伤中气，而阴经之邪乘之矣。以既伤之中气而邪乘之，则不能升清降浊，痞塞于中，如天地不交而成否，故曰痞。泻心者，泻心下之邪也。姜、夏之辛，所以散痞气；芩、连之苦，所以泻痞热；已下之后，脾气必虚，人参、甘草、大枣所以补脾之虚。”该证患者中阳虚损，寒热互结，升降失常，治宜平调寒热、益气和胃、散结除痞。方中半夏、苍术苦辛温燥，能散结除痞、和胃降逆，为君药；厚朴苦辛热，宽中理气、消积化湿，助半夏温胃消痞以和阴；黄芩、黄连苦寒降泄，清泻里热以和阳，共为臣药；辛开苦降，寒热并调，以治寒热错杂之证。又因本证中虚失运，故用茯苓、砂仁、木香行气健脾为佐药；防风味辛甘，祛风除湿，甘温益气，除湿健脾，盐泽泻味甘、淡，利水渗湿，炙甘草又能调和诸药，兼为使药。诸药合用，使寒去热清，气机得畅，升降复常，诸证自愈。本方的配伍特点是：寒热并用、辛开苦降、补泻兼施。

病例四

刘某，男，86岁，农民，住院号：012208504。因“双下肢乏力半月”，于2022年3月6日入院。

患者于入院前半月无明显诱因出现双下肢乏力，以左下肢明显，行走不稳，近半月来反复发生跌倒，伴头昏、肢体麻木、咳嗽咳痰、咳少量白色黏痰，无吞咽困难，无进食呛咳，无言语蹇涩，无意识障碍，无恶心欲呕。患者家属未重视，未行相关诊治，上述症状呈进行性加重，并出现大小便失禁。今为求进一步诊治，遂至我院就诊，门诊拟诊断为“乏力待诊：脑梗死?”收入我科进一步诊治。患者自发病以来精神状态差，饮食一般，睡眠差，体重无明显变化，大小便失禁。入院症见：双下肢乏力，行走不稳，头昏，大小便失禁。

查体：体温 36.5℃，脉搏 71 次/分，呼吸 20 次/分，血压 155/77mmHg，神志清楚，查体合作，口齿清晰，反应迟钝，无构音障碍，无吞咽功能障碍。双侧瞳孔等大、等圆，直径约 0.3 厘米，直接、间接对光反射灵敏，心肺腹未见明显异常，四肢肌张力减退，左侧肢体减退明显，双上肢肌力约 4^{+} 级，双下肢肌力约 3 级，肌张力正常，病理征未引出。辅助检查：头颅 CT：颅内多发腔梗灶，脑萎缩，脑白质变性。胸部 CT：双肺内散在慢性感染灶，心脏增大，左冠脉钙化。双下肢肌电图：所检双下肢运动神经潜伏期延长，波幅降低，传导速度减慢，双下肢感觉神经均未引出感觉电位；F 波：双胫神经 F 波未见明显异常；H 反射：右下肢 H 反射消瘦；左下肢 H 反射潜伏期延长，波幅降低。

入院诊断：多系统萎缩?、腔隙性脑梗死。入院后予改善脑代谢、辨证中医药和康复等对症治疗。经治疗后，患者乏力症状改善不明显。

2022 年 3 月 8 日初诊，诊见：神志清楚，表情淡漠，唇紫绀，双下肢乏力，行走不稳，腰膝酸软，小便黄，大便干，舌瘀紫，苔黄腻，脉沉细滑。辨证为肾虚湿热证，治以补益肝肾、清利湿热，方选二妙散合滋肾通关丸合虎潜丸加减，具体方药如下：

黄柏 10g	苍术 10g	牛膝 15g	当归 10g
泽兰 15g	薏苡仁 15g	醋乳香 10g	醋没药 10g
炙甘草 10g	水蛭 5g	肉苁蓉 15g	锁阳 15g
熟地黄 20g	木瓜 10g	知母 10g	

4 付，一日一剂，一日三次，每次 100mL。

2022年3月15日二诊，服上方后双下肢乏力、腰膝酸软等症状改善，大便已解，因家属要求出院，守方7剂出院带药。

2022年3月25日电话回访，中药已服用完毕，双下肢已无乏力症状，未再出现跌倒情况。

按语：本案患者以双下肢乏力为主要表现，属于中医“痿病”范畴。痿证是指肢体筋脉迟缓，软弱无力，因日久不能随意运动而致肌肉萎缩的一种病证，临床以双下肢痿弱者较常见，也称为“痿躄”，痿即肢体痿弱不用，躄是下肢软弱无力，大多瘦削枯萎不能步履。痿病的发生一般为感受邪热，伤及血脉，致使筋脉、骨髓、血脉、肌肉、皮毛痿弱无力，而其病位多主张肺先受之，如《黄帝内经》云“肺热叶焦，则生痿躄”，肺燥不能输津于五脏，则致痿躄之证。但实际临床中，除肺热叶焦发生痿证外，常见有因虚、痰、瘀诸因致痿，正如《素问·生气通天论》所云“因于湿，首如裹，湿热不攘，大筋软短，小筋弛长，软短为拘，弛长为痿”，提示湿热之邪同样可致痿。同时元气不充，精虚不能灌溉，血虚失濡者亦可致痿。故本病治疗主张以审热之浅深，虚实之缓急，更察何脏受邪，若热灼肺津以清热润燥、通利筋脉为主；湿热浸淫以清热利湿、通利筋脉为主；脾胃虚弱以补脾益气、健运升清为主；肝肾亏损以补益肝肾、滋阴壮骨为主。

本案患者为高龄男性，肝肾不足基础上感受湿热之邪，故治以补益肝肾、清利湿热，方以二妙散合滋肾通关丸合虎潜丸加减。方中苍术、黄柏清热燥湿；知母清热泻火、滋阴润燥；牛膝、木瓜利湿、通经活络；当归补血活血、润肠通便；薏苡仁渗湿分利；泽兰利水消肿；乳香、没药活血定痛；水蛭活血通经；肉苁蓉、锁阳补肾阳、益阴血；熟地黄补肾滋阴、填精益髓。

颤　证

袁某，女，76 岁，退休人员，住院号：012200953。因“运动迟缓 8⁺年，加重 1 月”，于 2022 年 1 月 8 日入院。

患者于 8⁺年前无明显诱因出现运动迟缓，转弯及调头步态不稳，反复跌倒，伴双上肢震颤，无肢体僵硬，无肌肉强直，无头晕头痛，无恶心呕吐，无言语不利，无肢体麻木，无心悸失眠等不适。患者于当地医院诊断为“脑梗死”，经治疗后症状无缓解，遂至四川大学华西医院就诊，完善相关辅助检查后诊断为帕金森病，后长期规律服用美多芭、恩他卡朋控制症状，规律复诊，多次调整用药方案，病情仍逐渐缓慢加重。1 月前患者出现上述症状加重，伴头部、躯干、四肢不自主舞蹈样动作，多次发生跌倒。患者再次于四川大学华西医院调整用药方案后症状无缓解，为求进一步治疗，遂入住我院。查体：体温 36.6℃，脉搏 77 次/分，呼吸 20 次/分，血压 122/71mmHg，形体消瘦，全身肌肉萎缩，双上肢肌张力增高。辅助检查未见明显异常。

入院诊断：帕金森病。予抗帕金森、改善脑代谢及康复训练治疗。

2022 年 1 月 11 日初诊，诊见：神清，神萎，头摇肢颤，持物不稳，心烦失眠，腰膝酸软，潮热汗出，舌质红，苔薄黄，脉弦滑数。辨证为阴虚动风，治以滋阴熄风，方选大定风珠化裁，具体方药如下：

熟地黄 40g　　麦冬 15g　　白芍 15g　　火麻仁 10g

五味子 10g　　牡蛎 15g　　钩藤 20g　　地龙 15g
炒僵蚕 20g　　龟甲 15g　　鳖甲 15g　　阿胶 10g
炙甘草 10g

14 付，一日一剂，一日三次，每次 100mL。

2022 年 1 月 25 日二诊，患者肢体抖动症状明显减轻，续上方 4 剂出院继续治疗。

按语：帕金森病临床上以肢体震颤、肌肉强直、运动迟缓和姿势异常为主要表现。此患者以肢体震颤为主，中医讲“风为百病之长”“风性善动”，故本病当从风论治。《素问·至真要大论》言“诸风掉眩，皆属于肝”，故辨病位在肝。风有肝阳化风、热极生风、阴虚动风、血虚生风及血燥生风。本例患者系老年，素体本虚，肝肾亏虚，肝为风脏，主藏血，真阴大亏，水不涵木，虚风内动，则头摇肢颤，持物不稳，腰膝酸软；阴虚则热，故见潮热汗出；结合舌脉，四诊合参，故辨证为阴虚动风。根据《温病条辨》“热邪久羁，吸烁真阴，或因误表，或因妄攻，神倦瘛疭，脉气虚弱，舌绛苔少，时时欲脱者，大定风珠主之”，故选用大定风珠治疗。

方中龟甲、鳖甲、牡蛎甘咸寒之品填补真阴、潜阳熄风；龟常藏首于腹，性属纯阴，灵而有寿，得地之阴气，入手少阴，足少阴、厥阴，能补肝肾真阴；鳖甲色青，潜阳熄风；牡蛎咸寒，能化肾中湿浊从小便而出，使补而不腻；阿胶甘平滋润，入肝补血，入肾滋阴；麦冬、生地黄、白芍滋阴增液、养血柔肝；钩藤甘缓平和，主入肝经，善平肝阳、熄肝风、清肝热；地龙咸寒清泄，走窜通利，入肝经，能清热熄风而止痉；僵蚕辛发散，咸软坚，平而偏凉，入肝、肺经，善熄风化痰止痉；佐以麻子仁养阴润燥，五味子酸收，收敛欲脱之阴；甘草调和诸药，与白芍配伍，酸甘化阴。诸药合用，峻补真阳，潜阳熄风，使阴液得复，筋脉得养，则虚风自熄，病证可痊。

附骨疽

岳某，男，41岁，住院号：012135419。因“右股骨中段骨折术后7⁻月”，于2021年10月18日入院。

入院前7⁻月患者因外伤在我院住院诊断为“右股骨中段粉碎性骨折、胸8～10椎棘突骨折、腰3椎棘突骨折、背部及腰骶部软组织脱套伤、左肋骨骨折、脓毒血症”等，因右股骨中段粉碎性骨折处皮肤感染、骨髓炎先后行10次手术，每次术后常规换药，并予抗感染、止痛、中医理疗等治疗后病情好转出院。此次因术区感染再次入院。入院症见：右大腿肿痛、活动受限。

入院查体：体温36.2℃，脉搏110次/分，呼吸20次/分，血压140/100mmHg，右大腿外侧见一长约30厘米手术疤痕，疤痕中下段见一大小约2厘米×2厘米的窦道，窦道与钢板及股骨骨质相通，窦道周围皮肤发红，皮温升高，窦道内见大量乳白色脓性分泌物溢出，右下肢末梢循环可，右大腿活动部分受限。辅助检查：X片示：右股骨骨折术后钢板及骨水泥存留，可见骨痂生长。

入院诊断：右股骨骨折术后感染。入院后完善相关检查，于2021年10月25日行“右股骨骨折内固定物及抗生素骨水泥取出术＋右大腿清创病灶清除SAC敷料负压引流术＋右股骨外固定支架固定术”，术后予抗感染、消肿、止痛等对症处理；分别于2021年10月30日、11月5日行“右大腿清创更换SAC敷料负压引流术+抗生素骨水泥置入术”，于 2021 年 11 月 11 日、11 月 19 日、11 月 25 日、12 月 1 日、12 月 7 日、12 月 16 日行“右大腿清创更换 SAC 敷料负压引流术”，术后予抗感染、消肿、止痛等对症处理。术后诊断：右股骨慢性骨髓炎、右股骨骨折术后感染、2 型糖尿病，因患者伤口愈合差，故寻求中医治疗。

2021 年 12 月 13 日初诊，诊见：神疲乏力，面色㿠白，右大腿伤口疼痛，右大腿负压引流可见深褐色引流物，二便调，舌淡红，苔薄白，脉弦细。辨病为附骨痈，证属气血两虚，治以益气扶正、养血透脓，方选八珍汤合四妙勇安汤加减，具体方药如下：

人参 10g	炒白术 30g	茯苓 15g	炙甘草 10g
石斛 15g	当归 12g	赤芍 30g	酒川芎 15g
大枣 30g	干姜 5g	金银花 30g	玄参 30g
黄芪 30g	白附片 5g先煎		

4 付，一日一剂，一日三次，每次 100mL。

2021 年 12 月 18 日二诊，患者诉服上方后精神状态改善，面色较前稍红润。诊见：右大腿创面疼痛，右大腿负压引流可见深褐色引流物，尿稍黄，大便约一日三行，大便不成形，舌淡红，苔薄黄，脉细数。辨证为热毒瘀滞，治以清热解毒、托里透脓、补益气血，方选四妙勇安汤合透脓散加减，具体方药如下：

酒川芎 15g	皂角刺 30g	金银花 30g	玄参 30g
当归 12g	生甘草 10g	黄芪 60g	炮山甲 6g

2 付，一日一剂，一日三次，每次 100mL。

上方服毕，患者右侧大腿创面疼痛程度减轻，右大腿负压引流间断引流出血性分泌物。

按语：慢性骨髓炎在《诸病源候论》中称之为“附骨痈”“附骨疽”，沿用至今。明代著名医家陈实功在《外科正宗》中指出：

“夫附骨疽者，乃阴寒入骨之病也，但人之气血生平壮实，虽遇寒冷邪不入骨。”正气亏虚，外邪侵袭，正不胜邪，邪毒不能外散而反窜入骨，且患者久病，多次清创引流，正气必虚，故前期以补益气血、扶助正气、托毒外出为法，选八珍汤合四妙勇安汤为主方。二诊时患者精神有所改善，但创面无明显改善，仍觉疼痛，创面难溃难腐，毒邪稽留不去，而患者久病已正气亏虚，故选用补托法治疗，选用四妙勇安汤合透脓散为主方以托里透脓、补益气血。

骨　折

周某，女，71 岁，农民，住院号：012135266。因“反复心累、气促 5^{+} 年，加重伴背部疼痛 1 天”，于 2021 年 10 月 17 日入院。

患者于 5^{+} 年前活动后出现心累、气促，休息后可缓解，不伴有胸闷、胸痛不适，无濒死感，无心慌、冷汗、夜间阵发性呼吸困难，夜间能平卧，发作时无肩背部放射痛、咽部放射痛、左臂内侧放射痛，休息后可缓解。5 年来患者心累、气促逐渐加重，伴活动耐量进行性下降，偶有夜间阵发性呼吸困难、间断双下肢水肿。1 天前患者无诱因出现背部疼痛剧烈，伴胸部牵扯痛，心累、气促，活动后尤甚，休息后减轻，遂就诊。查体：胸 5～8 椎体压痛明显，余无阳性体征。辅助检查：心电图、心损三项未见异常。胸椎 MTRI：胸 5、7 椎体压缩性骨折伴骨髓水肿，周围软组织稍肿胀。

入院诊断：胸5、7椎体压缩性骨折伴骨髓水肿，冠状动脉粥样硬化性心脏病?。给予止痛、针灸等治疗后患者疼痛缓解不明显，故寻求中医治疗。

2021年10月18日初诊，诊见：心累、气促，背部疼痛伴胸部牵扯痛，活动后加重，休息后减轻，伴腹胀、纳差、口干口苦，大便干，小便黄，睡眠欠佳，舌质紫暗，苔黄腻，脉细滑。辨证为湿热夹瘀、痹阻经络，治以清热除湿、活血化瘀，方选身痛逐瘀汤加减，具体方药如下：

桃仁10g	红花10g	当归12g	川芎15g
秦艽10g	羌活10g	香附10g	没药15g
香附10g	地龙10g	五灵脂10g	甘草10g

6付，一日一剂，一日三次，每次100mL。

2021年10月25日二诊，患者诉服上方后心累气促较前稍减轻，胸背部疼痛稍缓解。诊见：心累气促，胸背疼痛、痛处固定，腹胀便秘，口干口苦，舌质暗红，苔黄腻，脉沉细涩。辨证为少阴虚寒、经脉瘀阻，治以温里散寒、活血通络，方选大黄附子汤合小活络丹加减，具体方药如下：

附片10g	大黄8g	白芍30g	甘草15g
乳香10g	没药10g	桃仁10g	全蝎10g
地龙15g	僵蚕15g	麦冬15g	川乌15g
生姜4g			

4付，一日一剂，一日三次，每次100mL。

2021年10月30日三诊，患者诉服上方后心累气促较前减轻，胸背部疼痛缓解，腹胀便秘缓解不明显。诊见：心累气促，胸背疼痛、痛处固定，口干口苦，腹胀、纳差，饮食少思，大便干，小便黄。辨证为湿热兼气虚夹瘀，治以益气活血、滋阴清热，方选二味参苏饮合知柏地黄丸加减，具体方药如下：

人参 15g	苏木 15g	知母 10g	黄柏 10g
牡丹皮 10g	熟地黄 40g	山萸肉 20g	茯苓 15g
山药 20g	泽泻 15g	五味子 15g	

4付，一日一剂，一日三次，每次100mL。

2021年11月2日四诊，患者诉服上方后胸背部疼痛、心累气促明显缓解，能下床自行行走，腹胀改善，大便已通，余症状同前。患者病机未变，守方，患者病情好转出院。

按语：对于骨折的中医治疗，除了明确是外伤骨折还是非外伤（自发）骨折外，仍需坚持先辨病位，次辨病性。患者为自发性骨折，部位在胸椎，疼痛部位固定，根据“不通则痛”理论，当为瘀血阻滞经络，结合兼症，合并湿热之邪，故治法当以活血化瘀为主，辅以清热利湿，因椎体为督脉巡行，故选用王清任身痛逐瘀汤加减治疗。《医林改错注释》云：“方中秦艽、羌活祛风除湿，桃仁、红花、当归、川芎活血祛瘀，没药、灵脂、香附行气血、止疼痛，牛膝、地龙疏通经络以利关节，甘草调和诸药。”三诊时，患者症状改善不如意，根据“肾主骨”理论，辨证为肾虚湿热为主，夹气虚、瘀血，故以二味参苏饮合知柏地黄丸治疗。知柏地黄丸出自《医宗金鉴》，有滋阴清热之功；二味参苏饮出自《伤寒保命集》，具有益气活血功效，主治产后血入于肺，面黑，发喘欲死者。此处根据金水相生理论，取类比象合用。

疮疡

刘某，男，79岁，农民，住院号：012131365。因“发现血糖高10^{+}年，左下肢皮肤破损伴渗液1周”，于2021年9月17日入院。

患者10^{+}年前体检发现血糖升高，诊断为糖尿病，长期“皮下注射胰岛素＋口服阿卡波糖”控制血糖，未规律监测血糖，病情控制不详。1周前患者在户外干农活过程中，左下肢被玉米杆戳破，疼痛明显伴渗血，当时未予以重视，未就医治疗，第二日晨起自觉左下肢疼痛明显、伴局部红肿，于当地医院行清创缝合、肌注破伤风针及输注抗菌药物治疗（具体药物不详），症状无缓解。伤口拆线后逐渐出现左下肢伤口红肿、破溃伴血性分泌物渗出，疼痛加重，伴行走困难，神清，神萎，食欲可，睡眠差，二便正常。

入院查体：体温36.5℃，脉搏97次/分，呼吸20次/分，血压148/81mmHg，双肺呼吸音清，双肺未闻及明显干湿啰音。心界临界，心率97次/分，心律齐，各瓣膜听诊区未闻及病理性杂音。左下肢有水肿，左下肢胫前下三分之一处可见一长约3厘米皮肤破溃处，伤口红肿、糜烂伴血性分泌物，双下肢胫前有色素沉着，局部皮温偏低，足背动脉未扪及，肢端循环欠佳。辅助检查：床旁心电图：窦性心律，完全性右束支传导阻滞，继发性T波改变。入院随机指尖血糖13.3mmol/L。血常规：红细胞数目3.83×10^{12}/L，血红蛋白浓度121g/L，中性粒细胞百分比78.3%；

生化1（肝肾功能、电解质、血糖）：葡萄糖19.29mmol/L，总胆汁酸14.34umol/L，尿素8.87mmol/L，碳酸氢盐19.7mmol/L，尿酸191.12umol/L，总胆固醇5.72mmol/L，甘油三酯2mmol/L，前白蛋白194.17mg/L；凝血测定：D-二聚体0.89mg/L，纤维蛋白原浓度7.5g/L；脑钠肽、肌钙蛋白、肌红蛋白、肌酸激酶同工酶均未见异常；左下肢血管彩超：左侧股总动脉、股深动脉、股浅动脉、腘动脉、胫前动脉、胫后动脉血管壁弥漫性钙化；左侧胫后动脉近段狭窄（狭窄率50%～69%）；心脏彩超：主动脉增宽，主动脉瓣退行性改变，左室收缩功能测值正常。

入院诊断：2型糖尿病性下肢溃疡、下肢皮肤感染、高血压病3级（极高危）。入院后予胰岛素强化治疗控制血糖，创面清创，自配七星丹换药，抗感染、补液等对症处理，并给药仙方活命饮加减治疗。经治疗后患者伤口疼痛明显缓解，但创面大小变化不明显。

2021年10月19日初诊，诊见：左下肢皮肤晦暗，创面湿润，周围皮肤刺痛，口干口苦，食纳可，睡眠差，小便黄，大便干，舌淡紫，苔少，脉沉细滑数。辨证为气虚夹热，治以益气养血、托毒溃脓、清热解毒，方选透脓散合四妙勇安汤，具体方药如下：

黄芪60g　当归15g　川芎15g　穿山甲10g
皂角刺15g　金银花30g　玄参30g　甘草10g

水煎服，一日一剂，每日三次，每次100mL。

外用三黄二仙散加血竭清洗创面以清热利湿、活血止痛，具体方药如下：

黄连15g　黄柏15g　黄芪30g　乳香15g
没药15g　血竭15g

煎水外洗，一日一剂，一日二次。

患者守方治疗两周后创面变小，共守方治疗两个月，恢复正常。

按语：疮疡是各种致病因素侵袭人体后引起的体表化脓性疾病的总称，相当于西医学的“外科感染”。疮疡的致病因素可分外感和内伤两大类，外邪引起的疮疡以“热毒”“火毒”最为多见，内伤引起的疮疡大多因虚致病。本案例患者有明确外伤史，属外邪所致疮疡。外邪侵袭人体后，影响气血运行，引起局部气血凝滞，营卫不和，经络阻塞，产生肿痛、脓肿及溃疡症状。疮疡的治疗常需内治与外治相结合，内治法的总则为消、托、补，初期尚未成脓时，用消法使之消散，并针对病因、病情运用清热解毒、和营行瘀、理气解表、温通、通里、理湿等治法。本病例初期选用仙方活命饮加减治疗；中期脓成不溃或脓出不畅，用托法以托毒外出，可用透托法或补托法；后期体质虚弱者，用补法以恢复正气。本患者前期经仙方活命饮治疗后仍存在局部热毒症状，故后期使用补托法，以透脓散合四妙勇安汤化裁。透脓散出自《外科正宗》，主治痈疽诸毒，内脓已成，不穿破者，服之即破；四妙勇安汤始载于《华佗神医秘传》，后被清代医家鲍相敖收载于《验方新编》并取名，主治热毒炽盛所致脱疽。同时由于创面湿润，且有热毒症状，予以三黄二仙散外敷协调治疗，其出自《温病条辨》，具有清热解毒消肿之功。

口疮

熊某，男，81岁，农民，住院号：012138544。因“舌体疼痛

20^{+}天”，于2021年11月15日入院。

此次入院前20^{+}天，患者无明显诱因出现舌体疼痛，呈阵发性疼痛，具体疼痛性质不详，说话及吃饭时疼痛明显，无味觉减退，无畏寒、发热，无恶心呕吐，无明显外伤等，于当地卫生院住院治疗后疼痛稍缓解。今为进一步治疗至我院急诊就诊，急诊以“舌体溃疡?”收入我科住院。患者自发病起精神状态良好，饮食一般，睡眠良好，体重无明显变化，大小便正常。查体：舌体两侧可见溃疡面，右侧大小约1.0厘米×0.5厘米，左侧大小约2.0厘米×0.5厘米，边界清楚，色白，无明显分泌物。辅助检查未见明显异常。

入院诊断：舌溃疡、高血压病3级（极高危）。

2021年11月16日初诊，诊见：神清，精神差，舌两侧疼痛，进食时加重，饮食少思，舌淡红，苔黄厚腻，脉沉细。辨证为脾胃气虚、虚火上炎，治以健脾清热、化痰利湿，方选甘草泻心汤合导赤散加减，具体方药如下：

甘草 15g	西洋参 10g	炮姜 3g	法半夏 10g
酒黄连 9g	酒黄芩 9g	大枣 12g	淡竹叶 10g
生地黄 10g	川木通 10g	灯心草 20g	

4付，一日一剂，一日三次，每次100mL。

2021年11月10日二诊，患者服药后舌两侧疼痛明显减轻，溃疡面大减，余证同前，守方6付。

2021年11月16日三诊，患者舌溃疡面已基本愈合。

按语：舌部溃疡属于“口疮”范畴，口疮虽生于口，但与内脏关系密切，脾开窍于口，心开窍于舌，肾脉连咽系舌本，两颊与齿龈属胃与大肠，任脉、督脉均上络口腔唇舌，表明口疮的发生与五脏关系密切。《圣济总录·口齿门》谓：“口疮者，由心脾有热，气冲上焦，重发口舌，故作疮也。”本病初起在心脾，但久病不愈或久治不愈者，其病变在肾。本案例患者年老体弱，劳倦内伤，损伤脾胃，致中焦枢纽失司，上下气机不通，上焦之阳不能下降，下焦之阴不能上行，心火独盛，循经上炎，发为口疮，正如李东垣《脾胃论》中所说：“既脾胃气衰，元气不足，而心火独盛。心火者，阴火也，起于下焦，其系于心，心不主令，相火代之。”故辨证予甘草泻心汤合导赤散加减辛开苦降、健脾清热、化痰利湿。本方中重用甘草意在清上焦之火，缓客气之逆，益中州之虚；佐以西洋参、大枣补中益气；半夏、炮姜辛通气化，合黄芩、黄连苦寒清热泻火，解邪热之烦；竹叶、灯心草甘淡，清心除烦，导心火下行；生地甘寒，滋阴降火，合木通清心经之火。诸药合用，使中气健运、客气不逆、升降调和、寒热消散。

口　僻

病例一

毛某，男，24岁，住院号：012143129。因“左眼闭合不全、口角歪斜3天”，于2021年12月22日入院。

入院前3天，患者因受凉后出现左侧眼睑闭合不全、口角歪斜，伴舌体麻木、口角流涎，无味觉减退，无听力下降，无明显头昏头痛，无恶心呕吐，无眼球活动障碍，无听力障碍，无肢体活动障碍，无外耳道疼痛，无颜面部疱疹等症状，因影响日常生活，遂至我院就诊，门诊以“左侧面神经炎”收入神经内科住院。

患者自发病以来精神状态良好，饮食正常，睡眠良好，体重无明显变化，大小便正常。入院症见：左眼睑闭合不全、口角歪斜、舌体麻木、口角流涎。

入院查体：体温 36.4℃，脉搏 84 次/分，呼吸 18 次/分，血压 128/79mmHg，心肺腹阴性，左侧额纹消失，左侧闭目不全，左侧鼻唇沟较浅，示齿时口角向右歪斜，余神经系统查体无阳性体征。辅助检查：头颅 MRI 未见异常。肌电图：左侧面神经眼肌段波幅降低，与右侧相比达 34.14%；左侧面神经上唇方肌段波幅降低，与右侧相比达 41.7%。

入院诊断：左侧面神经炎。入院后予以抗病毒、营养神经等治疗，经治疗后患者症状缓解不明显，遂寻求中医药治疗。

2022 年 1 月 4 日初诊，诊见：神清，神可，左目不合，口角歪斜，舌淡红，苔薄白腻，脉弦。辨病属口僻，辨证为风邪中络，治以祛风通络，方选小续命汤加减，具体方药如下：

麻黄 8g	桂枝 10g	苦杏仁 10g	白芍 12g
防风 15g	防己 15g	黄芩 12g	钩藤 20g
全蝎 5g	僵蚕 20g	蜈蚣 1 条	天麻 15g
甘草 6g			

4 付，一日一剂，一日三次，每次 150mL。

2022 年 1 月 11 日二诊，患者诉治疗后左眼闭合正常，左侧口角稍歪斜，左侧面部稍麻木，患者要求出院，予以守方 6 剂。

2022 年 1 月 21 日电话随访患者，已痊愈。

按语：口僻，亦为“口祸”“口祸僻”，口眼歪斜之意，俗称“吊线风”，相当于现代医学的“面神经炎”。《灵枢·经筋》云：“卒口僻，急者目不合，热则筋纵，目不开。颊筋有寒，则急引颊移口；有热则筋弛纵，缓不胜收，故僻。”《诸病源候论》云：“风邪入于足阳明、手太阳之经，遇寒则筋急引颊，故使口㖞僻，言语不正，而目不能平视。”“偏风口㖞是体虚受风，风入于夹口之筋也。足阳明之筋，上夹于口，其筋偏虚，而风因乘之，使其筋脉急而不调，故令口㖞僻也。”《金匮要略·中风历节病脉证并治第五》云：“邪在于络，肌肤不仁；邪在于经，即重不胜；邪入于腑，即不识人；邪入于脏，舌即难言，口吐涎。”本病患者当属中络，由正气不足，脉络空虚，卫外不固，风邪乘虚入中脉络，气血痹阻而发生，方选小续命汤加减。清代医家汪昂在《医方集解》中载：“小续命汤（六经中风通剂）治中风不省人事，神气溃乱，半身不遂，筋急拘挛，口眼㖞斜，语言蹇涩，风湿腰痛，痰火并多，六经中风，及刚柔二痉。”方中麻黄、桂枝疏风散邪；杏仁味苦能降，有疏利开通之性；白芍调和营卫、柔肝缓急；防风、防己祛风通络；黄芩清热燥湿解毒；选用钩藤通经引络，而“风邪深入骨骱，如油入面，非用蔓藤之品搜剔不克为功”；“介类潜阳，虫类搜风”，全蝎尤善通络，蜈蚣力猛、善走窜，僵蚕味辛行散、祛风通络，故选用僵蚕、全蝎、僵蚕搜风通络；天麻熄风止痉通络；甘草调和诸药。全方配伍，共奏祛风通络之功。

病例二

叶某，女，48岁，职员，住院号：012144486。因“左侧眼睑闭合不全、口角歪斜5^{+}月”，于2021年12月29日。

患者于入院前5^{+}月无明显诱因出现左眼闭合不全、口角歪斜，伴饮水时口角溢液，数天后出现左侧乳突部疼痛，外耳道疱疹、流液，无畏寒发热，无头痛，无听力下降，无眩晕、恶心呕吐等症，间断在外院住院治疗，曾予以“阿昔洛韦”静点抗病毒、针灸治疗，治疗后感症状稍减轻，现仍存在左侧面部肌肉僵硬、左眼闭合不全、左侧乳突部疼痛，为行进一步诊治遂入院。查体：双侧耳廓无畸形，无瘘管，皮肤无红肿，外耳道无狭窄，清洁干燥，左侧乳突区有压痛，听力初测正常。鼻唇沟变浅，口角下垂，露齿时口角歪向健侧，左眼闭合不全。入院完善相关辅助检查，核磁共振神经成像：左侧面神经管内段中远段局部萎缩并脱髓鞘改变；左侧内听道内未见确切前庭下神经显示，先天发育不良?，右侧前庭下神经稍纤细。肌电图：左侧面神经额肌段波幅降低，与右侧相比达33.75%；左侧面神经上唇方肌段波幅降低，与右侧相比达66.97%。

入院诊断：左侧面神经炎。入院后予营养神经、辨证中药、针灸等治疗。

2022年1月4日初诊，诊见：左侧面部麻木，左眼闭合不全，口角歪斜，恶风，纳眠可，大便干，小便利，舌质紫红，苔黄腻，舌下脉络迂曲，脉弦滑。辨证为痰热瘀阻、脉络不通，治以清热化痰、活血通络，方选黄连温胆汤合天麻止痉散加减，具体方药如下：

大黄 3g	黄芩 10g	黄连 3g	法半夏 10g
茯苓 30g	陈皮 10g	枳壳 10g	天麻 15g
全蝎 5g	蜈蚣 4g	僵蚕 20g	赤芍 15g
牡丹皮 10g	钩藤 30g		

6付，一日一剂，一日三次，每次100mL。

2022年1月11日二诊，患者经治疗后口角歪斜症状改善，左眼睑仍闭合不全。诊见：左眼闭合不全，口角略歪斜，恶风，多梦易醒，饮食可，大便干，小便利，舌质红，苔薄黄，脉细滑。辨证为风邪入络、营卫不和，治以祛风通络、调和营卫，方选桂枝麻黄各半汤合止痉散加减，具体方药如下：

麻黄 6g	苦杏仁 10g	桂枝 10g	白芍 12g
酒黄芩 10g	法半夏 10g	胆南星 10g	炒枳实 10g
天麻 15g	钩藤 30g	防风 12g	全蝎 5g
炒僵蚕 15g	地龙 15g	蜈蚣 6g	

6 付，一日一剂，一日三次，每次 100mL。

6 剂服后，患者左眼闭合明显改善，病情好转出院。

按语：患者以眼睑闭合不全、口角歪斜为主症就诊，属于中医“口僻”范畴。《诸病源候论·风口㖞候》载：“风邪入于足阳明、手太阳之经……故使口㖞僻。”足阳明之脉挟口环唇，足太阳之脉起于目内眦，风邪侵袭，先入其表，致营卫不和，《素问·逆调论》云：“营气虚则不仁，卫气虚则不用，营卫俱虚，则不仁且不用。”风为百病之长，多兼挟他邪，如风热、风湿、风痰、瘀血等，侵袭阳明、少阳、太阳之经筋脉络而发生一侧面部气血不和，脉络失养，致使病侧面肌歪向健侧形成口眼歪斜。临床诊治中需辨明病邪性质，该患者病史长达五月，久病入络，致气血运行不畅，瘀阻脉络，故治疗上加用藤类药物，同时加用虫类药物搜风驱邪。

病例三

唐某，女，59 岁，住院号：012210216。因“右眼闭合不全、口角歪斜 1 天”，于 2022 年 03 月 17 日入院神经内科。

患者于入院前 1 天无明显诱因突然出现右眼闭合不全，口角歪斜，鼓腮漏气，无头晕头痛、言语不清，无行走不稳、意识障碍、二便失禁。患者于当地人民医院就诊，予以口服“醋酸泼尼松片 50mg qd、甲钴胺片 0.5mg qd、维生素 B1 片 10mg tid”，经治疗后症状缓解不明显，为求进一步诊治，于我院就诊，门诊拟诊断为“面神经炎”收入住院治疗。

入院查体：体温 36.8℃，脉搏 88 次/分，呼吸 20 次/分，血压 132/78mmHg，心肺腹阴性，神志清楚，高级神经功能正常，直接角膜及间接角膜反射正常，面部感觉正常，右侧额纹消失，右眼闭合不全，右侧鼻唇沟变浅，示齿时口角向左歪斜，四肢肌张力正常、肌力 5 级，病理征未引出。辅助检查：入院随机血糖 6.7mmol/L。面神经肌电图：神经传导检测：右面神经额支一额肌波幅降低，与左侧相比达 64.37％；右面神经颧支一鼻肌波幅降低，与左侧相比达 34.33％；右面神经眼轮匝肌一眶波幅降低，与左侧相比达 57.32％；右面神经眼轮匝肌一睑波幅降低，与左侧相比达 36.71％；右面神经下颌支一刻肌波幅降低，与左侧相比达 62.64％。头颅 MRI 未见异常。

入院诊断：右侧面神经炎。入院后予以抗炎解痉、抗病毒、营养神经等对症治疗。经治疗后患者自觉症状缓解不明显，进而寻求中医治疗。

2022 年 3 月 25 日初诊，诊见：神清，神可，右目不合，口角歪斜，面目麻木，舌淡红，苔薄黄，脉弦。辨病属口僻，辨证为风邪中络，治以祛风通络，方选小续命汤加减，具体方药如下：

麻黄 6g	桂枝 12g	白芍 10g	苦杏仁 10g
黄芪 30g	党参 12g	石膏 20g	白附片 8g先煎
干姜 5g	天麻 20g	钩藤 30g	全蝎 8g
炒僵蚕 20g	防风 15g	甘草 10g	

12 付，一日一剂，一日三次，每次 100mL。

2022 年 4 月 8 日二诊，诊见：右目不合、口角歪斜改善，面目麻木改善不明显，舌黯淡，苔薄白，脉弦。辨证为营卫不和，治以调和营卫，方选黄芪桂枝五物汤加减，具体方药如下：

黄芪 20g　　桂枝 10g　　白芍 10g　　防风 10g

赤芍 10g　　钩藤 20g　　鸡血藤 20g　　全蝎 5g

炒僵蚕 15g　　甘草片 5g　　大枣 10g

7 付，一日一剂，一日三次，每次 100mL。

上方服后，患者右眼闭合基本正常，口角无歪斜，好转出院。

按语：初诊时选用小续命汤加减，方中麻黄、桂枝疏风散邪；附子既可补药之力，又能济麻黄以行其表；黄芪、党参益气固表；杏仁味苦能降，有疏利开通之性；白芍调和营卫、柔肝缓急；防风祛风通络；石膏清热泻火；钩藤通经引络；全蝎尤善通络；僵蚕味辛行散、祛风通络；天麻熄风止痉通络；甘草调和诸药。全方配伍，共奏祛风通络之功。

二诊时，患者目不合、口角歪斜的症状明显改善，以面目麻木不仁为主症，是为营卫不和，故方选黄芪桂枝五物汤加减。《金匮要略方论本义》说："黄芪桂枝五物汤，在风痹可治，在血痹亦可治也。以黄芪为主固表补中，佐以大枣；以桂枝治卫升阳，佐以生姜；以芍药入营理血，共成厥美。五物而营卫兼理，且表营卫里胃肠亦兼理矣。推之中风于皮肤肌肉者，亦兼理矣。固不必多求他法也。"由于营卫气血不足，已不能濡养肌肤，加上风寒入侵血脉，使血行涩滞，运行不畅，肌肤变得麻木不仁。本方中黄芪益气实卫；桂枝温经通阳；白芍和营养血；黄芪、桂枝相伍补气通阳；大枣调营卫、健脾和中；防风祛风通络；钩藤通经引络；全蝎、僵蚕搜风通络；赤芍、鸡血藤祛瘀通络；甘草调和诸药。诸药合用，调和营卫、祛风通络。

面　痛

病例一

张某，女，68岁，住院号：012138980。因“反复右侧颜面部疼痛10^{+}年，加重15天”，于2021年11月18日入院神经外科。

患者于10^{+}年前无明显诱因出现右侧颜面部疼痛，以右侧鼻唇沟为主，院外诊断为“鼻窦炎”，口服药物治疗（具体用药不详）后疼痛缓解不明显，疼痛逐渐加重，沿三叉神经分布区域分布，口腔诊所拔牙数颗，偶有缓解。入院前15天前出现右侧颜面部疼痛加重，在当地卫生院就诊，经口服“卡马西平片”治疗，病情未见明显好转，今为进一步诊治来我院就诊，门诊拟诊断为“三叉神经痛”收入神经外科住院治疗。入院查体：体温36.3℃，脉搏58次/分，呼吸19次/分，血压132/74mmHg，神志清楚，对答切题，步入病房，查体合作，双侧瞳孔等大、等圆，直径约0.3厘米，对光反射灵敏，心肺腹正常，四肢功能正常，无神经系统定位体征，病理征未引出。

入院诊断：原发性三叉神经痛。入院后完善相关检查：头颅MRI示：左侧脑室后角旁、双侧半卵圆中心缺血灶。核磁共振神经成像：右侧三叉神经脑池段与右侧小脑上动脉紧贴，可疑轻度受压；面神经及位听神经与小脑前下动脉紧贴，未见受压及牵拉。面神经肌电图：神经传导检测：面神经各段左右对比未见明显差异；听性脑干反应：低、高刺激频率双侧听性脑干反应各波潜伏期在正常范围，但高刺激率各波波幅降低。血常规、肝肾功能、电解质、凝血全套未见明显异常。经积极完善术前相关检查，于11月22日7：40入手术室在全麻下行“右侧三叉神经痛微血管减压术”，术后予以防感染、止血、祛痰、镇痛等治疗，经治疗后患者右侧面部仍疼痛明显，遂寻求中医治疗。

2021年11月30日初诊，诊见：右侧颜面部疼痛，舌痛，心中烦热，口渴喜冷饮，尿黄，舌绛，苔黄腻，脉细数。辨证为热毒蕴结，治以清热解毒，方选犀角地黄汤合导赤散加减，具体方药如下：

水牛角 30g　生地黄 15g　白芍 15g　牡丹皮 15g
淡竹叶 15g　川木通 10g　酒黄连 3g　酒黄芩 15g
大黄 3g　生甘草 6g

4付，一日一剂，一日三次，每次150mL。

2021年12月4日二诊，诊见：疼痛较前稍有改善，口干、口渴，尿黄，大便干燥不宜解，草莓舌，脉细滑数。其核心病机未变，在前方基础上易白芍为赤芍，合用大承气汤，具体方药如下：

水牛角 40g　生地黄 15g　赤芍 15g　淡竹叶 15g
川木通 10g　酒黄连 5g　大黄 10g　生甘草 10g
姜厚朴 15g　炒枳实 15g　芒硝 15g　牡丹皮 15g

4付，一日一剂，一日三次，每次150mL。

经治疗后，患者疼痛明显改善，大便通常，好转出院。

按语：本病中医辨病为“面痛”，“面痛皆属于火，盖诸阳之会，皆在于面，而火阳者也”。患者面痛、舌痛，热毒之邪上炎舌面引起疼痛，结合舌脉，辨为热毒蕴结，治以清热解毒，方选犀角地黄汤合导赤散加减，犀角地黄汤出自《外台秘要》，导赤散出自《小儿药证直诀》。吴谦等《医宗金鉴·删补名医方论》卷四云："心与小肠为表里也，然所见口糜舌疮、小便黄赤、茎中作痛、热淋不利等证，皆心移热于小肠之证。故不用黄连直泻其心，而用生地滋肾凉心，木通通利小肠，佐以甘草梢，取易泻最下之热，茎中之痛可除，心经之热可导也。此则水虚火不实者宜之，以利水而不伤阴，泻火而不伐胃也。若心经实热，须加黄连、竹叶，甚者更加大黄，亦釜底抽薪之法也。"方中苦咸寒之犀角（水牛角代）凉血清心而解热毒，使火平热降；甘苦寒之生地助犀角清热；苦微寒之白芍与辛苦微寒之牡丹皮共用，清热凉血、活血散瘀；木通苦寒，入心与小肠经，上清心经之火，下导小肠之热；生地、木通相配，滋阴制火而不恋邪；竹叶甘淡，清心除烦、淡渗利窍，导心火下行；黄连、黄芩、大黄清热解毒泻火；生甘草梢清热解毒，尚可直达茎中而止痛，并能调和诸药，还可防木通、生地之寒凉伤胃。

二诊时，患者核心病机未变，伴大便干燥不易解，故予以加用大承气汤以竣下热结；加大前方中大黄剂量，大黄、芒硝泄热通腑、泄下热结；厚朴下气除满；枳实行气消痞；厚朴、枳实合用，既消痞初满，又使胃肠气机通降以泻下通便，给热毒之邪出路；易前方中白芍为赤芍，取其止痛之攻。

病例二

沈某，女，76 岁，退休人员，住院号 012142693。因"左侧面部疼痛 10^{+} 年，加重 20^{+} 天"，于 2021 年 12 月 19 日入院。

患者于 10^{+} 年前无明显诱因出现左侧面部疼痛，反复发作，为游走性刺痛，间断牵扯右侧面部疼痛，曾于我院住院治疗，诊断"三叉神经痛"，给予止痛、营养神经等治疗后好转出院，出院后长期不规律口服"卡马西平"治疗。入院前 20^{+} 天无明显诱因出现疼痛症状加重，发作频率及程度均较平素加重，于张口、触摸时均可诱发疼痛，伴左眼视物重影，自行加大“卡马西平”用量，疼痛无明显缓解，于某老年病医院住院治疗，病情缓解不明显，现为进一步诊治来我院就诊，在急诊拟诊断为“三叉神经痛?”收入院。患者自发病以来精神状态差，饮水及进食量少，睡眠差，体重无明显变化，小便色黄量少，大便5～7日/次。入院症见：左侧面部疼痛，张口、触摸时明显，口角歪斜，时有心慌、头昏。

入院查体：体温36℃，脉搏83次/分，呼吸20次/分，血压164/109mmHg，神志清楚，张口稍受限，伸舌不能，粗测嗅觉正常，粗测双眼视力正常，左侧面部触痛，感觉减退，生理反射引出，病理征未引出。辅助检查：头颅MRI、肌电图未见明显异常。

入院诊断：左侧三叉神经痛、高血压病3级（极高危）、2型糖尿病、冠状动脉粥样硬化性心脏病?。入院后予控制血糖、控制血压、营养神经、针刺等治疗，经治疗后患者自觉疼痛缓解不明显。

2021年12月22日初诊，诊见：左侧面部疼痛，时作时止，痛如锥刺，张口明显，不欲饮食，时有鼻塞，偶有心慌、头昏，大便质稀，睡眠差，舌红，苔黄厚腻，脉弦细滑。辨病属面痛，辨证为痰热阻络，治以清热化痰、通络止痛，方选导痰汤合泻青丸加减，具体方药如下：

法半夏10g	茯苓20g	化橘红10g	枳实15g
丹参20g	天南星10g	白芷30g	竹茹15g
当归10g	川芎10g	黄芩10g	栀子10g
龙胆5g	僵蚕30g	全蝎10g	蜈蚣4g

4付，一日一剂，一日三次，每次100mL。

患者服药3剂后诉疼痛明显缓解，要求出院，予以守方4剂。

按语：三叉神经痛属于中医“面痛”范畴。《黄帝内经》中就有类似本病的记载，如《灵枢·经脉》篇提到颌痛、颊痛、目外眦痛；《素问·缪刺论》有“齿唇寒痛”之症等。后世医家对本病的证候特点亦有一定认识，如《医林绳墨》谓：“亦有浮游之火，上攻头目或齿异不定而作痛者”，阐述了其病机与症状；《张氏医通》中云：“面痛……不能开口言语，手触之即痛。”《证治准绳》还进一步加以分类曰：“面痛……暴痛多实，久痛多虚。”中医学认为三叉神经痛是三阳经筋受邪所致，古云：“巅顶之上，惟风可到。”据本病疼痛发作的特点，与风邪者善行而数变的特性相似，并在治疗方面积累了不少经验。《景岳全书》曰：“凡诊头痛者，当先审久暂，次辨表里。盖暂病者，必因邪气；久病者，必兼元气。以暂病言之，则有表邪者，此风寒外邪袭于经也，治宜疏散，最忌清降；有里邪者，此三阳之火炽于内也，治宜清降，最忌升散，此治邪之法也。”临床治疗三叉神经痛，需遵循以下原则：新病，由外邪引起者，以疏风为主；久病，由痰火瘀血所致者，以清热、涤痰、活血为主。疼痛既然是闭阻不通所致，因而在治疗上应以通经活络为主，并以此为原则。如因风邪引起者，宜疏风通络；因寒邪引起者，宜散寒温经；因热邪引起者，宜清热通络；因湿邪引起者，宜除湿通络；因气滞引起者，宜理气活血；因血瘀引起者，宜活血化瘀等。

《证治准绳·杂病》言：“面痛皆属于火，盖诸阳之会，皆在于面，而火阳类也。”患者久居湿地，痰湿壅盛，痰阻气机，气血瘀滞，痰瘀互挟，瘀阻面部脉络，血凝滞不行，不通则痛，可见面痛、鼻塞；痰瘀久滞，郁而化热，热盛动风，风助火炎，可见舌苔黄厚腻。辨证为痰热阻络，结合患者面痛部位属足厥阴肝经分布区域，故方选导痰汤合泻青丸加减。方中天南星燥湿化痰，使热清痰消；枳实下气行痰，半夏燥湿化痰，化橘红利气化痰，茯苓渗湿化痰，以杜生痰之源；丹参活血利气、祛瘀通络；白芷除湿通络止痛；竹茹清热化痰；当归、川芎活血祛瘀，兼以养血，使生血有源，合“瘀血去则新血生”之义；黄芩、栀子清热凉血；龙胆清泻肝火、导热下行；僵蚕、全蝎、蜈蚣通络止痛，全蝎尤善通络，治顽痹疼痛效佳，蜈蚣力猛，善走窜通痹，其通络止痛之力佳，僵蚕味辛行散，能祛风化痰，可兼治痰瘀交阻于络。诸药合用，共奏清热化痰、通络止痛之功。

风　疹

张德永，女，66岁，退休人员，住院号：012205341。因“背部皮疹伴瘙痒10天，加重3天”，于2022年2月13日入院。

患者入院前10天无明显诱因出现背部散在皮疹，量少，伴瘙痒，无发热、恶心呕吐、腹痛腹泻等不适，未予诊治。3天前患者皮疹增加，波及双侧髋部，色红，压之不褪色，无发热、畏寒，无腹痛、腹泻，无恶心、呕吐等症，院外予以“口服氯雷他定、静推葡萄糖酸钙”后皮疹变化不明显，患者及家属为求进一步治疗来我院就诊，门诊以“过敏性皮炎”收入院。入院查体：神志清楚，体温36.5℃，脉搏74次/分，呼吸20次/分，血压137/86mmHg，营养不良，消瘦体型，查体合作，背部及双髋部可见散在片状皮疹，双下肢肌力3^-级，双上肢肌力4级，四肢肌张力增高。

入院诊断：过敏性皮炎、帕金森病。治疗上给予抗过敏、补液等治疗后，患者皮疹、瘙痒症状缓解不明显。

2022年2月16日初诊，诊见：背部散在皮疹、瘙痒，色暗红，口干口苦，大便干，舌淡红，苔薄黄，脉沉弱。辨证为风邪外袭、血虚夹热，治以养血活血、祛风止痒，方选消风败毒散加减，具体方药如下：

金银花15g	连翘10g	栀子15g	野菊花15g
当归10g	防风10g	生地黄15g	板蓝根20g
紫草15g	红花5g	白鲜皮15g	僵蚕15g
蝉蜕10g	甘草6g	炒蒺藜15g	桑叶15g
生石膏15g	知母15g		

4付，一日一剂，一日三次，每次150mL。

患者服上方2剂后瘙痒明显减轻、皮疹减少，4剂服完后皮疹消退而痊愈出院。

按语：过敏性皮炎属中医“风疹”范畴，又称“瘾疹”“风疹块”“鬼饭疙瘩”。其病因有虚实之分：实者为风、湿、热客于肌表，营卫不和；虚者为营血不足，生风生燥，肌肤失养。多为外因通过内因而发病，正如《诸病源候论·风瘙身体隐疹候》所云：“邪气客于皮肤，复逢风寒相折，则起风瘙瘾疹。”又云：“夫人阳气外虚则多汗，汗出当风，风气搏于肌肉，与热气并，则生㾦𤻘。”

风疹主要病机仍是“风邪”所为，当然此处的“风邪”既包括外感之风邪，也包括内生之风邪。“诸风掉眩，皆属于肝”是病机十九条中对肝脏病因病机的高度概括。肝为风脏，而风在风疹的发生发展中起重要作用。同时，“气血失和”是风疹发生的基本病机，《丹溪心法》曰：“瘾疹多属脾。”《证治要诀》载：“瘾疹，病此者，有人一生不可食鸡肉及章鱼动风之物，才食则丹随发，以此得见系是脾风。”风疹的发生虽与外界理化因素有关，但机体内环境是关键，虚、痰、瘀的存在则是重中之重。脾胃为后天之本、营卫气血生化之源。“邪之所凑，其气必虚”，后天脾胃不足，气血生化乏源而致气血不足，气虚卫外不固易致外风袭肤、逗留肌肤，血虚不能濡养肌肤，且血虚易生风，而出现风团、瘙痒等症；脾胃同居中焦，共主运化，若脾气亏虚，则水谷或水湿不归正化，易致痰浊、湿浊内生，甚至湿蕴化热，湿邪或湿热流注肌肤，或与风合蕴于肌肤，阻滞营卫，肌肤失养，发为瘾疹。结合患者为老年人，入院后症状及舌淡红，苔薄黄，脉沉弱，考虑虚实夹杂，属实为风湿热邪侵袭人体，虚为气血不足致血虚生风，治以养血活血、祛风止痒，选方为消风败毒散加减。方中防风、蝉蜕辛散透达、疏风止痒，此即“痒自风来，止痒必先疏风”之意；金银花、连翘、栀子、野菊花、板蓝根疏风清热、凉血解毒；白鲜皮清热燥湿、祛风解毒；紫草透疹消斑；僵蚕、炒蒺藜、桑叶祛风止痒；湿热相搏，故配伍石膏、知母清热泻火；风湿热邪易伤隐血，故予以当归、生地、红花养血活血，既可补已伤之阴血，又可制约风药之温燥，寓“治风先治血，血行风自灭”之意；生甘草清热解毒，调和诸药。全方邪正兼顾，使风邪得散，湿热得清，血脉和畅，则痒止疹消。

蛇串疮

病例一

文某，女，75 岁，农民，住院号：012138623。因“左侧颜面部灼热疼痛 3 天”，于 2021 年 11 月 15 日入院。

患者于 3 天前无明显诱因出现左侧颜面部灼热刺痛，伴簇状分布红斑、黄豆大丘疹，继之变为水疱，疱壁紧张发亮，疱液澄清，外周绕以红晕，各簇水疱群间皮肤正常。发病后至某市人民医院就诊，经予以“药膏外用抗病毒，口服加巴喷丁胶囊止痛”等治疗（具体用药剂量不详），症状缓解不明显，为进一步诊治来我院就诊，门诊拟诊断为“带状疱疹”收入院。自发病以来精神状态一般，饮食量少，睡眠欠佳，体重无明显变化，小便黄，大便干。入院查体：体温 36.3℃，脉搏 78 次/分，呼吸 20 次/分，血压 120/61mmHg，左侧颜面部簇状分布红斑、黄豆大丘疱疹，疱壁紧张发亮，疱液澄清，外周绕以红晕，各簇水疱群间皮肤正常。入院辅助检查无明显异常。

入院诊断：左眼三叉神经眼支带状疱疹、带状疱疹性结膜炎、高血压病 1 级（高危）、腹壁切口疝。治疗上予以抗病毒、止痛等对症处理。

2021 年 11 月 16 日初诊，诊见：左侧头面部可见簇状红斑丘疱疹，皮损色稍淡，疱液浑浊，局部皮温稍高，可见少许渗液，灼热、刺痛，左侧眼睑肿胀，口干，食少，腹胀，眠差，小便黄，大便干，舌质红，苔黄微腻，脉弦滑。辨证为湿热蕴结证，治以清热利湿、解毒祛风，方选选奇汤加减，具体方药如下：

柴胡 10g　酒黄芩 10g　菊花 15g　生石膏 30g
羌活 10g　防风 10g　白芷 10g　藁本 10g
川芎 10g　蜈蚣 10g　全蝎 10g　蔓荆子 15g

6 付，一日一剂，一日三次，每次 150mL。

2021 年 11 月 23 日二诊，患者左侧头面部疱疹已部分结痂，诊见：左侧头部、耳后、耳前刺痛稍减轻，左侧头面部皮损无红肿渗液，部分已结痂，局部皮温正常，左侧眼睑肿胀明显减轻，食少，腹胀，眠差，小便黄，大便干，舌质红，苔黄腻，脉滑数。辨证为少阳阳明合病，治以解毒祛风化痰，方选小柴胡汤合止痉散加减，具体方药如下：

柴胡 10g　白芍 15g　郁李仁 10g　黄芩 10g
半夏 10g　香附 10g　僵蚕 20g　紫草 10g
蜈蚣 5g　栀子 10g　地龙 10g　甘草 6g
生地黄 15g　白芷 15g

7 付，一日一剂，一日三次，每次 150mL。

2021 年 11 月 30 日三诊，患者左侧头面部疱疹皮损已结痂，大部分痂壳已脱落，局部皮温正常，左侧眼睑肿胀无肿胀，左侧球结膜无充血。诊见：左侧头面部、耳后、枕区间断出现疼痛，夜间明显，腹胀，眠差，小便黄，大便干，舌质红，苔白腻，脉滑数。辨证为少阳阳明太阴合病，治以清热解毒祛风，方选泻青丸合止痉散加减，具体方药如下：

龙胆 10g　大黄 3g　防风 10g　羌活 10g
栀子 10g　酒川芎 10g　当归 12g　青黛 10g
天麻 10g　全蝎 5g　炒僵蚕 10g　大腹皮 30g
滑石 20g

6付，一日一剂，一日三次，每次100mL。

服药6付后，患者颜面部痂壳已脱落，疼痛明显减轻，予以活血化瘀中药复方善后处理。

按语：带状疱疹是由水痘—带状疱疹病毒感染引起的一种常见皮肤病，中医称之为“缠腰火丹”“蛇盘疮”“蛇串疮”，多因情志不遂，饮食失调，以致脾失健运，湿浊内停，郁而化热，湿热搏结，或因感毒邪而发病。本病初起以湿热火毒为主，后期属正虚血瘀兼夹湿邪为患。常发于年老体弱患者，或适逢过度劳累、感冒体虚、免疫力低下之时，邪气总由虚处而入，故《内经》云：“正气存内，邪不可干；邪之所凑，其气必虚”，此其一也；其二，人之体有老少强弱之分，其少而强者，虽一时之虚而感邪，而体本不虚，邪从实化、热化；其老而弱者，易兼虚夹瘀。《医宗金鉴》载：“此证俗名蛇串疮，有干湿不同，干者……属肝心二经风火，治宜龙胆泻肝汤；湿者……属脾肺二经湿热，治宜除湿胃苓汤。若腰肋生之，系肝火妄动，宜用柴胡清肝汤治之。”现临床辨证，亦常遵循此观点。

该患者以头面部疱疹为主，皮损色淡，皮温升高，伴有渗液，结合舌脉象，辨证为肝胆湿热，发于头面，选奇汤乃《兰室秘藏》之方，专治“眉棱骨痛不可忍”，可载药上行达头面。方用柴胡苦平，入肝胆经，能透泄少阳之邪从外而散；黄芩苦寒，助柴胡以清少阳邪热，柴胡升散，得黄芩降泄，则无升阳劫阴之弊；菊花、生石膏清热泻火；羌活、防风疏络祛风；白芷、藁本入阳明经，蔓荆子入阳明经，合用祛风止痛；川芎、蜈蚣、全蝎搜风通络，加强止痛之力。二诊、三诊时患者疱疹结痂，发病部位仍为胆经循行部位，肝胆互为表里，肝胆湿热，湿热毒邪循经外溢，泛溢肌肤而发，湿热之邪阻塞经络，导致气血瘀滞，故而疼痛剧烈。

综观其内外征象，病位在肝胆，病性属热，继续施以清利湿热、解毒祛风等方法使邪去正安，疾病痊愈。

病例二

叶某，男，60岁，住院号：012207668。因“左侧腰腿部疼痛2月”，于2022年3月1日入院神经内科。

患者于入院前2月无明显诱因出现左侧腰部及大腿内缘疱疹，伴烧灼样疼痛，于当地医院治疗后疱疹结痂脱落，仍感左侧腰部及大腿疼痛，呈针扎样。患者为求进一步治疗，遂于我院门诊就诊，门诊以“带状疱疹神经痛”收入住院。患者发病以来，神清，神可，纳眠、二便正常，体力及体重无明显改变。入院症见：左侧腰部及大腿内缘疱疹痂痕，疼痛明显。入院查体：体温36.3℃，脉搏91次/分，呼吸20次/分，血压147/92mmHg，心肺腹阴性，左侧L4以下至大腿内侧缘痛觉过敏，余无阳性体征。

入院诊断：带状疱疹性神经痛。入院后予以塞来昔布胶囊0.2g qd、普瑞巴林胶囊75mg bid对症止痛，并给予针灸、偏振光照射等治疗，家属要求中医药综合治疗。

2022年3月1日初诊，诊见：左侧腰部及大腿内缘痂痕，皮温稍偏高，刺痛，舌质红，舌苔薄黄偏腻，脉弦滑。辨证为肝经郁热证，治以疏肝泻热，方选龙胆泻肝汤合加味二妙散合止痉散加减，具体方药如下：

黄芩10g	栀子10g	龙胆10g	生地黄15g
当归6g	车前草10g	木通10g	苍术5g
川牛膝15g	黄柏10g	牡丹皮10g	紫草10g
红花5g	全蝎5g	青黛10g	

2付，一日两剂，每三小时一次，每次80mL。

上方服后，患者疼痛明显缓解，守方6剂而愈。

按语：根据患者临证特点，将该疾病归属于“蛇串疮”“丹毒”等病学范畴。蛇串疮是一种皮肤上出现成簇水疱，呈带状分布，痛如火燎的急性疱疹性皮肤病。因皮损状如蛇行，故名蛇串疮；因每多缠腰而发，故又称缠腰火丹；本病又称之为蛇丹、缠腰火丹、火带疮、蛇缠虎带、缠腰龙、蜘蛛疮等。《外科大成·缠腰火丹》称此症“俗名蛇串疮，初生于腰，紫赤如疹，或起水疱，痛如火燎”，该病以成簇水疱，沿一侧周围神经作带状分布，伴刺痛为临床特征。多见于成年人，好发于春秋季节，相当于西医的带状疱疹。本病多为情志内伤，肝郁气滞，久而化火，肝经火毒，外溢肌肤而发；或饮食不节，脾失健运，湿邪内生，蕴而化热，湿热内蕴，外溢肌肤而生；或感染毒邪，湿热火毒蕴结于肌肤而成。年老体虚者，常因血虚肝旺，湿热毒盛，气血凝滞，以致疼痛剧烈，病程迁延。该证患者多为情志内伤，肝郁气滞，久而化火，肝经火毒，外溢肌肤而发，故治以清肝火、解热毒。

《证治准绳·疡医》：“或问：绕腰生疮，累累如珠何如？曰：是名火带疮，亦名缠腰火丹。由心肾不交，肝火内炽，流入膀胱，缠于带脉，故如束带。急服内疏黄连汤。壮实者，一粒金丹下之。活命饮加芩、连、黄柏，外用清热解毒药敷之。此证若不早治，缠腰已遍，则毒由脐入，膨胀不食而死。治蛇缠疮，上用雄黄研为末，以醋调涂，仍用酒调服。凡为蛇伤，及蜂虿、蜈蚣毒虫，癫犬所伤，皆可用之。”提出该病宜早治，以清热为主，内服外用最佳。本患者疱疹部位为左侧腰部和大腿内缘，为足厥阴肝经循行部位，故选方龙胆泻肝汤合加味二妙散合止痉散加减。方中龙胆泻厥阴热，黄芩、栀子清肺与三焦之热以佐之；肝主藏血，肝经有热，本易耗伤阴血，加用苦寒之品，再耗其阴，故用生地、当归滋阴养血，牡丹皮、紫草清热凉血，红花活血通经，牛膝引血下行，逐瘀同类，合用青黛清热凉血之力增强，以使标本兼顾；车前草、木通渗湿泄热，导热下行；黄柏取其苦为燥湿，寒以清热，其性沉降，长于清下焦湿热；苍术辛散苦燥，长于健湿燥脾，二药相伍，清热燥湿；全蝎善于熄风止痉、通络止痛。综观全方，是泻中有补，利中有滋，以使火降热清，湿浊分清，循经所发诸证乃可相应而愈。

病例三

邓某，女，78岁，住院号：012208805。因“发现左侧腰腹部簇状分布红斑丘疹2天”，于2022年3月8日入院。

患者于2天前无明显诱因出现左侧腰腹部簇状分布红斑、黄豆大丘疹，继之变为水疱，疱壁紧张发亮，疱液澄清，外周绕以红晕，各簇水疱群间皮肤正常，皮损沿神经呈带状排列，未超过正中线，无发热，无四肢乏力，起病后病情持续性发作。患者发病后未就医，1天前自觉局部灼热疼痛明显，严重影响夜间睡眠，为进一步诊治来我院就诊，门诊拟诊断为“带状疱疹”收入院。入院查体：体温36.4℃，脉搏93次/分，呼吸20次/分，血压168/72mmHg，左侧腰腹部簇状分布红斑、黄豆大丘疹，疱壁紧张发亮，疱液澄清，外周绕以红晕，各簇水疱群间皮肤正常，皮损沿腰神经呈带状排列，未超过正中线。辅助检查：心电图：窦性心律，心率85次/分，完全性左束支传导阻滞。血常规、凝血全套、D-二聚体、肝肾功能、电解质、输血前全套等检查未见明显异常。

入院诊断：左侧腰腹部带状疱疹、带状疱疹性神经痛。治疗上予以中药内服、外敷等治疗。

2022年3月8日初诊，诊见：左侧腰腹部可见簇状红斑丘疱疹，皮损色稍淡，疱液浑浊，局部皮温稍高，可见少许渗液，灼热刺痛，口干口苦，食少，腹胀，眠差，小便黄，大便干，舌质红，苔黄厚腻，脉弦滑。辨证为肝胆湿热夹瘀，治以清热利湿、泻火解毒、活血化瘀，方选小柴胡汤合龙胆泻肝汤合止痉散加减，具体方药如下：

柴胡40g	法半夏20g	人参15g	炙甘草10g
黄芩15g	大枣20g	栀子10g	车前子30g
生地黄10g	泽泻15g	川木通10g	当归12g
僵蚕15g	地龙15g	紫草10g	红花5g
瓜蒌皮20g	全蝎2g	蜈蚣2g	

2付，一日一剂，一日三次，每次100mL。

2022年3月11日二诊，服上方后左侧腰背部皮疹已结痂，皮温稍高，偶有疼痛，口干口苦，小便黄，大便干，舌质红，苔黄厚腻，脉弦滑。患者病机未变，守方4剂。

2022年3月15日三诊，服上方后左侧腰背部皮疹已全部结痂、部分脱落，皮温稍高，偶有疼痛，小便黄，大便干结，舌质红，苔薄黄偏厚，脉沉弦。辨证为肝经火毒夹瘀，治以清泻肝火、活血化瘀，方以泻青丸合止痉散加减，具体方药如下：

龙胆10g	大黄5g	防风10g	羌活10g
栀子10g	酒川芎10g	当归12g	青黛10g
天麻10g	全蝎5g	炒僵蚕10g	紫草10g
红花5g			

4付，一日一剂，一日三次，每次100mL。

患者上方服完后病情痊愈出院。

按语：蛇串疮好发于春秋季节，病程一般2～3周，老年人

3～4 周，皮损多发于身体一侧，一般不超过正中线，具体好发于腰肋、胸部、头面、颈部，亦可见于四肢、阴部、口、眼、鼻等处。

患者疱疹发于身体左侧腰腹部，局部灼热疼痛难以入睡，病变部位为足厥阴肝经循行部位。《伤寒论》云："血弱气尽，腠理开，邪气因入，与正气相抟，结于胁下，正邪分争，往来寒热，休作有时，嘿嘿不欲饮食。脏腑相连，其痛必下，邪高痛下，故使呕也。小柴胡汤主之。"结合患者舌质红，苔黄腻，辨证属肝胆湿热，因肝经湿热，或肝经火毒为患，当"苦寒直折"，治以清利湿解毒，故以小柴胡汤合龙胆泻肝汤合止痉散加减以清泄肝经湿热、郁火为要。方中柴胡入肝胆经，为少阳经之专药，既透泄少阳半表之邪外泄，又疏泄少阳气机之郁滞；黄芩、栀子苦寒清热燥湿泻火；泽泻、木通、车前子清热利湿；生地、当归滋阴养血，既补肝胆实火所伤之阴血，又可防方中苦燥渗利之品损伤阴液；紫草清热解毒透疹；古人有"介类潜阳，虫类搜风"之说，故选用僵蚕、全蝎、地龙搜风通络止痛，全蝎尤善通络，治顽痹疼痛效佳，蜈蚣力猛，善走窜通痹，其通络止痛之力佳，僵蚕味辛行散，能祛风化痰，可兼治痰瘀交阻于络；瓜蒌解毒活血、清热散结；红花、当归活血化瘀止痛。

二诊时患者疱疹基本结痂，皮温稍高，脉象弦滑，湿热之邪仍在，故守前方以清泄肝经火热。三诊时患者疱疹全部结痂，无渗液，脉象沉弦，湿邪得去，火热之毒仍郁于肝经，故选用泻青丸以清泻肝火，配以止痉散活血通络。方中龙胆草大寒大苦，直入厥阴而散泻之，实为主药；大黄、栀子协助龙胆草泻肝胆实火，导热下行，从二便分消；当归、川芎皆为血中气药，能养肝血而润肝燥，以防火热伤及肝血，合为辅药；肝火郁结，木失条达，以羌活、防风之辛疏散火郁，恰符合《索问·脏气法时论》“肝欲散，急食辛以散之”之意；青黛、紫草凉血解毒；天麻平抑肝阳；红花活血止痛，全蝎、僵蚕搜风通络，加强止痛之力，合为佐药。

病例四

杨某，女，83岁，农民，住院号：012209173。因“右侧腰腹部灼热痛10^{+}天”，于2022年3月10日入院。

患者于入院前10^{+}天无明显诱因出现右侧腰腹部灼热痛，伴簇状分布红斑、黄豆大丘疹，继之变为水疱，疱壁紧张发亮，疱液澄清，外周绕以红晕，各簇水疱群间皮肤正常，皮损沿肋间神经呈带状排列，未超过正中线，无发热，无食欲减退，起病后病情持续性发作。患者于某市人民医院输液治疗（具体不详），经治疗后皮肤红斑及水疱稍减轻，但仍感腰腹部阵发性疼痛，以皮肤刺痛为主，严重影响夜间睡眠。患者又于院外行中医外治治疗（拔罐等），症状仍无缓解，今为进一步诊治来我院就诊，门诊拟诊断为“带状疱疹性神经痛”收入院。患者自发病以来精神状态一般，饮食一般，睡眠差，体重无明显变化，小便黄少，大便干结难解。入院症见：皮损暗红，疱壁紧张，灼热刺痛，口苦咽干，烦躁易怒，大便干，小便黄。查体：右侧腰腹部簇状分布红斑、暗红色丘疹，皮损沿肋间神经呈片状排列，未超过正中线。辅助检查：血常规、生化、凝血全套、心电图等检查未见明显异常。

入院诊断：右侧腰腹部带状疱疹、带状疱疹性神经痛。治疗上给予抗病毒、营养神经及中医外治等治疗，经治疗后患者疼痛缓解不明显。

2022年3月15日初诊，诊见：右侧腰腹部灼热疼痛，口干口苦，小便黄，大便干，舌质红，苔黄腻，脉弦细数。辨证为肝经湿热兼阴虚证，治以清利湿热、养阴透热，方以龙胆泻肝汤合凉血地黄汤加减，具体方药如下：

龙胆 10g	栀子 15g	酒黄芩 10g	川木通 10g
泽泻 20g	车前子 15g	柴胡 10g	当归 12g
生地黄 15g	玄参 15g	黄连 5g	大青叶 10g
青黛 3g	大黄 3g	地龙 5g	僵蚕 15g
石膏 10g	甘草 10g		

4 付，一日一剂，一日三次，每次 100mL。

上方服后，患者症状明显缓解，偶有皮肤灼热，守方 4 剂，痊愈出院。

按语：蛇串疮常因情志抑郁恼怒，致肝气郁结，肝郁化火，肝火循经外越肌肤；或因饮食不节，嗜食肥甘厚味，损伤脾胃，脾失健运，蕴湿化热，湿热搏结肌肤；或因年老体弱，血虚肝旺，肝郁化火，或湿热内蕴，致气滞血瘀，不通则痛而致疼痛剧烈，迁延难愈。本病初期以湿热火毒为主，后期是正虚血瘀兼湿邪为患。

本案患者为老年女性，疱疹位于腰腹部，皮损分布部位为肝经循行部位，察其证，究其为肝经郁热，郁而化火，则见灼热疼痛、口干口苦；湿热内蕴，则见舌质红，苔黄腻；湿热伤阴，则见脉弦细数。四诊合参，故辨证为肝经湿热兼阴虚证，治以清利湿热、养阴透热，方以龙胆泻肝汤合凉血地黄汤化裁。方中龙胆草大苦大寒，既能清利肝胆实火，又能清利肝经湿热，故为君药；黄芩、栀子、黄连苦寒泻火，燥湿清热，共为臣药；泽泻、木通、车前子渗湿泄热，导热下行；实火所伤，损伤阴血，当归、生地、玄参养血滋阴，邪去而不伤阴血，共为佐药；柴胡舒畅肝经之气，引诸药归肝经；大青叶、青黛清热凉血；地龙、僵蚕祛风。

络　病

解某，女，46 岁，农民，住院号：012136598。因“左侧肢体活动不利 5^{+} 月”，于 2021 年 10 月 28 日入院。

患者有既往高血压、肾小球肾炎病史。于 5^{+} 月前无明显诱因突然出现意识障碍，醒后出现左侧肢体活动不利，于昆明医科大学第一附属医院住院治疗，诊断为“脑出血”，经对症治疗后病情稳定出院。患者出院后因左侧肢体活动不利间断于多家医院住院治疗，诊断为“脑出血恢复期、脑梗死恢复期、偏瘫、言语障碍、高血压 3 级（极高危）、肾性高血压、肾功能不全、泌尿道感染、双肺多发小结节”等，出院后长期口服“阿托伐他汀钙 20mg qd、富马酸比索洛尔 5mg qd、甲钴胺 2.0mg tid”。经治疗后，患者仍存在左侧肢体活动不利、行走不能、左手精细动作欠佳，伴左侧肢体麻木、左颈部及左胸部紧绷感、言语謇涩、口舌歪斜、饮水呛咳，无二便失禁、头痛，无恶心呕吐、肢体抽搐，无精神行为异常。患者为求中医综合诊治来我院就诊，门诊遂收入住院。入院辅助检查，肾功能：肌酐 111umol/L，尿酸 417.72umol/L；血常规、肝功能、电解质、凝血、D-二聚体未见明显异常。

入院诊断：脑出血恢复期、偏瘫、言语障碍、高血压病 3 级（极高危）、肾性高血压、肾功能不全。治疗上给予针灸、偏瘫肢体训练、吞咽言语训练等，经治疗后患者症状改善不明显。

2021 年 11 月 2 日初诊，诊见：神清，神可，不思饮食，口中黏腻感，左侧肢体活动不利、麻木，左颈部及左胸部紧绷感，不能自行行走，言语稍謇涩，夜间小便次数稍多，约3次/夜，尿量正常，大便稀溏，舌淡红，苔白腻，脉细滑数。辨证为气虚血瘀、痰湿阻络，治以益气化痰、祛风通络，方选黄芪虫藤饮加减，具体方药如下：

黄芪 20g	鸡血藤 20g	忍冬藤 20g	钩藤 15g
炒僵蚕 15g	地龙 15g	全蝎 15g	胆南星 15g
炒桑枝 15g	牡蛎 30g		

6付，一日一剂，一日三次，每次100mL。

经治疗后，患者自诉左侧肢体麻木症状缓解，左颈部及左胸部紧绷感稍改善，余症状同前。因患者个人原因出院，出院后守方2月，患者左侧肢体活动较灵活、日常生活能力基本能自理。

按语：因患者确诊脑出血病史，发病5月有余，属于中风恢复期，经给予常规药物治疗及康复治疗仍存在肢体活动不利、肢体麻木、言语謇涩。《金匮要略·中风历节病脉证并治第五》云："邪在于络，肌肤不仁；邪在于经，即重不胜；邪入于腑，即不识人；邪入于脏，舌即难言，口吐涎。"结合患者症状，明确邪在于络，属于络病范畴。根据久病必虚、久病必瘀，病机为气虚血瘀，大多学者根据这一病机会选用人参复方制剂或补阳还五汤进行治疗，其实不然。《黄帝内经》云"营气虚则不仁，卫气虚则不用，营卫俱虚则不仁不用""营在脉中，卫在脉外"，因此治疗上需选择能走表且能益气生血、益气行血之品。《神农本草经》载："黄芪，味甘，微温。主痈疽，久败创，排脓，止痛，大风癞疾，五痔鼠瘘，补虚，小儿百病"，故重用黄芪为君；《本草纲目》谓："风邪深入骨骱，如油入面，非用蔓藤之品搜剔不克为功"，藤类药物善走经络，选用相应的藤类药物通经引络，鸡血藤补血和血通络，"祛瘀血，生新血，流利经脉"，与祛风通络之忍冬藤、钩藤、桑枝同用，增强通络止痛和血之效；古人有“介类潜阳，虫类搜风”之说，故选用僵蚕、全蝎、地龙搜风通络止痛；胆南星清热化痰，使热清痰消；牡蛎平肝潜阳。诸药合用，共奏益气化痰、祛风通络之功。